GRAVIDEZ, NASCIMENTO E INFÂNCIA DESDE O SUL

UMA VISÃO COMPREENSIVA/COMPASSIVA SOBRE A INFÂNCIA, A SAÚDE E A VIDA

Editora Appris Ltda.
1.ª Edição - Copyright© 2025 dos autores
Direitos de Edição Reservados à Editora Appris Ltda.

Nenhuma parte desta obra poderá ser utilizada indevidamente, sem estar de acordo com a Lei nº 9.610/98. Se incorreções forem encontradas, serão de exclusiva responsabilidade de seus organizadores. Foi realizado o Depósito Legal na Fundação Biblioteca Nacional, de acordo com as Leis nos 10.994, de 14/12/2004, e 12.192, de 14/01/2010.

Catalogação na Fonte
Elaborado por: Dayanne Leal Souza
Bibliotecária CRB 9/2162

F954g
2025

Fuentes Caballero, María
  Gravidez, nascimento e infância desde o Sul: uma visão compreensiva/compassiva sobre a infância, a saúde e a vida / María Fuentes Caballero. – 1. ed. – Curitiba: Appris, 2025.
  354 p. : il. ; 23 cm. – (Coleção Multidisciplinaridade em Saúde e Humanidades).

  Inclui referências.
  ISBN 978-65-250-7481-8

  1. Perinatal. 2. Saúde. 3. Holístico. 4. Criança. 5. Homeopatia. 6. Prevenção. I. Fuentes Caballero, María. II. Título. III. Série.

                                                            CDD – 612.6

Livro de acordo com a normalização técnica da ABNT

Appris
editorial

Editora e Livraria Appris Ltda.
Av. Manoel Ribas, 2265 – Mercês
Curitiba/PR – CEP: 80810-002
Tel. (41) 3156 - 4731
www.editoraappris.com.br

Printed in Brazil
Impresso no Brasil

María Fuentes Caballero

GRAVIDEZ, NASCIMENTO E INFÂNCIA DESDE O SUL
UMA VISÃO COMPREENSIVA/COMPASSIVA SOBRE A INFÂNCIA, A SAÚDE E A VIDA

Appris
editora

Curitiba, PR
2025

FICHA TÉCNICA

EDITORIAL	Augusto Coelho
	Sara C. de Andrade Coelho

COMITÊ EDITORIAL E CONSULTORIAS	
Ana El Achkar (Universo/RJ)	Lucas Mesquita (UNILA)
Andréa Barbosa Gouveia (UFPR)	Márcia Gonçalves (Unitau)
Antonio Evangelista de Souza Netto (PUC-SP)	Maria Margarida de Andrade (Umack)
Belinda Cunha (UFPB)	Marilda A. Behrens (PUCPR)
Délton Winter de Carvalho (FMP)	Marília Andrade Torales Campos (UFPR)
Edson da Silva (UFVJM)	Marli C. de Andrade
Eliete Correia dos Santos (UEPB)	Patrícia L. Torres (PUCPR)
Erineu Foerste (Ufes)	Paula Costa Mosca Macedo (UNIFESP)
Fabiano Santos (UERJ-IESP)	Ramon Blanco (UNILA)
Francinete Fernandes de Sousa (UEPB)	Roberta Ecleide Kelly (NEPE)
Francisco Carlos Duarte (PUCPR)	Roque Ismael da Costa Güllich (UFFS)
Francisco de Assis (Fiam-Faam-SP-Brasil)	Sergio Gomes (UFRJ)
Gláucia Figueiredo (UNIPAMPA/ UDELAR)	Tiago Gagliano Pinto Alberto (PUCPR)
Jacques de Lima Ferreira (UNOESC)	Toni Reis (UP)
Jean Carlos Gonçalves (UFPR)	Valdomiro de Oliveira (UFPR)
José Wálter Nunes (UnB)	
Junia de Vilhena (PUC-RIO)	

SUPERVISORA EDITORIAL	Renata C. Lopes
PRODUÇÃO EDITORIAL	Bruna Holmen
REVISÃO	Camila Dias Manoel
DIAGRAMAÇÃO	Andrezza Libel
CAPA	Eneo Lage
REVISÃO DE PROVA	Daniela Nazario

COMITÊ CIENTÍFICO DA COLEÇÃO MULTIDISCIPLINARIDADES EM SAÚDE E HUMANIDADES

DIREÇÃO CIENTÍFICA	Dr.ª Márcia Gonçalves (Unitau)
CONSULTORES	Lilian Dias Bernardo (IFRJ)
	Taiuani Marquine Raymundo (UFPR)
	Tatiana Barcelos Pontes (UNB)
	Janaína Doria Líbano Soares (IFRJ)
	Rubens Reimao (USP)
	Edson Marques (Unioeste)
	Maria Cristina Marcucci Ribeiro (Unian-SP)
	Maria Helena Zamora (PUC-Rio)
	Aidecivaldo Fernandes de Jesus (FEPI)
	Zaida Aurora Geraldes (Famerp)

Aos centos e milhares de mulheres, crianças, pais, famílias e tribos que quiseram cuidar do Dom da Vida, conhecendo-o e respeitando-o. Aos que ousaram não acreditar nos dogmas, não se resignaram com sofrimentos previstos e provocados, e entraram em suas próprias perguntas, nas sombras, nas intuições, guiados pelo amor e pelo bom senso. Em sua viagem, concederam-me o privilégio de acompanhá-las nesta louca aventura que é redescobrir a vida pelos olhos, alma e corpo de uma criatura. Ao longo do caminho, redescobrir-nos e curar-nos das nossas próprias heranças escondidas e esquecidas.

María Fuentes Caballero, 2015-2020,
Zahora-Arcos de la Frontera. Cádis. Espanha

AGRADECIMENTOS
"DETRÁS DOS BASTIDORES"

Não consigo conceber o meu trabalho ao longo de toda a minha carreira sem a presença, o apoio e a colaboração à distância, ou na proximidade, de colegas de quase todas as áreas da saúde. Todos eles com algo em comum em maior ou menor grau: a visão holística da pessoa e da saúde.

Essa colaboração amenizou muito a solidão que, como médica rural e independente, experimentei durante a maior parte do meu trabalho. E, sem dúvida, enriqueceu-o e ampliou-o generosamente.

Alguns me precederam, outros caminharam ao meu lado, outros me sucederam ou continuarão o trabalho.

Sem o trabalho e a colaboração ou coordenação com todos, nos diferentes níveis e na medida do possível, os resultados e o percurso teriam sido diferentes e menos completos.

O milagre dessa partilha é que a visão de um pode ampliar a do outro, e o trabalho de todos converge na mesma direção: o maior bem--estar e desenvolvimento das pessoas que procuram a nossa ajuda. É um movimento de sinergia. Não somamos, mas multiplicamos. OBRIGADA!

É impossível nomear a todos, mas os mais próximos:

Médico homeopata: Dr. Antonio Gil

Ginecologista-obstetra: Dr. Antonio Brito

Ginecologista-obstetra e homeopata: Dr. M. Jesús Balbas

Nefrologista: Dr. Fernando Álvarez-Ude Cotera

Médico de família e especialista em desenvolvimento neurofuncional infantil: Dr. Josep Mombiela

Fisioterapeutas-osteopatas: Leonardo Fabre, Lucía Serrano, Álvaro Marcano, Fernando Barea

Optometrista comportamental infantil: Rocío Suazo

Psicólog@s: Maribel Ruz, Tamara González, Pilar Lillo, Lidia Varela, Begoña Velasco, Pilar González, Kevin Lluch

Educadora social e designer gráfico deste trabalho: Marisa Ponte

Doulas e enfermeiras: Sandra Lobato, Marisa Iglesias

Parteiras: Isabel Villena, Mercedes Serrano, Pepi Domínguez, Concha Gamundi

A todas as parteiras da Associação Espanhola Nacer en Casa.

A todas as mulheres e profissionais que, de uma forma ou de outra, colaboram na saúde materno-infantil e em redes de saúde da mulher, como El Parto es Nuestro, Federação de Amamentação (Fedalma), Regazo, Asociación Alumbra, RedCAPS.

Em particular, à Asociación Sembradoras de Salud, especialmente à atual equipe responsável pela continuidade do trabalho com nosso método e nosso espírito com a saúde da mulher, da criança e da família: Sandra Lobato, Maria Jésus Fernandez, Elena Tellez, Marisa Iglesias, Rosário Delgado, Cristina Velazquez e Rocio Romera — profissionais da saúde materno-infantil e doulas.

A todos os meus colegas médicos homeopatas da SEMH.

Em particular, o meu agradecimento a todos aqueles que me acompanharam na elaboração deste trabalho:

Angela Vieira, psicóloga, e impulsora desta versão ao português;

Minha tradutora à versão em português, Juliana Alves; por sua vez, enfermeira e doula;

Dr. Salomão Bernstein, médico de família e homeopata;

Dr.ª Rocio Ruz, médica de família e homeopata e especialista em desenvolvimento neurofuncional infantil;

Dr.ª Elena Castro, médica pediatra;

Dr. Marino Rodrigo, médico internista e homeopata.

PREFÁCIO

versão em português

Falar sobre este maravilhoso livro é fazer referência a uma vida profissional e pessoal de absoluta dedicação, coerência, sistematização, metodologia, crítica, autocrítica e transformação socioambiental, aspectos que você, leitor, encontrará ao longo de suas páginas. O livro é uma proposta de atuação médica profissional e um convite permanente à introspecção pessoal e do casal como método de cura. A doutora não se limita a palavras; justifica cada opinião, oferece ferramentas úteis e convida constantemente à transmissão de forma respeitosa e multiplicadora. Nem todos os profissionais podem escrever com base em tanta experiência quanto a autora deste livro, que guiou centenas de famílias e crianças de forma harmoniosa e sistemática para iniciar uma gravidez, um parto não traumático e uma infância feliz e saudável. Esses nove meses de gestação são cruciais para a mulher, que continua com sua vida diária enquanto passa por um período transformador. O momento do parto é especialmente importante, pois muitas vezes os sentimentos da mulher e os fatores físicos e ambientais ao seu redor não são considerados, nem suas consequências em longo prazo. No contexto brasileiro, programas como a Rede Cegonha (2011) reduziram a taxa de mortalidade infantil de 47,1% para 11,9% em 2020. No entanto, a taxa de cesáreas continua altíssima, em torno de 50%, muito superior à recomendação da OMS (10-15%), e ainda mais elevada nos hospitais privados do que no SUS. Além disso, o aumento dos transtornos comportamentais e do autismo infantil deve nos levar a uma profunda reflexão sobre suas possíveis causas e soluções alternativas aos psicotrópicos desde idades tão precoces. Este livro representa um ato de coragem, pois todas as críticas são bem fundamentadas e documentadas cientificamente, promovendo o debate e oferecendo ferramentas para um estilo de vida diferente em uma sociedade que sobrevaloriza a longevidade por métodos externos, negligenciando a reflexão interior e o autoconhecimento. Por isso a experiência e os resultados da Dr.ª Maria apontam a um grande sucesso, porque são o resultado de uma coerência com as bases que sustentam sua vida, sua ideologia, suas crenças, e seu desejo de transformação social; e com seu esposo seguem sendo até hoje mesmo uma realidade palpável e evidente. Agradeço imensamente a possibilidade de contribuir nesta obra, em que, além de tudo, a homeopatia fica num lugar privilegiado.

Dr.ª María del Rocío Ruz Ramírez
Medicina de família e comunidade
Médica homeopata
Parque Joinville. Joinville

Assim, resolvemos nos colocar no lugar dos leitores e perguntar: quem somos, de onde viemos, para onde vamos, o que almejamos encontrar nesta leitura, qual o foco de nossa atenção, qual a nossa essencial necessidade, o nosso objetivo e a nossa intenção?

Diante das perguntas colocadas, propomos aos leitores entrarem no universo de reflexões e descobertas significativas sobre os temas que permeiam o desenvolvimento humano, a parentalidade e a saúde integral, buscando encontrar a sabedoria, os recursos e os instrumentos necessários para atender as demandas que se apresentam, com um olhar compassivo-compreensivo da infância e dos seus cuidadores.

Durante a leitura, observemos o que acontece no encontro entre o que já sabemos e o desconhecido que a leitura revelará, o que se alinha com as necessidades essenciais e o que não. Perceber o que ressoa e o que gera necessidade de ressignificação e/ou transformação, de modo a criarmos boas práticas.

Este livro é um caminho para celebrar a vida com dignidade, cuidando de si, do outro e do contexto. É uma oportunidade para vivenciar aprendizados, compartilhando percepções em ambientes acolhedores e integrativos.

Desse modo, a concepção da vida como escola implica que, como humanos, podemos nos apoderar do pensar, do sentir e do querer, necessários para o fazer/realizar.

Portanto, a parentalidade e a educação na primeira infância, estudadas além das habilidades cognitivas, encontram a alma do Ser criança, cocriando ambientes amorosos capazes de transmitir confiabilidade e segurança. A busca do saber cuidar se consolida na consciência da necessidade de cuidar do que sabemos como um patrimônio adquirido.

Queridos leitores, querem vocês imergir nesse mar de sabedoria para resgatar a pérola presa em sua concha? Boa leitura.

Jesse Rodrigues
Antropólogo e terapeuta regenerativo
Colaborador do Girasol Casaescola da Vida
Nova Friburgo. Rio de Janeiro

Dr. Salomão Bernstein
Medicina de família e comunidade
Médico homeopata
Instituto Girasol do Brasil
Nova Friburgo. Rio de Janeiro

INTRODUÇÃO À VERSÃO ESPANHOLA

Há quase duas décadas — por meio de uma reunião de mulheres sobre saúde promovida pela Dr.ª María Fuentes —, despertou em mim uma preocupação por aprender o que foi transmitido e compartilhado naquele dia. Falava sobre o foco macro e microscópico da saúde e muitos outros novos conceitos, desorganizava deliciosamente meu esquema acadêmico construído na Faculdade de Medicina e na especialização como pediatra. Passou o tempo e as coincidências me fizeram ter a honra de prefaciar seu livro sobre criaturas. A autora permite-nos olhar para o seu longo percurso de acompanhamento e melhoria da saúde de milhares de famílias, ao longo destes 40 anos de profissão. Conceitos de saúde pública, nutrição e higiene, tratamentos à base de remédios naturais, bem como diversas terapias complementares, são aplicados nos diferentes casos clínicos que nos apresenta. Além de um verdadeiro trabalho multidisciplinar e de uma relação médico-paciente admirável. É o que conhecemos hoje como medicina holística e integrativa.

Defende o compromisso hipocrático *primum non nocere* acima das atuais pressões da nossa sociedade, em que parece que o ato médico sem medicamento prescrito não tem valor em si. O seu esquema de trabalho inclui um estudo exaustivo e abrangente da família, bem como da criança ou bebê, como base de conhecimento essencial para ajudar a encontrar o equilíbrio na saúde.

Acrescenta testemunhos valiosos de pacientes que não só constataram que o motivo da consulta melhorou, mas, graças à sua abordagem holística, a saúde do sistema familiar foi beneficiada simultaneamente. E, como consequência, promove uma autêntica prevenção primária para os seguintes processos que surgem na vida desses pacientes e dos seus familiares.

Como grande convencida da prevenção e da educação para a saúde, Maria mostra-nos que não podemos deixar de lado o trabalho de divulgação de tudo o que nos dá saúde. Assim, proporciona às famílias uma enorme quantidade de informações para que elas próprias possam adquirir uma verdadeira autogestão e compromisso com a sua saúde e a dos seus filhos.

Este livro fornece às famílias evidências de que outra medicina também é possível; a evolução descrita de muitas doenças que ocorrem no período da infância nem sempre tem que ser necessariamente como a descrita na medicina clássica. Os casos apresentados neste trabalho o corroboram.

E o que este trabalho proporciona aos profissionais?

Obviamente não é um típico livro acadêmico, adiciona vários elementos que não são facilmente encontrados em textos médicos.

Esta leitura complementa a formação clássica, suas contribuições mostram uma visão que vai muito além do puramente acadêmico, valoriza o ser humano que o médico carrega dentro de si. E apela à vocação do cuidado e acompanhamento da vida acima de protocolos e algoritmos. Lembra-nos da relação com os nossos pacientes, o valor da escuta consciente, da abordagem da doença desde o global para o local e vice-versa.

Reivindica o valor de olhar a saúde com uma abordagem integral, analisando cuidadosamente todos os fatores que intervêm na saúde do novo ser que vamos cuidar como profissionais. Considera a criatura não como um ser isolado, mas dentro do binômio mãe-filho e, por sua vez, como parte de um ecossistema familiar do qual não podemos esquecer. Ensina-nos que devemos ir além do sintoma observado no bebê ou na criança, pois, por sua vez, pode expressar, na maioria das vezes, um reajuste ou desequilíbrio da mãe, do pai ou da família extensa. E portanto, para melhorar a criança, muitas vezes, será necessário ajudar o sistema e, assim, recuperar a saúde do todo.

Oferece-nos a melhor evidência possível: o testemunho daqueles que acompanhou quase desde antes de nascerem, até à idade adulta e ao longo de todo o seu processo...

Defende com autoridade valores hoje relegados por muitos profissionais médicos, como a escuta ativa e compreensiva, o acompanhamento respeitoso, o interrogatório detalhado entrelaçados amorosamente com todos os fatores que intervêm na saúde.

Quero aproveitar para expressar um certo sentimento de inveja saudável, porque nós pediatras da Atenção Básica gostaríamos de poder fazer o nosso trabalho assim. Um medicina de qualidade precisa de tempo e não apenas de cinco minutos por paciente, em que mal se consegue abordar o sintoma local e emitir uma receita ou administrar um extenso programa de vacinação, sem dar tempo para comentar todos os seus possíveis efeitos adversos e envolver as famílias como coparticipantes da gestão de saúde de suas criaturas.

A população ganharia em saúde com a oferta de atividades grupais em que se realiza o importantíssimo trabalho de promoção e educação para a saúde em que se dá informação adequada sobre o valor fundamental da nutrição, os riscos da medicalização excessiva e a iatrogenicidade a que se expõem, bem como se promove um estilo de vida saudável. Oferecer programas de saúde para adolescentes, criar grupos de mapadres, criar redes locais de apoio entre a população e uma centena de detalhes que é impossível de cobrir neste texto. Todos eles deveriam ser os objetivos do nosso trabalho diário e não aqueles que nos são ditados nos consultórios, muito distantes daqueles exigidos pelos pediatras e pelas famílias. Para isso há que pensar na organização e disponibilizar os recursos econômicos e humanos necessários. A definição da Atenção Básica como núcleo central do sistema de saúde é apenas uma manchete vazia de conteúdo; de rainha desse sistema — em tese —, passou ao mais humilde representante da saúde, esgotado por décadas de problemas econômicos e profissionais. Só a vocação e a resiliência de um grande número de profissionais a podem salvar, por enquanto.

María Fuentes, como médica holística, é defensora da atividade grupal como elemento terapêutico de altíssimo valor nos processos de melhoria da saúde e por isso a sua atividade profissional se completou com grupos de pais e grupos de mulheres, semeando saúde para além da consulta médica. Nas últimas gerações, a parentalidade deixou de ser uma etapa vivida na companhia de outras mães, tias e avós, que transmitiam sua experiência na amamentação e na sabedoria natural para as diferentes fases do bebê. Muitas mulheres vivem esse período com um grande sentimento de solidão, apesar de estarem na era da interconexão. Maria revaloriza no grupo o trabalho do cuidado, o estabelecimento de redes de apoio humano, que permanecem para sempre quando são geradas nessa fase sensível. Capacitar a população em saúde e possibilitar que ela se torne autêntica protagonista da sua recuperação.

Por fim, sinto imensa alegria e orgulho em saber que esta obra vai sair à luz, porque para mim é como a criatura que necessariamente teve que surgir depois dos seus livros anteriores (Hilando fino, 2007, e Mujeres y Salud desde el Sur, 2001), completando maravilhosamente o círculo.

Agradeço sinceramente a todas as mulheres, homens e criaturas que inspiraram e tornaram possível que este livro estivesse entre nós hoje.

Dr.ª Elena Castro Méndez
Médica pediatra de Atenção Primária do Sistema Andaluz de Saúde
Mairena de Aljarafe
Sevilha. Espanha

SUMÁRIO

1
O PORQUÊ DESTA PUBLICAÇÃO: O QUE ESTÁ ACONTECENDO COM NOSSOS FILHOS? DA SOCIEDADE DE BEM-ESTAR ÀS CRIATURAS COM MAL-ESTAR 21

2
VAMOS COMEÇAR PELO INÍCIO. AS PEQUENAS DIFERENÇAS E SUAS GRANDES CONSEQUÊNCIAS. SAÚDE PRIMÁRIA. PROTOCOLOS. CIÊNCIA? CRENÇA? TRADIÇÕES? E A PREVENÇÃO PRIMÁRIA?..................... 33

3
A GRAVIDEZ NÃO GERA APENAS UMA CRIATURA, MAS O PRIMEIRO PILAR DA INFÂNCIA E DE UMA VIDA SAUDÁVEL E AUTÔNOMA. DE UMA FAMÍLIA... 43

4
QUANDO A CHEGADA SE TRANSFORMA NO INÍCIO DE UM PESADELO SILENCIOSO. PARTOS TRAUMÁTICOS. SUAS CAUSAS E CONSEQUÊNCIAS. COMO CURÁ-LOS. COMO DIMINUIR SUA INCIDÊNCIA. COMO CONTINUAR GESTANDO-GERENCIANDO SAÚDE....................... 61

5
OS PRIMEIROS MESES, AS PRIMEIRAS DESORDENS. ESTABELECENDO AS BASES DA VIDA E DA FAMÍLIA. DOS SONHOS À SOLIDÃO E ÀS OPORTUNIDADES 75

6
DOENÇAS QUE NÃO EXISTEM. TRATAMENTOS PERIGOSOS. A AFLIÇÃO DOS MAPADRES INICIANTES E, ÀS VEZES, CRIANÇAS FERIDAS. ARMADILHAS E TRAMPOLINS. A CAIXA-PRETA. O MEDO: MOTOR DA MEDICALIZAÇÃO EXCESSIVA...101

7
PESSOAS IMPORTANTES. ARMADILHAS A EVITAR. INVESTIMENTOS DE GRANDE ALCANCE. COMO RECUPERAR O QUE FOI PERDIDO. COMO CONTINUAR INVESTINDO. A FAMÍLIA: ARMADILHA-TRAMPOLIM. APOIO E LASTRO. AS TRIBOS 127

8
FEMINILIDADE-MATERNIDADE? MASCULINIDADE-PATERNIDADE? OS DIFERENTES CAMINHOS RUMO À MATERPATERNIDADE. AVENTURAS E DESVENTURAS. TROPEÇOS E PRESENTES 147

9
ALGUMAS "PONTAS SOLTAS", DO INÍCIO AO FIM DA VIDA. EXPERIÊNCIAS A RESGATAR. TRANSTORNOS DE ATENÇÃO? HIPERATIVIDADE OU A PONTA DO ICEBERG? 179

10
VAMOS FALAR SOBRE AMAMENTAÇÃO. DE AMAMENTAR. DOS PRAZERES E DAS SOMBRAS DO ENCONTRO AMOROSO MAIS ÍNTIMO. DÚVIDAS COMUNS. ANGÚSTIAS FREQUENTES 199

11
RESSIGNIFICANDO O CONCEITO DE DOENÇA, DIFERENCIANDO AUTORREGULAÇÃO E DOENÇA. O QUE É IMPORTANTE E URGENTE .. 215

12
O QUE A ABORDAGEM HOLÍSTICA E A MEDICINA HOMEOPÁTICA APORTARAM AO MEU ACOMPANHAMENTO A FAMÍLIAS E CRIANÇAS. DE QUE PODEMOS PROTEGÊ-LOS? QUE PORTAS PODE ABRIR PARA A SAÚDE DO PRESENTE E DO FUTURO? 227

ANEXOS PRÁTICOS PARA CONSULTAR

ANEXO A
O PÓS-PARTO, A AMAMENTAÇÃO E OS PRIMEIROS MESES. TRÊS REGRAS DE OURO 267

ANEXO B
DO PRAZER DE AMAMENTAR À ALIMENTAÇÃO, PASSANDO PELO DESMAME TRANQUILO DOS BEBÊS, PARA QUE A VIDA DELES E A SUA SEJAM MAIS SAUDÁVEIS E FELIZES 279

ANEXO C
COMER PARA TER SAÚDE. NUTRINDO PARA A VIDA..................... 295

ANEXO D
REMÉDIOS SIMPLES PARA DOENÇAS COMUNS.......................... 307

ANEXO E
VAMOS FALAR SOBRE HOMEOPATIA APLICADA. ALGUNS REMÉDIOS HOMEOPÁTICOS PARA DOENÇAS COMUNS 331

EPÍLOGO 341

REFERÊNCIAS.. 345

1

O PORQUÊ DESTA PUBLICAÇÃO: O QUE ESTÁ ACONTECENDO COM NOSSOS FILHOS? DA SOCIEDADE DE BEM-ESTAR ÀS CRIATURAS COM MAL-ESTAR

> *Depois de observar os antecedentes das pessoas que apresentam uma clara alteração da capacidade para amar, seja para amar-se a si mesmas ou a outros (e essa é a primeira causa de qualquer transtorno físico ou psíquico), parece que a capacidade para amar está determinada por experiências da vida fetal-perinatal.*
> Dr. Michel Odent

A nossa dificuldade de amar-nos ou amar os outros parece gerar os mecanismos psico-imuno-endócrinos que transformam a bioquímica humana em um terreno que nos inclina a maus hábitos para a vida e o bem-estar. O intervalo de tempo transcorrido desde o início desse desequilíbrio e sua manifestação pode ser de semanas, meses ou anos.

Partimos de um programa genético individual que sempre traz alterações de desequilíbrio. Segundo a epigenética, se incluirmos uma vivência perinatal traumática, com intervenção cirúrgica, e se incluirmos fatores patogênicos ao longo da vida, sejam do tipo químico-farmacológico, sejam do tipo tóxico-ambiental ou psicoemocional, estaremos gerando mais doenças ou perdendo a oportunidade de gerar mais saúde. Portanto, a saúde começa do princípio.

Figura 1 - *Proporção de fatores de incidência no desenho da saúde individual*

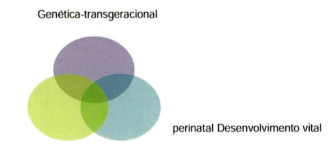

Nota. Elaborada pela autora.

E também a doença.

Além de começar pelo princípio — e sermos "herdeiros" em maior ou menor grau dela, ou da sua ausência —, podemos aumentá-la, diminuí-la ou mantê-la. Essa segunda parte está nas nossas mãos, na nossa forma de viver e no ambiente. Porém, a pediatria e toda a medicina aplicada ao período perinatal não podem ser aplicadas com qualquer expectativa de sucesso se essa premissa for esquecida.

Imersos, como estamos, numa ciência médica reducionista, mecanicista e superespecializada, esquecemo-nos, de fato, dela. Na realidade, essa medicina se dedica quase exclusivamente a cortar sintomas — isto é, olhar e agir localmente — e não contempla a globalidade ou o contexto da criatura.

Todas as ciências, incluindo as ciências humanísticas, integraram o conceito de sistêmico para compreender quase todos os fenômenos humanos, sociais, animais ou naturais. Contudo, surpreende que a atividade com maior vocação humana, a medicina, ainda não a tenha integrado. Embora em certas áreas já o faça, e aí temos a chamada medicina integrativa, não é assim no dia a dia. A medicina que se aplica na rua, na Atenção Primária ou Secundária, ainda está longe dessa visão e de colocá-la em prática.

Cada ser humano é um ecossistema complexo, em frágil equilíbrio de regulação, tanto interna como externamente. As crianças menores de 7 anos, e especialmente as menores de 3 anos, constituem um ecossistema em si, dentro do ecossistema materno e em interação e sob a influência do ecossistema paterno e da família extensa. Se pudéssemos visualizá-lo:

Figura 2 - *Inter-relação sistêmica dos sistemas vivos*

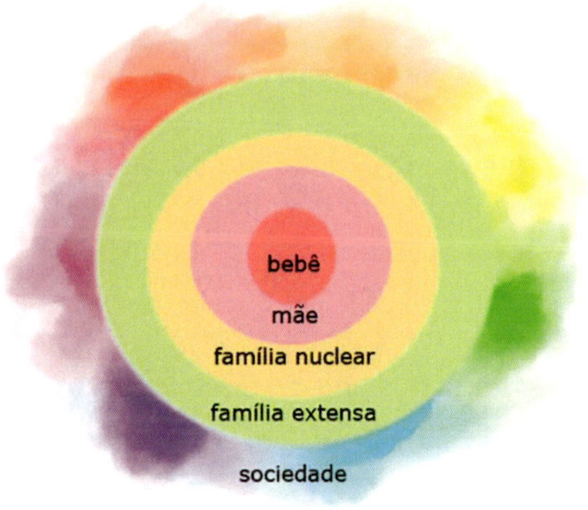

[Figura: círculos concêntricos — bebê, mãe, família nuclear, família extensa, sociedade]

Nota. Elaborada pela autora.

É tão simples como compreender que o terreno onde uma semente é plantada com as condições meio-ambientais que a rodeiam e o seu cuidado ao longo do tempo promoverão a qualidade e o desenvolvimento do fruto esperado, para além da qualidade da própria semente.

Assim, se quisermos realmente compreender como funciona uma criatura, seja na saúde ou na doença, não podemos fazê-lo sem observar a sua globalidade como indivíduo, a interação com sua mãe, e com o seu sistema familiar além do seu contexto sociocultural e econômico. Não poderemos ajudá-la ou à sua família a recuperar seu equilíbrio, ou seja, sua saúde.

Este trabalho não pretende ser um estudo rigoroso das doenças infantis. Não é um livro especializado em saúde perinatal. Nem um livro de receitas rápidas. Tampouco pretende desqualificar o trabalho que muitos colegas — dentro e fora do Sistema Nacional de Saúde — realizam todos os dias com o intuito de ajudar crianças e famílias no seu desenvolvimento e saúde.

A intenção é simplesmente fazer uma pequena "viagem" pelos meus 40 anos de prática clínica, para proporcionar um pouco de reflexão. Alguma luz. Um pouco de compreensão sobre os processos da primeira infância. E, com tudo isto, ajudar, facilitar e acompanhar as famílias a vivê-las com maior autonomia, com maior confiança, com o menor intervencionismo possível e com maior bem-estar. Que cada adulto se entenda melhor, contemplando-se desde o adulto de hoje até a criatura de ontem. Tudo isso é o que chamamos de saúde. Procuramos reduzir e ajudar a fazer desaparecer culpas, ansiedades, medos e inseguranças, para dar lugar à esperança, à compaixão e fé de que a vida acaba sempre abrindo caminho em direção à luz.

Porque, em última análise, a saúde vem ajudar a evitar ou dissolver os obstáculos que ao longo do desenvolvimento da vida levam a pessoa a desligar-se e a reduzir a sua capacidade de amar ou de amar-se, permitindo-lhe, portanto, dar ao mundo o seu maior e melhor potencial, e relacionar-se da maneira mais alegre possível.

Minha visão tem várias peculiaridades. Sou médica, ou melhor, trabalho como médica. Não como pediatra. Não como ginecologista. Não como obstetra. Mas a vida me posicionou nesse lugar e as famílias escolheram-me ao longo deste percurso profissional, em condições de acompanhar o processo vital desde o seu início, na gravidez, no parto-nascimento, no pós-parto, na amamentação e na infância. E, frequentemente, acompanhar de perto a evolução das criancinhas e de suas famílias ao longo de muitos anos. Frequentemente, como médica, continuo acompanhando pessoas que nasceram comigo e que já se aproximam dos 40 anos.

Na realidade, é a perspectiva daquilo que em outros tempos era o "médico de família", não o atual médico de família, mas aquele que era responsável pelo acompanhamento da gravidez, pelo acompanhamento do parto, e depois continuava a ser aquele que cuidou da família durante toda a vida, transformando-se em mais um membro da família e acompanhando-os até o leito de morte.

Este lugar permite-nos ter uma perspectiva global, que se perdeu neste turbilhão de superespecialização no qual estamos imersos.

Da gravidez aos 7 anos — para estabelecer um limite de idade baixo —, pode haver cerca de dez a vinte profissionais de saúde no acompanhamento de uma criança. Sem nenhuma conexão entre eles, exceto por meio dos possíveis relatórios que ocasionalmente possam compartilhar.

Isso no caso de pessoas saudáveis, porque, se aparecer alguma doença, os profissionais podem se multiplicar.

Essa pode ser uma das razões da desorientação coletiva em que nos encontramos. A multidisciplinaridade não é entendida ou praticada como uma interligação de especialistas que procuram compreender o que acontece à pessoa, mas sim como um estudo setorizado, por sistemas, que convertem a pessoa estudada numa série de "compartimentos" onde diferentes tratamentos geralmente são prescritos ao mesmo tempo em cada especialidade.

É frequente ver uma criança de apenas 6 meses que chega ao ambulatório por bronquite de repetição ou bronquiolite com tendência à cronicidade. E que, numa sequência biológica bem definida e conhecida, alternam-se com episódios de dermatite atópica. Tudo isso, aliado a processos febris que podem ser simultâneos ou alternados com essas condições, diagnosticados como infecções urinárias, erupções cutâneas inespecíficas ou episódios de diarreia viral. Cada uma dessas doenças pode ser tratada pelo mesmo profissional (pediatra, dermatologista) ou por muitos. A criança terá diagnósticos como entidades separadas, com um tratamento diferente para cada uma delas.

Como se fossem quebra-cabeças diferentes, e não peças do mesmo jogo, que seguem leis de cura ou agravamento diferentes, dependendo do processo.

Entra-se assim numa dinâmica que na homeopatia é entendida como supressão[1]: a ocultação de um sintoma por um fármaco que suprime a dinâmica de cura que o organismo iniciou em seu programa ancestral *vix medicatrix naturae*. A toxemia e a desordem são derivadas da exoneração superficial, secundária ou natural de sistemas orgânicos, em direção a sistemas e órgãos vitais (Hanneman, 1991, p. 28). Seguindo uma dinâmica que a própria embriologia nos anuncia: do superficial ao profundo, de baixo para cima, do agudo ao crônico.

Se essa mesma criatura fosse seguida pela abordagem homeopática, seria tratada com um único remédio, que incluísse, tanto quanto possível, todas as características daquela pessoa e seus sintomas. Todos os colegas homeopatas que conheço que praticam a homeopatia unicista com centenas de casos com esse perfil, a maioria deles curados e livres de corticoides, antibióticos e anti-histamínicos. Na minha prática clínica, nos casos mais comuns que tenho visto entre os primeiros meses e os 12 anos, mais de 90% foram curados.

O mais importante: não necessitam de medicação supressora, nem sofrem efeitos secundários graves que comprometam gravemente a sua vida ou saúde em curto, médio e longo prazo.

---

[1] Tabla de supresión del Dr. Vajayakar.

Além desse lugar de *continuum* no cuidado das mulheres/criaturas/família, minha própria opção individual por uma prática holística da medicina (medicina homeopática, medicina natural ou hipocrática, desenvolvimento evolutivo integral da criatura, bem como teoria de sistemas) (Von Bertalanffy, 1969), também me coloca numa posição que facilita a compreensão de forma mais completa dos acontecimentos que, se vistos de forma parcial ou fora do seu contexto global, não são compreendidos.

Vários exemplos aparecerão ao longo do trabalho que esclareceram o que quero dizer. Um dos mais frequentes: o estado de ansiedade da mãe ao longo da gravidez, que se apoia num sistema cada vez mais sobrecarregado de diagnósticos técnicos, ao mesmo tempo que abandona os cuidados pelo imediato e pelo simples. Iniciando uma cascata de testes e intervenções que termina em parto instrumentalizado e medicalizado e em um bebê com dificuldades de adaptação nos primeiros dias e semanas.

Posteriormente veremos um binômio mãe-bebê com problemas comuns, mas não menos difíceis de resolver. Com uma carga de desconfortos, preocupações e conflitos desnecessários, que muitas vezes terminam em patologias menores e maiores, agudas ou crônicas: bebê irritado, dificuldade em estabelecer a amamentação, dificuldade em regular o sono-repouso, regurgitação, medicação excessiva, depressão materna, conflito casal-família, fracasso da amamentação...

No alvorecer do século XXI, no Ocidente, com os maiores investimentos e esforços para que as nossas criaturas não só sobrevivam, mas vivam bem e por muito tempo, quando a taxa de mortalidade é a mais baixa da história, e presume-se que as doenças infectocontagiosas parecem estar superadas ou, pelo menos, controladas; neste contexto, estamos vivendo uma situação que nunca foi tão preocupante:

- Doenças crônicas em ascensão: alergias, asma, bronquites recorrentes, dermatite atópica;
- Doenças destrutivas de apresentação precoce: câncer, diabetes;
- Distúrbios de aprendizagem;
- Distúrbios alimentares;
- Doenças mentais e vícios;
- Doenças degenerativas;

- Aumento alarmante de doenças infecciosas;
- Taxa de suicídio em aumento alarmante: segunda causa de morte entre 15 e 30 anos de idade;
- Doenças ditas "raras" e um longo e preocupante etc. ultrapassam a saúde da infância, transcendem a adolescência, o início da juventude e se projetam na vida adulta[2].

Uma adolescência que, por sua vez, nunca gerou tantos conflitos, tantos livros que tentaram explicá-la, tantos pais e mães precisando de ajuda.

O que está acontecendo? Quando essa epidemia começou? Qual é a causa e como podemos evitar ou, pelo menos, melhorar a situação?

Devemos contextualizá-lo em nível global. Segundo a filósofa e ambientalista Vandana Shiva:

> Sabemos que a agricultura industrial e os sistemas alimentares industrializados globalizados, baseados em produtos químicos tóxicos derivados de combustíveis fósseis, contribuem para a extinção de espécies, para as alterações climáticas e para a catástrofe das doenças crônicas. Sabemos que a agricultura orgânica regenerativa baseada na biodiversidade pode abordar essas três crises. É hora de os governos pararem de usar o dinheiro dos nossos impostos para subsidiar e promover um sistema alimentar que está adoecendo o planeta e as pessoas.[3]

Se nos aprofundarmos nos custos econômicos e sanitários dessa situação global, faltarão números e imaginação para compreender que o custo da saúde da população e da deterioração do planeta ultrapassa os trilhões de dólares. Supera em muito a intenção deste humilde trabalho de analisar as consequências de tudo isso. A minha intenção é apenas chamar atenção para algumas das consequências para a saúde da família e, acima de tudo, do microcosmo infantil. Ou seja, a cidadania do futuro. E, acima de tudo, a intenção é tentar amenizar, evitar, prevenir e, por que não, transformar essa situação. Cada pessoa, desde o seu lugar de responsabilidade, ação e consciência.

No meu primeiro trabalho, *Mulheres e saúde desde o Sul*, abordamos uma situação semelhante relativamente à saúde da mulher. Transtornos

---

[2] Informe de saúde mundial, OMS, 2016.
[3] https://wwwnavdanya.org/bija-refelections/2020/03/18ecological-reflections-on-the-corona-virus/.

mentais em ascensão, parto instrumentalizado, aumento de cânceres, doenças autoimunes. Acima de tudo, uma clara melhoria da mortalidade materna e infantil, acompanhada de um aumento da morbidade, ou seja, dos distúrbios de saúde, nas mães e nas crianças.

Quando nos referimos à situação das crianças, podemos referir-nos diretamente às fontes de especialistas em saúde materno-infantil da Organização Mundial da Saúde (OMS).

Coube a elas explicar em grande parte esta epidemia, por meio do que chamaram de *cascata intervencionista*[4], que mais tarde ousaram chamar, finalmente, de violência obstétrica. Porque é o termo mais fiel à realidade que se viveu nos últimos 50 anos nas salas de parto e que ainda se vive em grande medida[5]. Temos que nomeá-la aqui como epidemia, porque sem dúvida é a origem de muito do que vamos desenvolver neste trabalho.

Há algumas décadas, Foucault (1989) e Illich (1978) expuseram a situação, que poderíamos definir como o sequestro da saúde nas mãos dos tecnocratas e da indústria farmacêutico-médica. Poderíamos também a definir como "o rapto das consciências adultas por uma pseudociência que infantiliza".

Porém, apesar de suas análises lúcidas e da infinidade de dados que os sustentavam, aqui chegamos. Talvez, ao Mundo Feliz que A. Huxley descreveu no romance homônimo, anunciando uma sociedade desumanizada baseada na produção, na superespecialização e no consumo.

Provavelmente porque tudo isto são elementos do velho e ultrapassado paradigma, que se recusa a cair. O paradigma mecanicista-reducionista, em que o indivíduo é apenas um elemento de produção e consumo. Ou seja, um peão numa linha de montagem. E ele próprio é definido como um conjunto de dispositivos, sistemas, células e mecanismos, e submetido a uma mecânica reducionista: o coração como bomba motriz, o cérebro como computador, cada órgão como uma peça que pode ser substituída por outra mecanicamente, ou agora, ultimamente, biônica. Permitindo assim que todos sejamos, de forma sutil ou clara, apenas um produto da interação de células, algo semelhante a robôs construídos como quebra-cabeças gigantes, com um computador central que os dirige.

---

[4] Cascata intervencionista (1986), Maternité en Europe, Ginebra, OMS, 2014.
[5] www.elpartoesnuestro.net.

Somente por essa visão geral e verdadeiramente holística, do macro ao micro, podemos compreender algo sobre esta situação. Porque esta situação é apenas uma pequena parte do panorama que temos que enfrentar. E é necessário olhar para o cenário de mudança de paradigma do momento atual para compreender esse cenário. O cenário da saúde em geral e da saúde materno-infantil em particular. É por isso que somos obrigados a ter uma "visão panorâmica" da cascata intervencionista na saúde perinatal. Obviamente ligada à obstetrícia e também à primeira infância, deixando marcas para o resto da vida.

Quando o processo de nascimento for visto como um período de extrema importância no desenvolvimento da capacidade de amar, ocorrerá a revolução na nossa visão da violência (Dr. Odent, Obstare, 2002, n. 7).

Para melhor compreender não só este, mas o próximo capítulo e, sem dúvida, vários dos seguintes, é essencial recolher aqui outra informação que os especialistas da OMS nos oferecem: a cascata intervencionista desde os testes de diagnóstico comuns da gravidez, até o fracasso da amamentação ou problemas pós-parto (OMS, 1986).

Para facilitar a sua compreensão, incluo, de forma clara e breve, a prova científica de que o risco mais importante do excesso de testes de diagnóstico durante a gravidez e o parto é uma cascata intervencionista que pode terminar, e de fato termina muito frequentemente, em aumentos de trabalho de parto, dor, falha no parto vaginal, aumento de cesarianas desnecessárias, aumento de fórceps desnecessários, sofrimento fetal, aumento de epidurais com seus riscos correspondentes, aumento de episiotomias, falha na amamentação e todos os problemas derivados de forma orgânica, funcional, física e psicológica.

Figura 3 - *Medicação – Iatrogenização, gravidez e parto*

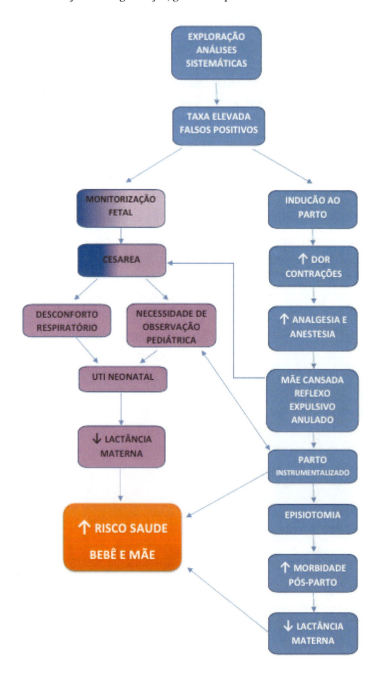

Nota. Adaptada de Maternité Europe (OMS, 1986).

Em suma, as consequências são o excesso de diagnósticos, o excesso de tratamentos, a iatrogenia e novamente o intervencionismo médico, cirúrgico e farmacológico. Longe de atingir o suposto objetivo de prevenção, aumenta a patologia na mãe e no bebê em curto, médio e longo prazo. No processo, os gastos com saúde aumentam injustificadamente e desproporcionalmente aos resultados no bem-estar, ou seja, na saúde pública.

Um dos desafios que tenho diante de mim neste trabalho é, mais uma vez, ser suficientemente rigorosa para justificar a crítica da medicalização perigosa como desnecessária e abrir uma janela para uma prática terapêutica mais respeitosa. Suficiente para ser compreendida pelo público em geral, que, em última análise, é quem sofre as consequências e precisa de ferramentas de consciência para tomar decisões sobre seus corpos, seus processos, suas vidas e as de suas criaturas. Tanto o rigor como a clareza devem unir-se num mesmo objetivo: *primum non nocere*. O primeiro é não causar dano. Princípio hipocrático que nós médicos aprendemos, mas que está muito esquecido na prática diária.

Isto significa que, para algumas pessoas, haverá excesso de informação técnica e bibliográfica. E para outros, excesso de simplicidade e clareza. Assumo isso como parte da minha carreira e do meu compromisso profissional com todas as suas consequências. E confio que não será uma dificuldade maior do que a ajuda que pretendo oferecer.

Qualquer livro é um espaço limitado de palavras que procuram transmitir: informações, reflexões, ideias e, sobretudo, *inspiração que seja útil e melhore a vida*. Este também.

Nem tudo cabe. Nem tudo o que acontece está escrito aqui, nem tudo o que está escrito aqui acontece com todos. Parece óbvio, mas é preciso lembrar. Porque temos uma certa tendência a considerar as palavras impressas como verdades irrefutáveis.

Neste esclarecimento quero simplesmente dar espaço a todos aqueles que não se sentem reconhecidos neste texto. Sem invalidar com isso todo o texto. Não posso esquecer que, embora seja obrigada a falar em termos gerais, cada pessoa que lê pode sentir-se identificada com um dos grupos populacionais descritos. E não quero deixar aberta a possibilidade de alguém se sentir magoado pelo que está ou não escrito aqui. Presumo que seja um risco certamente inevitável. Mas, apesar de assumir, quero pedir desculpas antecipadamente por tudo que não seja útil ou reconfortante aos potenciais leitores. Os humanos somos seres muito vulneráveis em geral, mas não creio que esteja exagerando se disser que observo a vulnerabilidade máxima em mães, pais ou filhos. É lá, onde as feridas podem durar a vida toda, que a beleza pode nos tirar do abismo mais profundo e as maiores atrocidades e heroísmos apareçam. É por isso que acho que enfrentar esse trabalho me levou tanto tempo. Porque, de alguma forma, não é somente um trabalho técnico e teórico, mas também aborda a minha própria realidade como filha e mãe. Levantar meus tapetes, descer aos meus porões. Fazê-lo com a honestidade, a sinceridade e ao mesmo tempo o distanciamento, necessários para que, ao mesmo tempo que seja útil, não seja um peso emocional ou intelectual. E fazê-lo com bastante compaixão para que quem nela mergulhar se reconheça como mãe, pai e filho com suas luzes e sombras. E sair disso com mais esperança do que quando começaram. Maior compreensão de si mesmos, maior confiança na vida.

A partir de agora vou utilizar um termo que não consta da Real Academia Espanhola, mas que me parece indispensável. Utilizar o termo genérico "pais" para referir-me ao binômio mãe-pai não me parece fiel à realidade nem representativo da linguagem cotidiana: 99% das consultas aos filhos são realizadas pelas mães. Quase a mesma proporção ocorre no cuidado durante o processo de adoecimento e também na saúde. Então, talvez seja hora de inventar uma palavra que, ao longo dos anos, reflita mais e melhor o mundo real: ***mapadres***[6]. Com este termo, a partir de agora, vou me referir ao binômio pai-mãe/mãe-pai. Incluindo os binômios representados por duas mulheres, dois homens, ou qualquer outra fórmula, mas que implicam em última instância as duas polaridades nas quais qualquer criatura pode olhar para si mesma para se construir como indivíduo. É um pacto comigo mesma e com a população que procuro representar e dar voz.

---

[6] Decidimos usar o mesmo termo em espanhol por sua relação com a expressão "mapaternidade", compreensível ao idioma português. [N. da trad.].

2

VAMOS COMEÇAR PELO INÍCIO. AS PEQUENAS DIFERENÇAS E SUAS GRANDES CONSEQUÊNCIAS. SAÚDE PRIMÁRIA. PROTOCOLOS. CIÊNCIA? CRENÇA? TRADIÇÕES? E A PREVENÇÃO PRIMÁRIA?

> *No novo milênio, os países terão sistemas de serviços de maternidade controlados publicamente, dotados de parteiras, baseados em evidências, com boa relação custo-benefício e que honrarão a liberdade das mulheres e das famílias de escolher onde e como trarão os seus filhos ao mundo.*
>
> Dr. M. Wagner

Temos consciência de que grande parte do comportamento e funcionamento humano e dos mamíferos provêm do inconsciente, do condicionamento individual, coletivo e histórico. Grande parte da literatura científica apoia isso. Recentemente, um experimento confirmou isso mais uma vez. Um grupo de cientistas colocou cinco macacos numa jaula. No centro havia uma escada e, em cima dela, um monte de bananas. Quando um macaco subiu a escada para colher bananas, os cientistas jogaram um jato de água gelada nos que ficaram no chão. Depois de algum tempo, quando um macaco tentou subir a escada para alcançar as bananas, os outros bateram nele. Depois de mais algum tempo, nenhum macaco tentou subir a escada, apesar da tentação das deliciosas bananas penduradas no topo da escada. Em seguida, os cientistas substituíram um dos macacos e colocaram outro na mesma jaula que não estava no experimento com água gelada. Naturalmente, a primeira coisa que o novo macaco fez foi ir em direção à escada e subir o primeiro degrau, quando foi rapidamente parado pelos demais. Eles o agarraram e o atacaram duramente. Depois de algumas tentativas e algumas surras, o novo integrante do grupo não tentou mais subir a escada. Um segundo macaco foi colocado na jaula e aconteceu a mesma coisa. Com a diferença de que o primeiro participou com entusiasmo da surra do estreante, foi ele quem bateu mais forte.

Pouco depois houve uma terceira mudança e o mesmo processo se repetiu. Finalmente, os cientistas substituíram todos os macacos veteranos que restavam na jaula. Restou assim um grupo de cinco macacos que, embora nunca tenham recebido banho de água gelada, continuaram com os espancamentos às tentativas de pegar as bananas que ainda restavam no alto da escada. Se fosse possível perguntar a alguns macacos por que eles batiam em quem tentava subir a escada, a resposta certamente seria: "Não sei, aqui sempre se fez assim…"

Parte da herança que recebemos do antigo paradigma são os protocolos trazidos e transportados. É o que direciona o dia a dia da Atenção Primária, e também da atenção hospitalar. Aquilo que é aplicado, mas não explicado. Não é explicado aos seus destinatários, aos seus protagonistas. Justificado pela suposta medicina baseada em evidências, quando sabemos que não mais de 11% das práticas médicas atuais se revelaram mais eficazes do que perigosas, segundo o prestigiado *British Medical Journal*.

Mas, quando uma mulher grávida, ou em trabalho de parto, ou lactante, vai a uma consulta ou ao hospital, acredita que este tipo de atendimento, sem informar, sem fazer perguntas na maioria dos casos, é a única forma possível, e sem dúvida a melhor. Certamente isso acontece porque os próprios profissionais que cuidam dela são abduzidos, como os macacos do experimento, pela mesma crença. E, se não se comportam desta maneira, é muito comum que se deparem com a atitude crítica dos colegas, a falta de compreensão de alguns, a censura dos seus "superiores", a marginalização ou o vazio que a maioria dos seus colegas lhes demonstra — muitas vezes disfarçadas de piadinhas, silêncios ou outras práticas.

É a tradução, na sociedade humana, dos "espancamentos" dos outros macacos para aquele que tentou quebrar a "lei do medo silenciado". Muitos dos meus colegas, ou eu mesma, somos sobrecarregados com clichês como "Como ela é diferente", "Apague a luz, essa é uma das românticas", "Bom, se é feito assim em todo lugar, deve ser por algum motivo, não é?"

Sabemos que, no paradigma patriarcal, sair do caminho tradicional é atacar o poder estabelecido. E são tão malvistos os que saem desse paradigma como quem os apoia, porque o sistema opressivo poderia perder poder. Nas palavras da filósofa S. de Beauvoir: "o opressor não seria tão forte se não tivesse cúmplices entre os próprios oprimidos".

Não posso me deter exaustivamente em cada um dos protocolos que marcam o caminho desde o diagnóstico da gravidez até depois dos três primeiros anos de vida da criança. Seria interminável e insuportável. Farei apenas uma "visão geral" e destacarei alguns, considerando-os mais inúteis ou mais perigosos.

As atuais recomendações dos especialistas da OMS para uma verdadeira prevenção na gravidez estão mais próximas do abandono dos protocolos do que da sua aplicação. Recomenda-se:

> Abandone as avaliações perinatais tradicionais com avaliação de risco, pois elas não conseguem prever quem desenvolverá complicações. Em vez disso, observe as mulheres que não estão em risco, permanecendo sempre vigilantes a quaisquer sinais incomuns. Uma classificação de *risco* deve ser flexível e aberta à revisão.

Na verdade, as recomendações para cuidados médicos durante a gravidez em mulheres normais, segundo especialistas, devem focar:

- Análise geral no primeiro trimestre e outra no terceiro;
- Recomendações nutricionais úteis e atualizadas;
- Recomendações de autocuidado;
- Preparação da mulher e do casal/acompanhante, de qualidade para o parto e a infância;
- Ácido fólico antes da gravidez, se possível, e no primeiro trimestre;
- Apoio psicossocial ao casal-família;
- Minimizar os testes de diagnóstico e reduzir ao mínimo as consultas para evitar medicalizar o processo (Chalmers, Mangiaterra, & Porter, 2001, pp. 202-207).

Não há consenso internacional sobre a validade e a relação risco-benefício em testes como:

- O teste de O'Sullivan ou "teste de açúcar", como as mulheres costumam chamá-lo;
- O teste de beta-estreptococo vaginal no fim da gravidez (Ohlsson, & Vibhuti, 2009);

- Ultrassonografias de protocolo em cada trimestre (Crescer, 2011);
- Vacinas durante a gravidez.

A realidade clínica diária apresenta-me uma evidência: que uma proporção muito elevada de consultas tanto de grávidas como de crianças que me procuram é causada por um estado de ansiedade provocado pela *intervenção médica e pela aplicação dos protocolos*.

E isso nos leva ao que o Dr. Odent chama de efeito *nocebo*[7] (Odent, efeito Nocebo: Holistica.net.). Ou seja, assim como o efeito placebo define o efeito benéfico de um medicamento que não possui nenhum princípio ativo, ou de palavras, atitudes e gestos gentis e empáticos dos profissionais com relação aos usuários, existe também o efeito *nocebo*. E isso se reflete em diagnósticos como: "Você tem anemia fisiológica", "O bebê não está crescendo bem", "Algo é visto no cérebro que precisa ser investigado", "Você tem diabetes gestacional". Cada uma dessas afirmações costuma levar, em grande parte dos casos, a uma interpretação errônea do profissional ou, simplesmente, um pensamento em voz alta, ou uma dúvida, ou o que muitos autores chamaram de "a perseguição da doença inexistente".

Se for anemia fisiológica, não é anemia e não se deve tratar. Nem a nominar! Seria tão fácil se os laboratórios que fazem hemogramas ou exames de sangue de rotina mudassem a coluna à direita da página para serem os valores de referência para uma pessoa adulta, não grávida, e para valores de referência para as grávidas. Não existiriam mais asteriscos que alertam muitas gestantes, e desencadeiam a ansiedade de quem tem um perfil mais hipocondríaco ou medroso e, sobretudo, abandonariam sem justificativa os maus profissionais, que, mesmo sabendo dessa informação, recomendam ferro "por precaução". Sem considerar a inutilidade, os efeitos colaterais e a ansiedade que se desencadeiam com essa ação. Aliás, normalmente não seria acompanhado de recomendações nutricionais, emocionais ou de descanso lógicas e coerentes.

O bebê — intra e extra útero — não cresce em parâmetros fixos, de forma linear, mas em flutuações. E o que parece ser um atraso no crescimento na semana 12 pode parecer excessivo 12 semanas depois, ou vice-versa. É necessário observação e monitoramento discreto, mas não alerte a mãe! Em qualquer caso, certifique-se de que eles *descansem mais, comam melhor e tenham menos situações estressantes, não as atormente*.

---

[7] Odentt. Efecto nocebo: Holistica.net.

Ter níveis de glicose acima do nível marcado como *normal* não é suficiente para diagnosticar diabetes gestacional.

A interpretação de um ultrassom é apenas isso: a *interpretação* de uma imagem. Antes de fazer um julgamento diagnóstico, um acompanhamento discreto deve ser realizado. Além do mais, especialmente se já passaram as primeiras 20 semanas, esta informação é inútil e iatrogênica. É inútil, pois, se no pior dos casos o que se observa em relação à malformação após a 20ª semana for verdade, o aborto terapêutico é impossível. Portanto, *nada de útil pode ser feito por esse bebê ou por aquela mãe nesse sentido.*

É iatrogênico, porquanto, embora nada de positivo possa ser feito, o que geralmente acontece é que a mãe fica ansiosa desde aquele momento até o nascimento e vários meses depois até que se verifique o real estado da criatura. E o que sabemos é que o estado de ansiedade durante a gravidez tem consequências na saúde e no desenvolvimento da criança e o seu alcance estende-se bem após o nascimento (Ferré Veciana, 1999). Já experimentei centenas de situações com essas características. E tratei muitas mulheres e crianças durante a gravidez por esse motivo e, infelizmente, durante muitos meses e anos depois. Sem o motivo pelo qual a ansiedade pareceu ser real. Apenas uma consequência do diagnóstico médico, mediado por sua vez por: má qualidade do aparelho, má imagem, má interpretação...

Um dos casos mais representativos desta situação é o de uma criatura que chamarei de Oscar:

> *Fiquei muito contente e feliz... nós dois estávamos... era nosso primeiro filho! Cuidei da minha gravidez com carinho, minha profissão na área da saúde me deu algumas ferramentas. Meu interesse pela saúde em geral, e minha própria maternidade e nosso filho me ajudaram muito. Eu diminuí a velocidade. Cuidei da alimentação, me preparei com exercícios físicos, ioga, lemos, treinei para poder viver um parto consciente, respeitoso, alegre, acompanhada do meu marido. Tudo ia muito bem até as dezesseis semanas quando, como é protocolo e sempre acreditando que isso significava oferecer maior segurança e bem-estar para mim e para a criança, fui ao check-up obstétrico... e lá... à ecografia. Diagnóstico: placenta prévia. Com natural preocupação com esta situação, mas ao mesmo tempo feliz por ter conseguido detectar tal risco de possível sangramento, descansei um mês inteiro. Foi um mês de angústia. Eu temia uma hemorragia, temia a perda do nosso bebê. Eu temia pela minha vida. Ninguém me informou*

de algo que descobri mais tarde: não poderia ser uma verdadeira placenta prévia. Porque a placenta não se move. O que acontece é que, às dezesseis semanas, se a placenta estiver baixa e próxima ao colo do útero, há confusão se ela está ocluindo ou não. Teria sido de grande ajuda saber que naquele momento eu teria vivido a situação com muito menos angústia. E nosso bebê teria sofrido menos ansiedade.

Depois daquele mês, tudo indicava que ele estava normal. Dois meses de bem-estar. Mas sete meses depois, outra ecografia trouxe uma angústia muito maior. Só de ver o rosto do ultrassonografista me assustei. Ainda não consigo descrever o que senti quando ouvi: "Parece haver alteração cerebral, microcefalia e retardo de crescimento". Disse a mim mesma que era adulta, profissional de saúde e estava grávida e que precisava me controlar. Tentei controlar minha ansiedade da melhor maneira que pude. Tentei dizer a mim mesma que talvez fosse um erro... não me lembro bem... só sei que tudo se amontoava na minha cabeça sem conseguir colocar em ordem. Só ouvi dizer que deveria continuar fazendo ultrassonografia até o final da gravidez e que corria alto risco. Não sei como aguentei os meses restantes entre a angústia de como ficaria meu bebê e a esperança cega de que tudo iria dar certo. Tentei ao máximo manter a calma, continuei me cuidando e confiando. Meu marido me acompanhou com todo seu amor, atenção e incentivo... mas eu sabia que ele costuma sofrer em silêncio o que não expressa. Quando chegou o parto, eu estava preparada para que tudo corresse muito bem - tinha que me esforçar para oferecer o melhor de mim! E assim foi. Embora tenham me oferecido uma epidural por cinco vezes, eu tinha certeza de que não iria submeter meu bebê a esse risco adicional, nem a mim mesmo. Embora eu ainda não entenda que em vez de me encorajar a continuar com minha decisão clara e me apoiar, eles insistiram em fazer uma epidural. Mesmo que eles não tenham facilitado as coisas para mim - embora suponha que para eles seria apenas para facilitar o processo com anestesia - consegui um parto consciente, respeitado, com um plano de parto mínimo como eu havia exigido e Oscar chegou ao mundo num parto vaginal maravilhoso. ... apesar da sombra gigante que pesava sobre meu coração e o de seu pai. Ele estava bem!... pelo menos aparentemente. Ele mamou imediatamente, veja bem, exatamente como eu queria e ele precisava, mas a alegria durou pouco. Logo chegou a segunda parte do pesadelo: semanas e meses de idas e vindas contínuas ao controle pediátrico especializado para continuar fazendo os exames necessários para confirmar as supostas malformações. E eu, mantendo a todo custo a amamentação sob demanda, porque sabia que, se alguma coisa

podia ajudar a nós dois, nós três!, era justamente isso. Depois de quase um ano e meio, finalmente nos deram oficialmente a notícia: Oscar estava bem! Foi tudo um alarme falso! O primeiro ano não foi fácil. Ele apresentava muita inquietação, muita dificuldade para dormir, era um bebê muito inquieto, muito exigente. O que tornou a primeira fase da sua vida extremamente difícil... mas o mais importante é que estava tudo bem... iríamos nos recuperar! Parecia que tudo era possível se ele estivesse bem.
Quando ele parecia estar melhorando, de repente, uma pneumonia. Quando o levei à consulta com Maria e revisamos minuciosamente a situação juntos, percebi qual era o gatilho: tinha acabado de vivenciar uma situação muito angustiante no trabalho: me identifiquei com uma mãe que perdeu repentinamente o filho. E para mim foi como reviver toda a angústia de tantos meses, de uma possível perda... E tudo o que aquela experiência me causou, minha criatura "evacuou" por meios psicossomáticos. Mais uma vez, a conscientização e a homeopatia resolveram a pneumonia em menos de cinco dias. E a vida continuou.
Poucos meses depois, o pai revelou o que havia silenciado por tanto tempo. Detectaram câncer nele. Não podia acreditar. E, no entanto, era tão lógico! Tantos meses de ansiedade e, sobretudo, alguém tão reservado e introvertido como ele, vivendo durante muitos meses a sua angústia, em silêncio, tentando assim proteger-nos.
Como profissional de saúde aprendi que não se sabe a origem exata do câncer, mas no fundo eu sabia que esse câncer estava diretamente ligado a tudo que vivi nos últimos dois anos. Foi outro momento muito difícil. Um bebê que mal tinha um ano e não sabia se conseguiria desfrutar do pai por mais de alguns meses ou alguns anos. E eu, meu companheiro de vida. Ele continuou com seu espírito inquebrável, tinha certeza de que iria sair dessa, que seu filho e eu precisávamos que ele saísse. E acredito que foi isso, junto com a cirurgia, a homeopatia e a nutrição, que o sustentou. Ele se recusou a fazer quimioterapia. E se recuperou. E hoje, depois de alguns anos, ele está ao nosso lado, saudável e cheio de vida. Pagamos caro o preço da angústia derivada de informações inúteis, em forma de protocolo. E toda a família paga por isso. Mas isso não foi o pior. O pior é que, passados vários anos - agora mais de sete - o nosso filho continua a apresentar vários sintomas que se manifestam de forma diferente ao longo do tempo, mas que falam sempre de ansiedade e medos. E eles tornam nossas vidas extremamente difíceis. Seguimos, com confiança tentando sair dessa espiral. Temos ajuda psicoterapêutica, ajuda homeopática e, sobretudo, continuamos convencidos de que, se o amor pôde

com tanto, também poderá com isso. Mas eu me pergunto se isso era necessário? Poderia ter sido evitado? Como teria sido a vida dele, a nossa, sem esse protocolo? Sem aquelas ultrassonografias? Aprendi muitas coisas. Uma delas: que em nome de uma suposta segurança podemos abrir a porta para um sofrimento desmedido. E isso não pode ser chamado de "prevenção". (M. Mar).

Desta vez há material para analisar, por vários ângulos. E nem todos nós vamos olhar para eles agora. Por enquanto, entrarei apenas no tópico "protocolos". E mais tarde voltarei aos outros, que considero muito úteis para outros potenciais mapadres.

Não sei se estou mais surpresa que tantos casos semelhantes aconteçam ou que ninguém pareça notar. Não existe nenhum protocolo ou sistema de monitoramento e avaliação desses casos no sistema de saúde que sirva para melhorar o atendimento e as capacidades dos profissionais envolvidos. Não há um acompanhamento que inclua essas pessoas, essas famílias, como a do Oscar, para lidar com essas situações causadas por erros no sistema de saúde.

Continuarei trabalhando, comunicando, cuidando, acompanhando e confiando para que diminuam ao máximo. E não continuem a confundir tecnologia com segurança, prognóstico com certeza, protocolos com cuidado. Informação com comunicação útil.

As pessoas continuam a agir e a viver como se os ultrassons fossem completamente inofensivos. Algo que nunca foi comprovado. E é uma das razões pelas quais os especialistas em saúde materno-infantil da OMS não recomendam ultrassonografias como protocolo de gravidez.

As minhas múltiplas experiências acompanhando famílias em situações semelhantes a esta confirmam que, quando falamos de riscos, não devemos falar apenas de riscos físicos imediatos. Existem riscos de outra dimensão, tanto no tempo como em outras dimensões da pessoa e das famílias. E este é um dos casos que o corroboram amplamente. Infelizmente, as pesquisas nem sempre são direcionadas para que situações dessa magnitude sejam reveladas. Talvez, como aconteceu com a talidomida, o dietilestilbestrol[8], outros casos serão revelados em 15, 20 ou 30 anos. Nesta altura, muitas crianças e muitas famílias terão experimentado a sua quota de sofrimento desnecessário.

---

[8] Medicamentos usados na gestação que provocaram doenças consideradas, no início, inócuas e que deram lugar a muitas malformações, mortes e câncer em crianças. Às vezes, recém-nascidas ou até 20 ou 30 anos depois.

Se você decidir continuar usando o ultrassom como método de detecção de possíveis malformações durante a gravidez, tudo indica que deve ser feito entre 13 e 16 semanas. Este é o momento em que a maior possibilidade de detectar possíveis malformações coincide com a de abordar uma possível interrupção da gravidez, se assim decidirem as mães. Porque sempre pode haver outros cujas convicções não incluam a do aborto terapêutico. E, para eles, esta informação seria completamente inútil. Mais tarde, é inútil para todos e potencialmente iatrogênico.

Ainda se dá muita atenção aos parâmetros "biológicos" (hemoglobina, ferro, toxoplasma, hipertensão etc.) de forma isolada e não filtrada. Assim, frequentemente, o que todos conhecemos como anemia fisiológica das grávidas continua a ser referido nas consultas como anemia, e o que é pior, na maioria dos casos, é tratada com medicamentos supostamente preventivos. Sem dar a devida atenção a situações muito mais silenciosas e silenciadas que não se mostram por nenhum parâmetro mensurável, mas que devem ser observadas no contato atento com a pessoa que está à sua frente. Porque ninguém presta atenção à situação de ansiedade, medo, estresse, solidão, angústia de uma gestante, a não ser que ela esteja no seu nível mais alto e já necessite de psicotrópicos. No entanto, temos evidências suficientes de que a ansiedade materna durante o processo de gravidez tem um impacto muito marcado e evidente no desenvolvimento da criança, tanto no útero como no extra útero, e ao longo da sua infância (Glover et al., 2004; O'Connor et al., 2002).

Assim como a administração de ferro a todas as mulheres grávidas não é justificada por "evidências científicas", nem a utilidade do teste de beta-estreptococo, nem a utilidade do teste de O'Sullivan, nem a necessidade ou utilidade de ultrassonografias protocolares, tampouco foi demonstrada a utilidade ou a relação benefício/risco da administração de iodo durante a gravidez.

Numa situação em que todos os especialistas em saúde ambiental e nutricional alertam há décadas sobre os níveis perigosos de toxicidade provenientes dos alimentos, como é possível que os utilizadores e, sobretudo, as grávidas e mães de crianças corram esse risco?

Sabemos com certeza o impacto dos pesticidas, herbicidas e todos os produtos químicos utilizados na agricultura extensiva na saúde. Assim como o de corantes, conservantes e muitos dos envolvidos na indústria alimentícia. Desde alterações de longo alcance do sistema imunológico até alterações do sistema nervoso central, estrogenização, infertilidade, riscos de prematuridade, abortos e um longo etc., que torna esse silenciamento incompreensível. Não basta recomendar "coma saudável, coma peixe, carne, leite e vegetais". É necessário, é indispensável (!) alertar sobre tudo isso e simplesmente recomendar o que o professor de saúde pública da UAB Miquel Porta (2018) ou o professor da Universidade de Granada Nicolás Olea (2019), com muitos outros, vêm dizendo há décadas: é prioritário e urgente que os alimentos sejam de origem orgânica. Além de ser equilibrado nos seus princípios imediatos, e próximo da dieta mediterrânea.

É a observação desta e de outras deficiências fundamentais, que são precisamente aquelas contempladas pela chamada Prevenção Primária em Saúde e Fatores de Saúde, que nos levou à concepção e desenho daquilo que a OMS recomenda como melhor e maior controle do bem-estar da gestante: um modelo holístico de preparação e cuidado à maternidade.

3

A GRAVIDEZ NÃO GERA APENAS UMA CRIATURA, MAS O PRIMEIRO PILAR DA INFÂNCIA E DE UMA VIDA SAUDÁVEL E AUTÔNOMA. DE UMA FAMÍLIA

> *A gravidez deve ser vivida com a ideia precisa e dominante de que o que se tem dentro de si é outro ser humano em desenvolvimento, preparando-se para nascer para amar e ser amado, um futuro membro social e esta deve ser a ideia que deve vir antes de qualquer outra, na mente da gestante, que seu futuro filho vem dar amor, paz e alegria ao mundo em que nascerá, e que devemos ajudá-lo e facilitar sua tarefa, ensiná-lo a viver para que seja mais fácil para ele se inserir neste mundo.*
> Consuelo Ruiz Vélez-Frías, 2017

Entendemos que a preparação para a maternidade deve ser direcionada para evitar que as crianças, as mães e as famílias vivenciem o mínimo de sofrimento possível. E para que possam conhecer, escolher, decidir e cuidar com consciência e alegria do processo que a vida coloca em suas mãos. Também para minimizar os riscos, continuar a reduzir as taxas de mortalidade perinatal e preparar os pais para aceitarem a incerteza da vida, o risco de morte ou surpresas inesperadas e indesejáveis. Trata-se de adquirir consciência de que não estão apenas preparando a chegada do seu bebê, mas também a criar as bases para o futuro da sua saúde e da sua vida, e a treinar a sua capacidade de cuidar e acompanhar a vida dos outros.

Figura 4 - *A beleza da gestação*

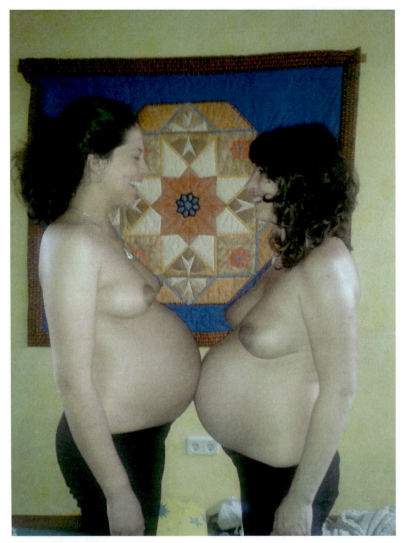

Nota. Acervo da autora.

      Essa é a saúde *primária*. Primordial, porque é desde o início. Primeiro, porque é a base de sustentação para o resto da vida. É o que também confirma a epigenética: o que é vivenciado e adquirido em maior proporção ao longo da vida pode melhorar a informação genética, ou piorar as coisas. Este conceito de Saúde Primal foi idealizado pelo Dr. Odent, que o desenvolveu em sua obra *La santé primal* (Odent, 1986).

Figura 5 - *Desenho da saúde básica*
Construção do sistema de saúde desde a gestação até o primeiro ano de infância

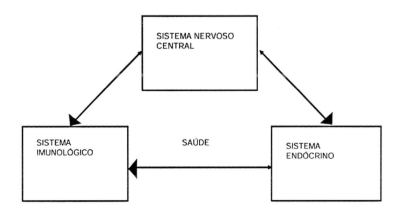

Nota. Elaborada pela autora.

Também foi desenvolvida por outro colega, A. Antonovsky, no fim do século XX, sob o nome de *Salutogênese*, que é outra forma de dizer que a vida e a saúde são geradas ao mesmo tempo e são ambas dinâmicas. Antonovsky dá uma contribuição essencial: propõe a Promoção da Saúde e a Educação para a Saúde como as bases da pirâmide sobre a qual se fundamentam a saúde e o empoderamento dos indivíduos para o seu bem-estar. A cura é a ponta da pirâmide (Rivera de los Santos et al., 2011). Tudo isso, no âmbito da Carta de Ottawa (OMS, 1986)[9], no esforço de ampliar o desenvolvimento da Saúde Pública e da Prevenção.

Isto nos recorda uma realidade que os organismos públicos começaram muito recentemente a reconhecer: os usuários-pacientes têm uma responsabilidade e um poder. E devem ser exercidos em benefício da vida. Sabemos que o que beneficia a vida em termos de saúde também beneficia a vida em termos mais amplos: o ecossistema, a natureza, a Terra. A vida no planeta. No presente e no futuro. É por isso que os maiores e melhores repositórios de uma educação sólida em saúde são os mapeadores do futuro. Sua motivação é máxima. E o momento dele, muito vulnerável.

---
[9] Organização Mundial da Saúde (1986), "Carta de Otawa para a promoção da saúde". Conferência Internacional sobre a promoção da saúde: rumo a um novo conceito de Saúde Pública, Otawa, Saúde e Bem-estar social do Canadá. Associação Canadense de Saúde Pública.

Sabemos que a intervenção de uma boa preparação para a mapaternidade é um dos investimentos com melhores e mais eficazes resultados disponíveis. E um dos mais rentáveis, em termos econômicos e de saúde. Claro que deveria haver uma série de características mínimas. E, depois de muitos anos de planejamento e normalização do "preparo para o parto", encontramo-nos na necessidade de definir e esclarecer o que realmente é, para que deve ser utilizado e quais devem ser tais características. Porque a situação atual do parto, do pós-parto, da amamentação e da parentalidade mostra que não está a ser realizado de forma suficiente ou correta.

Você engravida, depois dos primeiros momentos em que possivelmente tudo foi invadido pela surpresa, pela alegria, pela confusão, pela alegria, pela descrença, você começa a se "ancorar" e a pensar quais serão as condições concretas — no nível prático —, no que você quer/querem que seu bebê se desenvolva, nasça e cresça.

Uma das coisas em que frequentemente pensamos é também o que a gravidez significa para você. Talvez você se pergunte muitas coisas sobre o que está acontecendo dentro de você — seja no nível orgânico ou psicológico. Com o passar do tempo você vai se perguntar o que é normal ou não, provavelmente vai começar a pensar se conseguirá dar à luz. E dar à luz "bem". Possivelmente você nunca viu nenhum nascimento e se faz perguntas intermináveis sobre o que acontece ou pode acontecer num parto. O contrário também pode acontecer: estamos na era da informação. E isso tem vantagens e desvantagens. A maior desvantagem é que, se você não tiver critérios próprios, ou alguém de sua confiança, ou um especialista no assunto por perto, o excesso de informação pode confundir ainda mais ou criar expectativas impossíveis de serem alcançadas. Se você nunca teve um bebê por perto, também pode lhe causar uma certa ansiedade pensar em como irá segurá-lo, como irá amamentá-lo, como irá vesti-lo e, em última análise, como é um bebê e como se relacionar com isso.

Todas essas e muitas outras perguntas podem surgir aos poucos ou de repente, a partir do momento em que você sabe que está grávida. É possível que diferentes pessoas do seu ambiente, amigos, colegas, mãe, médicos... comecem a sugerir como é conveniente para você fazer um "curso de preparação para o parto". Ou simplesmente que você sinta necessidade e comece a se perguntar como se preparar para viver sua gravidez, parto e maternidade da melhor maneira possível. Uma das coisas que você pode se perguntar é como escolher a preparação do parto certa para você, como ter certeza de que eles "vão lhe dar o que você precisa". Resumindo, como e onde encontrar uma boa preparação.

Talvez seja hora de refletir um pouco mais profundamente sobre o que isso significa. Na verdade, há uma certa tendência neste momento de encarar a gravidez e o parto como situações que não são apenas especiais, na vida da mulher e do casal, mas também anormais. De uma forma mais ou menos clara, podemos querer tratar este momento de uma forma tão especial que se torna artificial. Na realidade, e apesar de, evidentemente, algo grande e especial estar acontecendo na mulher, a gravidez nada mais é do que um momento da sua vida — com todos os elementos típicos de todos os momentos excepcionais. Um momento em que todas as características do seu corpo, da sua personalidade, até da sua vida, darão um caráter especial à sua vivência, à sua gravidez, ao seu nascimento, ao seu filho. E é por isso que é de excepcional valor conhecê-los melhor, cuidar-lhes melhor, melhorá-los, se possível, e tirar o máximo proveito deles. Aproveite e aumente todas as potencialidades positivas — tanto físicas quanto psicológicas. Conscientizar, trabalhar, desenvolver, aceitar e lapidar ao máximo os não tão positivos.

Em suma, apresenta-se a vocês um momento excepcional de aprendizagem e crescimento pessoal e de casal. Ou seja, deste ponto de vista, a preparação para o parto não deve ser vista apenas como "formação técnica para parir melhor", mas antes como uma preparação para a maternidade/paternidade que se torna uma oportunidade para ter mais consciência de si, para desenvolver um pouco mais e melhorar todas as suas dimensões como pessoa, e continuar crescendo — agora na direção específica de ser mãe/pai.

Visto que a nossa educação vital carece desta aprendizagem, não precisamos preencher esse vazio criando uma situação artificial em que, basicamente, o que você tem que tentar fazer é que o corpo se lembre do que sabe e, no processo, seja capaz de fazer algum treinamento prévio.

E como tudo isso é feito? Há quem ainda acredite que basta "se informar". E você lê uma grande quantidade de manuais ou livros recomendados. E isso não é ruim, por si só. Mas seria como se alguém que deseja dirigir um carro tentasse fazê-lo lendo os manuais. Simplesmente não é suficiente. Deve, portanto, ser feito mediante um treinamento semelhante a qualquer outro, como quando temos que nos preparar para um teste ou desafio muito importante.

Isso deve ser focado em:

- **Descobrir, tomar consciência e flexibilizar** o corpo por meio de conhecimento de seu funcionamento e especificamente do sistema reprodutor.
- **Perceber** em que estado você se encontra, em termos de tensões, contraturas, posturas, flexibilidade, sensibilização...
- **Treinar** para melhorar sua capacidade respiratória, relaxamento e resistência.
- **Aprenda a "contatar" as respostas "automáticas"** que o seu corpo dá em situações de urgência ou estresse, ou situações extremas — o parto é apenas uma entre muitas — e prepare-se para adaptá-las de acordo com a sua vontade e a necessidade do momento.
- **Autoexploração corpo-genital-reprodutiva-sexual.**
- **Autoconhecimento e desenvolvimento de recursos próprios:**
    » Aprofundar-se na experiência que está vivendo, tanto nos seus aspectos positivos de conexão com o bebê, descoberta das mudanças no seu corpo, relação com o exterior, quanto nos conflitos (geralmente classificados como negativos: medos, ansiedades, inseguranças);
    » Conhecer as alterações físicas e psicológicas típicas da gravidez, parto e pós-parto, e como se adaptar e tirar partido dessa situação;
    » Conheça as possíveis dificuldades reais que podem surgir durante a gravidez, o parto, o pós-parto e a amamentação, e os possíveis recursos de que dispõe para as resolver, bem como os do ambiente;
    » Aprenda a descobrir e interpretar os sinais do seu corpo para estabelecer um controle eficaz, autônomo e responsável do seu bem-estar e do bebê;
    » Melhorar hábitos de vida, equilibrar dieta, descanso, exercícios etc.;
    » Melhorar a higiene, a vestimenta, a postura;
    » Aproveite, aprenda e melhore sua experiência emocional e sexual. E gerencie sua fertilidade da forma mais autônoma possível;

- » Promover e aprofundar a comunicação emocional e afetiva por meio do parceiro ou pessoa que o acompanha nesta situação, seus sentimentos em relação ao que você está vivenciando, como isso afeta seu relacionamento, o que vocês esperam um do outro, como vocês podem apoiar um ao outro e, em última análise, qual é o ponto real do seu relacionamento;
- » Conheça e contate potenciais pessoas que o acompanharão durante a gestação e o parto, para criar juntos um ambiente de confiança, uma linguagem comum que permita uma colaboração próxima, afetuosa e eficaz;
- » Aprender a reconhecer na outra pessoa (o/a parceiro/a) como se manifesta física e emocionalmente em situações de alarme ou estresse, e como podemos ajudá-lo a viver melhor e a superá-los;
- » Verbalize e comunique a sua experiência a outras mulheres/ homens, e recolha a deles, enriquecendo-se mutuamente.

- **Entre em contato com a criatura:**
  - » Saiba localizar sua posição na barriga, de fora, ouça seu coração, toque-o, brinque com ele;
  - » Uma visão real da criatura como alguém que já, desde o ventre, tem capacidade de percepção, sensação, comunicação e com quem, claro, podemos nos conectar;
  - » Aproxime-se o máximo possível da experiência que ele está tendo na vida intrauterina e do que pode ter ao nascer, e aprenda a compartilhá-la, bem como a torná-la o mais fácil e bonita possível;
  - » Conhecimentos básicos sobre como é o recém-nascido: física e psicologicamente. Conheça suas necessidades, aprenda que ele não é um pequeno adulto e que sua linguagem é peculiar, mas também clara.

- **Abordar a experiência do parto:**
  - » Conhecer fisicamente, ou escolher, o local onde ocorrerá o parto. Bem como a forma como costumam tratar a mulher, o bebê e o acompanhante durante o parto, no local escolhido ou com o profissional escolhido;

» Contate o centro de saúde e os profissionais que presumivelmente irão atendê-lo. Apresentar um plano de parto a priori[10], para que, juntos, vocês possam preparar a situação da melhor maneira possível, possam se conhecer, familiarizar-se;

» Saiba como é um parto normal e um parto com complicações;

» Conhecer a fisiologia e anatomia básica do seu corpo e do seu aparelho reprodutor, acima de tudo, para que possa descobri-lo e apaixonar-se por ele, podendo confiar no maravilhoso desenho que ele é;

» Prepare-se para a ideia de que: não importa quanto e quão bem você se prepare, nunca será como você imagina. Pode até haver situações dramáticas e indesejáveis, como lesões irreversíveis ou morte. A morte não é um fracasso. É um acontecimento na vida que normalmente costuma ser inesperado e para o qual você deve estar sempre preparada;

» Treine sensações físicas que se aproximem das do parto. E psicológicas.

Na realidade, salvo alguns aspectos específicos da gravidez, do parto e da maternidade, os restantes são aspectos que necessitam ser trabalhados, aprendidos e descobertos continuamente ao longo da vida. Viver conscientemente significa conhecer intelectualmente, conectar emocionalmente, descobrir com base na experiência e assumir com responsabilidade, melhorar, se necessário, o que somos. Além disso, compartilhá-lo pode tornar o processo muito mais vivo, rico e profundo.

---

[10] htpps://www.mscbs.gob.es/organizacion/sns/planCalidadSNS/pdf/equidad/planPartoNacimento.pdf.

Figura 6 - *Nascimento em casa*

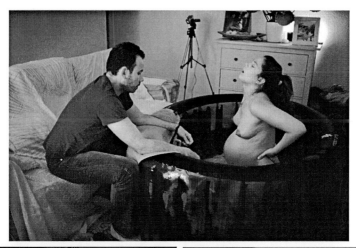

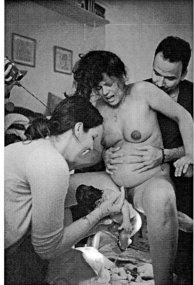
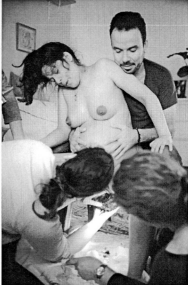

Nota. Acervo da autora.

Se a nossa vida já está voltada para isso — da nossa forma peculiar e característica —, a preparação para a mapaternidade nada mais será do que uma extensão desse mesmo processo, enfatizando os aspectos da maternidade e da paternidade. Caso contrário, o preparo pode tentar suprir essa falta. Algo que pode ser alcançado — ou não — num período de poucos meses.

Em todo caso, e dado que o mais comum é que a nossa vida esteja sempre, um pouco ou muito, carente de toda a atenção que demanda, somos levados à necessidade de fazer tudo isto de forma "intensiva e didática".

O referido curso deverá atender às seguintes características, sempre do nosso ponto de vista:

- Deve abranger todos e cada um dos objetivos mencionados anteriormente;
- Deve abranger um plano que trabalhe tanto os aspectos físicos (exercícios, relaxamento, respiração, posturas etc.) como os aspectos psicológicos. E no nível teórico e prático (jogos, exercícios, debate, informações verbais, audiovisuais, escritas...);
- Deve dar a opção de estar acompanhada durante todo o curso pela pessoa que elegeu para viver sua gravidez, parto e maternidade, pelo menos por duas sessões;
- Deve encontrar pessoas com quem haja uma boa conexão-comunicação;
- Fornecer um espaço onde suas fantasias, medos fantasmas, dúvidas, experiências positivas, descobertas tenham um lugar, e você possa aprender com os outros;
- Que você possa reforçar a confiança nas suas possibilidades, nos seus recursos e em si mesma, e não apenas servir para "domesticar-se" e ensinar-se a "comportar-se bem", traduzido para que você *aguente o que o sistema sanitário proponha que você faça*.

Não podemos esquecer que o parto faz parte de uma experiência global mais ampla: a maternidade e a paternidade. Portanto, deveria ser possível considerar os aspectos culturais do conteúdo dessa experiência: aspectos sociais, familiares etc.

Quanto ao tempo mínimo, é difícil precisar, mas, pela nossa experiência diária, verificamos que normalmente é adequado um período de cinco meses, ao ritmo de uma sessão de grupo semanal e de uma sessão individual mensal.

Supõe-se que o método com o qual esta preparação é realizada pode ser muito variado. Dependerá de muitos fatores: quem é o profissional, como é o grupo, ambiente cultural e social... e muito mais. Mas, acima de tudo, queremos insistir que tanto o tempo quanto o método e modo de preparação sejam absolutamente individualizados. Cada mulher, cada casal, tem que ver onde está na sua autodescoberta, com que profundidade quer e pode abordar a experiência da maternidade e da paternidade, que grau de autonomia tem para fazê-lo, que necessidade tem de partilhá-la, que compromisso de tempo podem assumir diariamente, que nível de autodisciplina podem manter para fazê-lo de forma autônoma ou não... O essencial é ajudar a utilizar todos os meios à sua disposição, para acompanhar o seu bebê nesta viagem, da maneira mais alegre e segura possível. E de onde vocês se sintam mais capazes e dispostos.

Conhecer de perto algumas experiências vividas, em primeira pessoa, nos dará mais luz. Vamos à história de Amália:

> *Esses meses foram de muitas mudanças em minha vida. Minha preparação para o parto e com isso o amadurecimento para a "separação" do meu filho mais velho. Como isso é difícil! Mas tudo proporcionou uma ótima experiência de parto. Quero anunciar a vocês, que me acompanharam durante este ano, que meus desejos e minhas metas de curto prazo estabelecidas naquele curso maravilhoso que compartilhei com vocês foram realizados. Tenho um filho maravilhoso, que nasceu em casa, na água que é o meio que me relaxa e tranquiliza, acompanhada pelo meu marido que me surpreendeu pelo seu apoio no parto e agora no puerpério. Meu filho mais velho acordou sozinho na hora do parto, acredito também que a experiência será útil para o processo de cura dele. E também acompanhado pelas minhas parteiras, em quem confiamos pelo seu apoio, o que considero o melhor que fizemos porque o seu profissionalismo e forma de estar resultaram nesta experiência única. Também esteve lá minha amiga, Maria José, que vocês conheceram, que também me apoiou neste processo. Para chegar a isso foi necessária uma preparação intensa. Para quem deseja ter um parto hospitalar, ratifico Maria em todos os passos que ela listou. Foram muitos livros e leituras que me permitiram ter uma base para decidir o que é sim e o que não é. Este ano com ela e com vocês fui fortalecendo o meu eu feminino, ou melhor, encontrando-o, para também encontrar a confiança e a força para ter este parto e também superar a minha experiência anterior, com intervenções e de maneira desumanizada. Junto com meu companheiro, preparamos o nascimento do meu pequeno Gabriel durante três meses de preparação para a maternidade. Tudo isso com mudanças profundas no meu companheiro, no meu filho e em mim, que resultaram em mudanças necessárias e positivas para*

este nascimento e para o caminho que estamos percorrendo juntos. Por isso encorajo às grávidas, a quem aproveito para felicitar, a continuarem a sua gravidez treinando-se para se prepararem intensamente para a chegada dos seus bebês. Ainda há muita gente sem coração, arrogante ou despreparada nos hospitais, mas também há hospitais com melhores profissionais e mais dispostos a nos assistir nos partos que desejamos. E a experiência em casa, que para mim foi tão agradável e que também pode ser uma alternativa maravilhosa. Com isso meu bebê está lindo e nasceu em trabalho de parto de três horas com parto de minutos, sem complicações. E dorme! (Amália).

Ter meu filho em casa me mostrou que essa era a alternativa que eu procurava. E para o pai dele e para mim, que precisávamos de todas as informações técnicas sobre os aspectos médicos, nosso grupo nos fortaleceu. Juntamente com as experiências dos outros casais que participaram na preparação, tudo foi para nos prepararmos para aceitar que cada nascimento é uma situação e uma experiência própria e particular, onde os esquemas não podem ser rígidos ... durante o parte você é apoiada, mas sabendo que é você quem tem que dar à luz, e é o seu filho quem vai nascer, e tendo em mente que você confia em si mesma, o princípio de que é o seu parto, a sua experiência, e isso pode fazer com que você se sinta desconfortável em determinados momentos. E ainda assim, ele é um dos mais positivos do grupo... (Rosa).

A preparação para o parto é, para mim, fundamental para a conscientização da gravidez, de tudo o que está acontecendo em mim nesse processo maravilhoso, tanto física quanto emocionalmente. Assim como conhecer a dinâmica do parto e seus possíveis riscos me deu muita confiança.
E, além do mais, me lembrou que acima de tudo está o meu bebê, conectando-me cada vez mais com ele, e assim poder recebê-lo com amor e dedicação, num ambiente acolhedor, junto com meu companheiro. Obrigado!
O conhecimento abriu as portas para uma maior confiança, segurança, amor e respeito pelo nosso próprio corpo. (Miriam).

Nossa gravidez foi linda! Foi como receber uma torrente de vida serena. E o desejo de vivê-la com amor e liberdade abriu as portas para aquela vida que estava por vir, para nos fecundar. E nos devolveu à luz, a uma vida tão diferente, tão serena e calma, e embora às vezes difícil, tão bela. Ambos mudamos, pouco a pouco, por dentro e por fora: o sorriso mais largo e redondo, o corpo mais cheio e redondo, a alegria mais constante e redonda. Gravidez, que momento lindo! (Pepa).

E agora "eles" falam:

Considero muito importante ter me preparado com minha companheira, e outros casais na mesma situação, aceitando a mudança em nossa vida, e buscando todas as informações que dirimam qualquer dúvida, até produzir dentro de nós uma tranquilidade e segurança que vem de conhecer os fatos de vários ângulos e ser capaz de elaborar com seu próprio julgamento. Também nos permitiu decidir por nós mesmos, sem ter que delegar as nossas próprias responsabilidades a outras pessoas. (Javier).

Miriam está começando a expelir o tampão mucoso, o trabalho de parto está começando... Mayte já está de plantão... enfim, estamos prontos para receber nosso filho. Durante a preparação percebi como eu/nós mudamos em relação a três anos atrás, quando enfrentávamos e nos preparávamos para a chegada do nosso primeiro filho. Naquela ocasião, vivenciamos isso de forma diferente. Tinha que ser uma cesariana, porque estava de nádegas. E isso trouxe muitas coisas, a maioria boas, outras nem tanto, mas agora não vou comentar. Hoje nos sentimos fortes, informados e preparados, conscientes e unidos, confiantes e calmos, e em grande parte devo isso ao enorme trabalho e atenção que vocês me deram, à tremenda energia que vocês e o Centro Artemisa derramaram em nós, que tem tido um grande poder transformador e revelador. Então, antes do bebê chegar eu quero e preciso agradecer. Por nos acompanhar com paciência, no nosso ritmo, e por estar lá e estar. (Juanlu).

Os dois falam: quando ele vem "pela orelha" e todos ganham!

Obrigado novamente por tudo. Depois de uma primeira experiência negativa, tendo deixado tudo nas mãos dos médicos, fazer este curso nos abriu os olhos, dando segurança e confiança que nunca teríamos pensado que teríamos e por isso o nosso segundo nascimento foi fenomenal. E tudo aconteceu no hospital, exatamente como havíamos planejado e preparado. Embora no início tenha relutado em fazer o curso, depois de terminado penso que foi uma das experiências mais positivas e úteis que tive na sua vida e que não hesitaria em fazê-lo novamente.
Compartilhar outros pontos de vista com outras pessoas, compartilhar medos, ansiedades, inseguranças, orientações e dúvidas resolvidas, criou em nós uma confiança que se refletiu na segurança e tranquilidade no desenvolvimento do parto, passando de vê-lo em branco e preto para vê-lo na cor.
Tudo isto contribuiu também para o bom estado geral e saúde de toda a família. (Ramón e Mamen).

Cada pessoa, cada família vive uma experiência exclusiva e irrepetível. O fundamental: ajudá-las a encontrar a melhor forma de percorrer o caminho que percorreram. Lembrando-lhes que se trata de receber e acompanhar outro ser ao longo da vida da melhor maneira possível. Lembre-se de que esta ainda é uma função sagrada. Portanto, é transcendente participar da linha de frente do desenho e desenvolvimento de um ser humano, que vem a este planeta não apenas para viver e se reproduzir, mas para aprender e oferecer ao mundo o melhor de si.

Figura 7 - *Parto no hospital – **Cádiz***

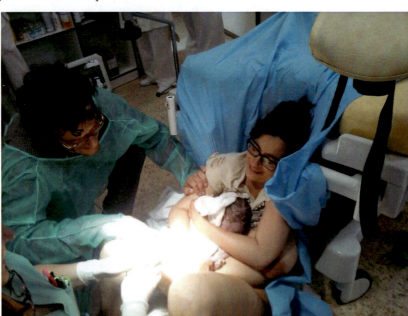

Nota. Acervo da autora.

Provavelmente, não existe no ser humano nenhuma função mais complexa e de design mais refinado do que a do fenômeno reprodutivo. Muitos autores nas últimas décadas falam do trabalho de parto-nascimento como um evento complexo cujo quadro neuro-hormonal é de uma sutileza quase inacessível na sua perfeição. Com inúmeras nuances ainda a serem desvendadas. Por isso é tão fácil desajustá-lo e perturbá-lo com intervenções técnico-médicas externas. "A melhor ajuda é ficar fora do caminho", nas palavras de um sábio obstetra.

É, portanto, necessário recuperar o parto e o nascimento como aquilo que são: o acontecimento mais transcendental da nossa vida, ao lado do momento da morte. Um evento humano: físico, energético, emocional e espiritual. Não pode haver protocolo acima disso. A ciência, a técnica e os recursos devem ser colocados ao seu serviço.

As comadronas, os obstetras e os profissionais envolvidos devem se lembrar disso: temos o privilégio e a responsabilidade de acompanhar esse momento sem interferir, com todas as nossas habilidades e conhecimentos, com o máximo de respeito.

Devo registrar um fato histórico que provavelmente não se salvará se não houver *registro* escrito. Embora deva limitar sua extensão, é um fato transcendente. Porque faz parte da nossa história como mulheres, da história da obstetrícia respeitosa, holística e feminista, da história das pioneiras que ousaram desafiar um sistema monolítico, patriarcal, tecnocrático, como é o coletivo médico-obstétrico oficial do nosso sistema de saúde: comadronas pioneiras, médicos, parteiras...

O método descrito foi iniciado e mantido fundamentalmente pelo grupo de comadronas de Nascer en Casa do estado espanhol, desde 1980. Naquela época, existiam apenas seis profissionais isoladas em todo o país. A partir de 1988, organizaram-se como um coletivo, até hoje. Anteriormente, e desde a década de 60 do século passado, uma parteira humilde e brilhante, Consuelo Ruiz, já lançava as bases para os primeiros preparativos para o parto, então chamados de psicoprofiláticos (método Lamaze), para um parto sem dor. Mérito atribuído injustamente a um médico.

Posteriormente, fomos ampliando-o e enriquecendo-o com contribuições multidisciplinares de outras áreas e culturas, ligando-o à expansão e ao conteúdo do movimento feminista e de empoderamento sobre os nossos corpos e as nossas vidas, cuja herança bibliográfica continua a ser muito valiosa (Kitsinger, 1996), e que já revelava o parto como um evento de experiência psicossexual em que a mulher e a criança se alimentam na relação mais íntima e profunda que existe.

Ousamos sair dos hospitais simplesmente porque as mulheres pediam e precisavam de cuidados diferentes. Mais sintonizadas com o que já vivenciavam ou sentiram ser seus processos vitais, reprodutivos e psicossexuais. Começamos a assistir partos domiciliares, o que já acontece há 40 anos. É uma realidade em expansão em todo o mundo ocidental e no nosso estado.

O impacto social e sanitário da sua atividade vai mais longe. Foi o grupo que lançou as primeiras sementes para que a violência obstétrica começasse a se tornar visível. Aquilo que a OMS reconheceu oficialmente como tal, em 2014[11]. Lançando as bases para introduzir nas salas de parto o modelo de assistência esperado ou fisiológico (em contraste com o parto tecnológico ou medicalizado). Foi feito assistindo a milhares de partos domiciliares em todo o país seguindo as recomendações da OMS, numa situação de marginalização, pressão do sistema oficial, críticas ferozes e, por vezes, difamação.

Durante mais de 25 anos de deserto, solidão e silenciamento, tanto no campo profissional obstétrico como no ativismo feminista oficial, apenas 20 de nós profissionais preparamos e assistimos milhares de partos domiciliares, melhoramos o atendimento aos partos hospitalares, relatamos nossa experiência em palestras e conferências para dezenas de milhares de cidadãos, escrevemos em revistas (*Revista Integral*, 1986) e jornais, traduzimos e escrevemos livros, assistimos e organizamos dezenas de conferências e congressos. Tudo isso mal remunerado, malvisto, criticado, marginalizado pelos colegas e pelas instituições oficiais, incluindo grande parte do movimento feminista daquela época.

Apesar disso, há sempre fissuras na rigidez e pessoas corajosas e inovadoras que fogem às regras, e em 1986, em Madri, o Ministério da Saúde convidou-nos pela primeira vez a participar de um congresso sobre o tema, em que o destino nos uniu ao neonatologista e pesquisador Dr. M. Wagner, delegado na época da área materno-infantil da OMS na Europa, dando-se o paradoxo de ser quem mais e melhor apoiou o nosso modelo de trabalho com base na autoridade que o seu robusto conhecimento lhe conferia.

Mais tarde, novamente o ministério organizou em 1988 as *Primeras Jornadas Estatais de Asistencia Sanitaria Domiciliar* e apresentamos o modelo-piloto de serviço assistencial de atenção à gestação, parto domiciliar e pós-parto. Nesse mesmo ano, começamos a dar formações a equipes obstétricas hospitalares em toda a península. Algumas destas formações foram usadas como referências a seguir. Em 2000, a Associação Nascer em Casa organizou o Primeiro Congresso Internacional sobre Parto Domiciliar e a primeira Conferência Provincial para profissionais da assistência ao parto humanizado em Jerez de la Frontera. Em 2004, participamos como palestrantes no Fórum das Culturas. Tudo isto, numa altura em que politicamente algumas Câmaras Municipais, alguns Conselhos Provinciais

---

[11] htpps://www.who.int/reprodutivehealth/topics/maternas_perinatal/stament-child-birth/es/.

e o Instituto da Mulher ainda apoiavam iniciativas desta natureza. O interesse público e a capacidade de atrair pessoas para estes eventos e o seu impacto social aumentam progressivamente. Existem muitos outros eventos semelhantes. Mas apenas aponto o que considero marcos neste capítulo da nossa história recente. É assim que se abre uma cultura do parto que permeia determinados setores da população e dos profissionais, até adquirir peso suficiente para ser ouvida por meio do recém-lançado *Observatório da Saúde da Mulher*. Isto aconteceu, novamente em Madri, em 2003, em que a Rede de Profissionais de Saúde com Perspectiva de Gênero (RedCAPS) convocou, com o apoio do Instituto da Mulher, sessões de trabalho sobre saúde e gênero, em que apresentamos nossas análises e propostas sobre *Protocolos que prejudicam a assistência à maternidade*. Na ocasião, todo o grupo profissional presente assinou coletivamente uma declaração pública sobre o tema, que foi transferida ao Ministério da Saúde. Esse foi o gatilho final para que a chamada Estratégia de Assistência ao Parto Normal aparecesse em 2007. Por sua vez, esta foi a origem do desenvolvimento dos chamados Planos de Parto dos serviços de saúde de cada comunidade autônoma atualmente em vigor.

Entretanto, no âmbito profissional, acontecem dois eventos de grande repercussão: por um lado, é publicado o primeiro Guia de Assistência ao parto domiciliar, pelo Colégio de Enfermagem e Parteiras de Barcelona, promovido por algumas de nossas associadas (Domínguez Cano, et al., 2004-2010). Por outro lado, criamos a única escola materno-infantil holística que existiu até agora. E a primeira formação para profissionais deste país, em obstetrícia respeitosa: Escola de Saúde Materno-Infantil Consuelo Ruiz, onde várias centenas de profissionais de maternidade comprometidos com esta linha de trabalho foram treinados. Toda esta sequência é muito mais ampla e digna de ser reunida numa obra única de antropologia da saúde da mulher na Espanha. Por enquanto, qualquer pessoa interessada em expandir essas informações pode fazê-lo revisando alguns de nossos artigos em nosso blog[12].

Terminemos esta pequena incursão com um fato paradoxal e significativo: o Ministério da Saúde convocou profissionais de todo o estado como um comitê de especialistas para a elaboração da já nomeada Estratégia de Atenção ao Parto Normal, entre eles algumas de nossas associadas. Mas o nome da nossa associação foi excluído do documento público final. Apesar

---

[12] Artigos, obstetrícia: artemisalud.blogspot.com.

do peso específico que este grupo teve, em quase meio século, na cultura da natalidade e da saúde da mulher e da incalculável semeadura realizada, foi excluído como tal. Muitos outros foram incluídos, nem todos com méritos demonstráveis da mesma magnitude. Mas certamente menos desconfortável devido ao seu nome e à profundidade e ao significado das suas abordagens. Várias análises podem ser feitas sobre esse fato. Citarei aqui apenas uma: quando o sistema tenta melhorar algo, tenta fazê-lo de uma forma que não questione as suas próprias bases de apoio — a estrutura de poder e o modelo hierárquico e mecanicista neste caso. Ou seja: o nosso coletivo representou em si um questionamento do antigo paradigma, porque baseia-se no novo modelo holístico e humanista em conteúdos e formas. Mais uma vez, as próprias palavras do Dr. Wagner em Jerez ressoam em mim.

> *Maria, não desanime. Continue, mesmo que você seja uma minoria e seja difícil. Mudanças sociais evolutivas profundas sempre foram iniciadas por um pequeno grupo ou ponta de lança, que será seguida no futuro por muitos outros, se houver perseverança e realmente responder a uma necessidade humana.*

Figura 8 - *Parto no Hospital – Jerez de la Frontera*

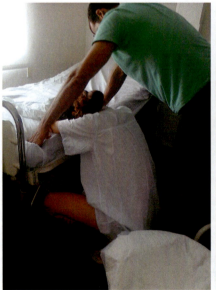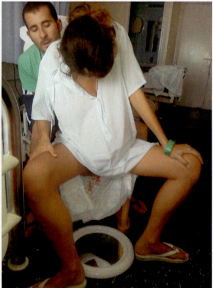

Nota. Acervo da autora.

4

QUANDO A CHEGADA SE TRANSFORMA NO INÍCIO DE UM PESADELO SILENCIOSO. PARTOS TRAUMÁTICOS. SUAS CAUSAS E CONSEQUÊNCIAS. COMO CURÁ-LOS. COMO DIMINUIR SUA INCIDÊNCIA. COMO CONTINUAR GESTANDO-GERENCIANDO SAÚDE

> *Perdemos o gosto pela simplicidade. Poucas coisas são necessárias. Nada de equipamentos caros, aqueles brinquedos sofisticados de pseudociência, apenas paciência e modéstia, atenção infalível, alguma inteligência, preocupação com os outros e abandono de si mesmo... Ah! quase esqueci. E amor! Sem amor, nem a habilidade nem a ciência são suficientes. Se sobrar em você nervosismo, raiva reprimida, impaciência, medo, o bebê vai adivinhar, ele sabe tudo, ele percebe tudo, ele vê o fundo de seus corações, e a cor de seus pensamentos...*
> Dr. Frédériok Leboyer

Já abordamos a importância do parto e do nascimento no nosso primeiro trabalho (Fuentes Caballero, 2001-2020). Nestes 20 anos, muitos artigos e alguns outros trabalhos tiveram enorme repercussão na saúde da mãe e da criança. E o que é mais importante: sobre o desenvolvimento vital daquela criatura que nasce.

Para compreender melhor este e os próximos capítulos, talvez nos ajude contextualizar que tudo isso acontece numa transição de paradigma. Ou seja, uma mudança profunda no sistema de pensamento, nas crenças e na organização social que afeta todas as áreas de uma sociedade e que geralmente acontece ao longo de várias décadas, e não imediatamente.

Vamos relembrar a experiência com os macacos, a escada e as bananas. Essa experiência apenas demonstra que o que fazemos ou acreditamos que outros fazem por razões científicas comprovadas geralmente nada mais é do que uma crença transmitida de geração em geração, sem outra base senão o costume ou a imitação. Isto foi confirmado nos últimos 40 anos, quando em muitos dos grupos profissionais de obstetrícia e ginecologia com os quais tive oportunidade de trabalhar, quando questionados sobre o porquê de manterem práticas como a tricotomia da púbis, o enema (estas práticas têm sido mantidas até pouco tempo atrás) ou outras ainda em vigor, embora nem sempre justificadas, como episiotomia, posição de parto, administração endovenosa de ocitocina etc., as respostas mais frequentes foram desde "É assim que fomos ensinados", "É assim que sempre foi feito", até "Assim é mais seguro", "De que outra forma deveríamos fazer isso?", "É o protocolo", ou simplesmente silêncio.

Podemos estender essa mesma atitude e prática à maioria dos profissionais presentes no momento do parto: pediatras, parteiras, enfermeiras, obstetras — quanto ao respeito ao momento do vínculo, à promoção do aleitamento materno imediato, ao acompanhamento pós-parto e à pediatria dos primeiros meses-anos.

Para especificar e simplificar: todos os dados e pesquisas internacionais concordam que um parto fisiológico, com o mínimo de intervenção, o máximo de respeito, seguindo as recomendações da OMS[13] gera por si só uma base de saúde psicofísica na criança e na mãe em curto, médio e longo prazo.

Ao longo deste trabalho continuaremos a fornecer dados e experiências que confirmem esta recomendação e demonstraremos que *investir na saúde da mulher grávida, nos cuidados ao parto e no pós-parto é o melhor investimento em saúde pública que pode ser feito em longo prazo e de forma profunda, o que só a história demonstrará*.

A minha própria experiência clínica confirma-me isto diariamente, e a política de proteção e cuidados materno-infantis dos países nórdicos corrobora-o, pois observaram que a melhoria da prevenção primária e a redução das despesas de saúde em curto, médio e longo prazo andam de mãos dadas. E o que é melhor: o nível de saúde da população em geral melhora. E esse é outro dos investimentos mais interessantes para qualquer país.

Como a maneira como você nasce faz a diferença. E como curá-lo?

O local de nascimento faz a primeira diferença[13]. Cuidados intraparto para mulheres e bebês saudáveis. É fato que nas mulheres de baixo risco — ou seja, a maioria — que não apresentam nenhum distúrbio ou alteração

---

[13] Recomendações da OMS e direitos das mulheres grávidas e dos bebês (1985). Fortaleza.

importante de saúde durante a gravidez, seja no primeiro parto, seja nos subsequentes; nessas mulheres, o parto assistido por comadronas em domicílio ou em casas de partos evita intervenções desnecessárias (fórceps, episiotomias, epidurais, cesarianas etc.), sem acrescentar nenhum risco à saúde ou ao bem-estar da mãe ou da criança. Em pesquisas recentes aparece como mais seguro o parto domiciliar, se preparado em boas condições, estas recomendadas e realizadas pelos atuais profissionais de parto domiciliar[14].

Faz pensar: no chamado "preparo para o parto" convencional, que normalmente é oferecido na saúde pública, a possibilidade de parto domiciliar nem é mencionada, pelo menos para que mães e pais tivessem essa opção alternativa. Claro que a desculpa é: como a saúde pública não oferece, é um serviço privado. Mais uma vez, nós nos deparamos com um paradoxo do próprio sistema, intrínseco ao paradigma que o sustenta: um sistema dito de saúde pública que não oferece entre os seus serviços a possibilidade de uma assistência mais econômica, mais fácil de organizar e, sobretudo, mais benéfica em curto, médio e longo prazo para a saúde da população em relação ao oferecido atualmente.

Porém, por mais que pareça, esse não é o único motivo. Embora possa parecer incrível, o motivo mais comum é que os profissionais que realizam esta preparação desconhecem estes dados. Simplesmente porque a sua formação também faz parte do antigo paradigma, em que todo conteúdo que foge às crenças e aos costumes vigentes não é considerado científico ou suficientemente sério, embora estudos tão extensos, acadêmicos e confiáveis como o do *British Medical Journal* em 2000 o confirmem[15].

Continuemos com a reflexão: é necessário perguntar-nos qual poderá ser o motivo ou os motivos que justifiquem o fato de normalizarem o parto domiciliário ou casas de parto assistidas por parteiras nos países com longa tradição democrática na Europa (França, Alemanha, Inglaterra, Holanda, Dinamarca, Suécia, Noruega...), em alguns estados dos EUA e no Canadá. Ou seja, onde as parteiras nunca perdessem o seu poder e o seu estatuto em igualdade de condições com os obstetras. Curiosamente, tais países coincidem principalmente com aqueles de tradição religiosa não católica. Este capítulo nos levaria inevitavelmente a pesquisar as fontes da antropo-

---

[14] htpps://www.nice.org.uk/guidance/CG190. choosing place of birth. Intrapartum care for healthy women and babies (Cuidados intraparto de mulheres e crianças saudáveis). Fonte: Birthplace 2011; Blix et al., 2012, 28. htpps://www.sciencedirect.com/science/article/pii/S2589537020300638.

[15] Pode-ler o artigo completo em espanhol em: htpp://www.bmj.com/cgi/data/330/7505/1416/DC1/1.

logia (Rich, 1996) da saúde e da antropologia da mulher. Mais uma vez, é uma questão de poder patriarcal, poder econômico e poder sobre os corpos das mulheres, a reprodução e a maternidade (Davis-Floyd, Robbie, E.).

Não é objetivo prioritário desta publicação deter-se no modelo obstétrico. Mas é necessário insistir que *não há nenhuma justificação médica, científica, econômica ou social* para continuar a violar as recomendações internacionais para uma obstetrícia eficaz e segura, endossadas pela OMS[16], as mesmas contempladas nos planos de parto de qualquer comunidade autônoma do nosso país.

As taxas de cesarianas continuam a ser mais que o dobro do que os especialistas internacionais recomendam. As taxas de episiotomias duplicam, triplicam, dependendo da capacidade autônoma de cada centro hospitalar, e até de cada serviço.

Isto é, os partos intervenidos continuam a exceder o dobro e o triplo do que a obstetrícia segura e respeitosa reconhece como recomendações justificadas[17]. A razão, mais uma vez, é multifatorial:

- A aplicação de protocolos e a cascata intervencionista;
- Hábitos, usos e costumes;
- As crenças. Os medos irracionais de usuários e profissionais;
- Falta de atualização de conhecimento, treinamento e formação dos profissionais perinatais envolvidos;
- Os interesses econômicos da indústria tecnológica médica;
- As estruturas hierárquicas dos serviços de obstetrícia;
- O fato de as comadronas ainda não serem as únicas responsáveis pelos nascimentos fisiológicos;
- A falta de preparação de qualidade das mulheres e dos seus parceiros para o parto, maternidade e nascimentos;
- Preconceitos e obstáculos para iniciar maternidade ou casas de parto;
- O mesmo se aplica à falta de regulamentação dos cuidados domiciliares durante o parto.

---

[16] htpps://www.who.int/topics/maternal_health/directrices_OMS_parto_es.pdf.
[17] https://www.google.com/search?safe=active&rlz=1C1CHBD_esES757ES757&s-xsrf0ACYBGNQFcMuYN-DcaGv8daLu_pAk9RMpNIw:1578427061732&q=partoes-nuestro.cifras+de+intervenciones&tbm=isch&source=univ&sa=X&ved=2ahUKEwi2z8W-Co_LmAhU5D2MBHWtbAboQsAR&BAgKEAE&biw=1422&bih=723.

Os efeitos da cesariana nas mulheres, em curto e longo prazo, são bem conhecidos ou, pelo menos, existe literatura suficiente para conhecê-los (Lebrero, & Olza, 2012). No entanto, ainda há muito para saber e conscientizar sobre as causas e consequências emocionais que daí advêm. Os efeitos sobre as criaturas são menores, mas as suas repercussões são de longo alcance e muito diversas. É realmente um problema de saúde pública. Vai muito além de uma questão obstétrica ou perinatal. Parte deste trabalho justifica-se precisamente para sensibilizar sobre esta situação. E será desenvolvido nas páginas seguintes.

Julia compartilha conosco sua experiência difícil e traumática:

> *Somente no grupo, com vocês, mulheres que me acompanham, e depois de muitos meses, pude começar a reconhecer a verdadeira causa da minha cesárea. Também faz parte das suas consequências; que não foram mais graves, graças ao seu apoio e ao de Maria. Escutando algumas das suas experiências, alguns de seus traumas, as sessões em que trabalhamos a sexualidade, o parto, a maternidade... enfim, tudo me levou a uma espécie de despertar que ainda não acabei de saber onde pode me levar. A gota d'água foi o dia em que ouvi que sete em cada dez meninas são abusadas sexualmente. Foi como um raio! De repente me vieram imagens do meu nascimento, de como eu sentia que as pessoas, principalmente os homens que estavam ali, me tratavam de forma brusca, verbalmente desrespeitosa, com pressa, sem consideração. Senti que não era o meu corpo, a minha experiência e a do meu bebê que importavam para eles, mas sim terminar o mais rápido possível. Não me olharam nos olhos, não me perguntaram sobre meus sentimentos, sobre minha vontade, não me acompanharam. Só conversavam entre si, sobre qualquer assunto banal, em voz alta, como se estivessem na rua, como se eu fosse apenas mais um móvel daquele lugar. Eu senti como se não existisse, como um objeto no qual eles estavam "fazendo coisas". E a gota d'água foi quando foi decidida a cesárea: ali, eu me senti realmente violada. Naquele momento eu não conseguia reconhecer, era apenas uma sensação horrível, da qual eu queria fugir não sabia como; o que me desconectou completamente da minha experiência com meu bebê. Agora, quando consegui relacionar tudo isso com os repetidos estupros sofridos na minha infância pelas mãos do meu próprio pai, comecei a entender que era impossível que meu parto tivesse sido normal. Nem meu pós-parto poderia ser normal. Depois dessa experiência, não consegui receber meu filho como havia imaginado. Eu estava "desconectada". Nada importava para mim. Triste. O que se chama de depressão pós-parto, que durou*

> *meses. E se não ficou mais sério foi por causa de todo apoio que recebi aqui. Em consulta e em grupo. Consegui salvar a amamentação graças a isso. E agora sinto que estou começando a curar a experiência da cesárea, a experiência do pós-parto e, principalmente, os traumas sofridos na minha infância, que estavam escondidos e me minando por dentro até agora. Não sei quanto tempo levará para curar tudo isso. Mas agora sei que posso e que isso me ajudará a criar meu filho muito melhor e que a vida dele será muito melhor que a minha. Obrigado por isso. (Júlia).*

Obviamente, os trabalhadores da área obstétrica não estão preparados para estas situações, nem tem, normalmente, nenhuma ideia de que possam acontecer. Não sabemos o porquê. Ou sim. Ainda é um legado do antigo paradigma: "tudo que dá à luz é um ventre". Essa é a mensagem subliminar que está presente naquele momento. Essa foi a frase com que um dos pediatras mais midiáticos da atualidade resumiu, quando falava sobre o assunto. Alguns profissionais mais sensíveis, mais alertas, mais empáticos ou simplesmente mais humanos contemplam e ajudam uma *mulher que está dando à luz, que está em um dos momentos mais vulneráveis e extraordinários de sua vida*. Não é preciso que saibam muito mais, ou que sejam formados em problemas psicoemocionais de parto-nascimento. Basta o toque, a proximidade, o tom, o olhar, a intenção clara de ajuda e apoio, para que o acompanhamento transforme a experiência num momento lindo, terno ou simplesmente humano. Seria desejável, e altamente recomendável, integrar também, na formação dos profissionais de obstetrícia, ginecologia e pediatria, conteúdos e formação que os ajudassem a acompanhar estes processos de uma forma mais útil, segura e satisfatória para todas as pessoas envolvidas.

Por outro lado, muito pouco se fala e se dá a conhecer sobre o efeito dos partos com intervenção sobre o objeto do nascimento: a criança. E não só sobre a forma de nascer, que também não é banal. Não é a mesma coisa deslizar pela vagina, ao ritmo natural que o corpo e a alma de uma mulher podem oferecer, com todas as suas limitações, mas também com todo o seu espírito, a sua coragem, a sua ternura, o seu instinto protetor, do que ser arrancado dela por meio de pás de ferro na cabeça ou uma ventosa criando um vácuo. Ambos os processos, assim como a cesariana, têm enorme impacto não só na experiência subjetiva, que ficará para sempre registrada na memória corporal-emocional daquela pessoa, mas também nos processos biopsíquicos imediatos dos primeiros meses-anos.

Estamos na era da psico-neuro-imuno-endocrinologia. Portanto, não podemos continuar a olhar para o outro lado e negar o impacto destas práticas em todo o sistema biológico (Lypton, 2016).

O efeito que a ventosa e a pinça têm na cabeça da criatura vai mais além. Nesse momento há impacto direto nos ossos do crânio — neste momento apenas cartilagens — e nas meninges, com o consequente envolvimento do sistema nervoso, da glândula pituitária e dos plexos nervosos vizinhos, bem como de toda a estrutura nervosa que regula: a deglutição, a sucção, a digestão, e outros sistemas como o sistema ocular, imunitário, endócrino ou musculoesquelético. Então, isso frequentemente se traduz em repercussões orgânicas que, mais cedo ou mais tarde, podem se manifestar como irritabilidade nervosa, inquietação, insônia persistente, dificuldade de adaptação à amamentação, dificuldades de digestão (comumente diagnosticadas como refluxo gastroesofágico), cólicas, escoliose, torcicolo, estrabismo, plagiocefalia (Centers et al., 2006). Lembremos que nesse tipo de intervenção, se somarmos a taxa de cesarianas, fórceps e ventosa, é realizado em mais de 70% dos recém-nascidos, embora pesquisas de especialistas mostram que não mais do que 20% seriam justificados para resolver ou prevenir incidentes patológicos. Ou seja, mais de 50% dos recém-nascidos e suas respectivas famílias sofrerão as consequências no curto, médio e longo prazo desta situação, sem outra justificativa além dos protocolos, das crenças antigas, do trabalho malfeito, da sobrecarga dos profissionais, dos seus medos, traduzidos em intervenção.

Embora já tenham se passado mais de 35 anos desde a Declaração de Fortaleza da OMS, e quase 15 desde o desenvolvimento da Estratégia para a Assistência ao Parto Normal, continuamos a viver muito longe dessas recomendações e evidências científicas, de acordo com os parâmetros do sistema em si. Não há justificativa para isso. "É difícil encontrar desculpas se vemos a enorme quantidade de literatura científica e regulamentações estatais e internacionais que a apoiam"[18].

Acrescentemos a tudo isso os gastos com saúde, os gastos de tempo, as licenças médicas, as internações hospitalares, os exames complementares, as repetidas consultas médicas, os medicamentos, seus efeitos colaterais, com a consequente cascata na saúde da criança.

E obteremos uma equação que não é desejável do ponto de vista médico, econômico ou social.

---

[18] https://www.mscbs.gob.es/organizacion/sns/planCalidadSNS/pdf/equidad/recomendaciones.pdf.

Alguns esclarecimentos e ajuda sobre o refluxo gastroesofágico

Tomemos como exemplo o refluxo gastroesofágico, atualmente muito em voga nos diagnósticos pediátricos dos primeiros seis meses.

De uma revista médica pediátrica altamente conceituada:

O refluxo é comum nos primeiros 6 meses de idade e desaparece quase completamente aos 12 meses de idade, independentemente de qualquer intervenção médica. Um ensaio randomizado não encontrou nenhum benefício no tratamento dos sintomas atribuídos ao RGE em crianças, mas descobriu que os medicamentos utilizados aumentaram o risco de infecções do trato respiratório. Apesar destes dados, o diagnóstico e tratamento desta "patologia" em bebês é muito frequente e crescente (Murcia, 2014, p. 3).

Há várias coisas para analisar nesse texto curto e claro: "o refluxo é comum..." Não dizem que o refluxo é normal, mas sim comum, assim como é comum nascer com cesárea, epidural, fórceps, não ser amamentado etc. Ou seja, situações que se agrupam nos mesmos grupos populacionais estão se tornando frequentes, comuns, mas não são analisadas com rigor.

Por que algo que não era comum se tornou comum? Por que em vez de investir em medicamentos que neutralizem esse refluxo — conforme demonstrado, inúteis e prejudiciais —, não se busca a causa desta situação, que está aumentando atualmente, relacionada com práticas obstétricas concretas?

Com base em nossa análise, retornamos ao mesmo velho paradigma que permanece: cascata farmacotécnica mais intervencionista.

Não há mais fatores a serem considerados. Não há outro olhar. Não é verdadeiro o axioma que afirma na definição universal de saúde: estado de bem-estar bio-psico-social. Nem todos os fatores determinantes de uma situação nada incomum são considerados. Pelo contrário, são descritos como normais. Caberia, portanto, ao campo da saúde pública e da prevenção primária investigar as suas causas, analisá-las e tentar verdadeiramente prevenir. Porque a situação obstétrica atual pode ser considerada uma epidemia, ou mais ainda, uma pandemia. O termo "pandemia" deveria ser ampliado. Não ocorre apenas quando existe um elemento infeccioso que o causa. Atualmente, no nosso mundo, vivemos epidemias-pandemias de obesidade, cancro, suicídios, abuso de drogas, acidentes... e violência obstétrica e perinatal, e suas consequências.

É imperativo desmascará-los, denunciá-los e evitá-los.

Em nossa experiência, tivemos a oportunidade de lidar com muitos casos com essas características. E na grande maioria, quando a família tiver bastante perseverança, paciência, confiança, em poucos meses — os mais rápidos, em poucas semanas; os mais traumatizados, em poucos meses —, uma combinação de osteopatia craniossacral, homeopatia unicista com acompanhamento regular, a retificação e a melhoria da dieta alimentar aliviaram e resolveram completamente a situação. Não só o refluxo e outros distúrbios digestivos, mas o mais importante: o estado de inquietação, irritabilidade e insônia frequente e persistente da criança. E quando isso foi feito com a colaboração dos dois especialistas, a resolução foi muito mais rápida. Porque não abordou apenas a patologia atual, a razão do sofrimento, mas também a sua causa: trauma mecânico no nascimento e trauma emocional. Ambos foram inscritos na memória psicossomática da unidade mãe-bebê. E são ambos que devem ser tratados. Frequentemente, é a mãe quem, seja pela homeopatia, seja pela osteopatia, deve ser curada do trauma sofrido. E, quando isso é alcançado, tudo se reordena e o equilíbrio busca o seu próprio centro. Devemos levar em consideração que, do ponto de vista energético e emocional, mãe e bebê formam uma unidade até os 3 anos de idade, quando a criança começa a se definir, à medida que realiza o processo de fusão energética-corporal-emocional. A partir desse momento, o processo migra em direção à figura paterna, saindo da fase "fusional", para "ir para o mundo", representado simbolicamente pelo pai. Se todo esse processo acontecer de forma equilibrada, terão sido desenhadas bases sólidas para a construção da sua identidade e da sua relação com o mundo, fundamentais no desenvolvimento equilibrado das etapas subsequentes.

Figura 9 - *Inter-relação eletromagnética mãe-pai-bebê*

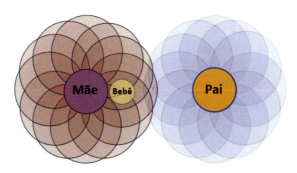

Nota. Elaborada pela autora.

Como recomendação útil e prática deste capítulo: qualquer criança nascida com fórceps, vácuo ou cesariana deve ser tratada, após a quarentena, de forma osteopática e com terapia homeopática unicista, por especialistas em cuidados materno-infantis. Acima de tudo, se apresentarem algum tipo de sintoma de distúrbios do sono, distúrbios digestivos ou nervosos. Pelo menos dê-lhe esta opção, antes de iniciar intervenções médico-farmacológicas maiores e de maior risco.

E posteriormente o seu desenvolvimento sensorial e psicomotor deve continuar a ser acompanhado de perto para garantir que não haja sequelas na organização sensorial e sensório-motora.

É cansativo, enfadonho e também escandaloso que tenham se passado 40 anos desde que toda esta evidência científica foi dada a conhecer, publicada, divulgada em artigos científicos, artigos informativos, programas de televisão, imprensa, conferências, conferências científicas etc., e ainda não tenha se traduzido numa mudança estrutural significativa.

Continuamos a sofrer com esta realidade, que afeta toda a sociedade e tem um grande impacto nos custos tanto econômicos como sanitários. Não pode ser casual. Não pode ser banalizado. É incrível. E mais uma vez serão as pessoas, as famílias, que tomarão consciência disso nos seus filhos e nas suas vidas, e tomarão as medidas necessárias para continuar a promover esta mudança *essencial*. Se possível, de profissionais de boa vontade e consciência desperta.

Alguns esclarecimentos sobre a peridural. Efeitos silenciados em mães e bebês. Possíveis ajudas

Assim como acontece com as ecografias, a normalização da epidural fez com que fosse gerada outra crença tão falsa quanto perigosa: a epidural inofensiva. É inofensiva, tira a dor, tira o sofrimento. Portanto, é boa. Porém, se realmente fosse feita uma medicina baseada em "evidência" e, portanto, fossem feitos acompanhamentos posteriores e avaliações rigorosas, eles confirmariam o que todas as pesquisas indicam, o que todos os profissionais que acompanham de perto a unidade mãe-bebê verificamos: a peridural tem muitas consequências na saúde da mãe e dos filhos.

São inúmeros os casos de mulheres que, devido às epidurais, viram o seu trabalho de parto alterado, as contrações diminuíram ou desapareceram, os batimentos cardíacos do bebê diminuíram e, por fim, acabaram numa cesariana de emergência, ou com fórceps ou ventosa. As justificativas destas intervenções são "por risco de sofrimento fetal", "por mau posicionamento da cabeça fetal", "por encurtamento do expulsivo", sem esclarecer que esta foi apenas o último passo da cascata intervencionista.

Aparentemente, as coisas terminam "felizes". E, em certo sentido, é assim que tende a ser na maioria dos casos — apesar de que não se informa com clareza da maior incidência de morte materno-fetal por cesariana do que por parto vaginal, porque, se isso fosse explicado claramente, a grande maioria das mulheres faria quase tudo para evitá-la. E seria tão fácil como não iniciar a "cascata intervencionista".

Nesta ocasião relatei eu mesma algumas das muitas situações dramáticas com que tive que lidar em consequência do uso-abuso da epidural:

> Mulher de 36 anos, mãe de um filho de sete anos. Professora de profissão. Motivo da consulta: infertilidade secundária. Ou seja, fecundação difícil, já é mãe de um filho. Chega com sintomas de gastrite crônica e dores sacroilíacas que se estendem às pernas e tornozelos, desde o parto. Quadro de ansiedade, ligado a esta situação. Antecedentes pessoais: dupla escoliose, desde os 24 anos. Gravidez anterior: parto vaginal, com cinco punções peridurais. Depois de dez dias, não conseguia se mover devido a dores no sacro. Ela é diagnosticada com sacroileíte pós-parto.
> Evolução muito dramática: dores crescentes e diárias, incapacidade de levar uma vida normal, incapacidade de trabalhar, de sair para passear com o bebê, depressão, dor de cabeça crônica e síndrome de ansiedade crônica, conflitos de relacionamento. O marido torna-se alcoólatra em consequência da situação familiar.
> Peregrinações por seis anos a vários consultórios médicos de sua cidade. Chegou a ir a Madrid em busca de terapias convencionais e complementares. Sem resultado. Até agora, apenas a osteopatia a ajuda a suportar a dor.
> Há três anos e três meses que não menstrua. Diagnóstico de microadenoma hipofisário. Dois anos de parlodel (medicação). Sem sucesso. Fecundação in vitro. Sem sucesso. Em licença médica devido ao seu estado de ansiedade. Tratamento com drogas psicotrópicas.
> Mesmo diante desta longa descrição, não reconhece os níveis de sofrimento subjetivo, de sua família e dela mesma. Tudo isso resultou na incapacidade total de retornar à vida profissional. Impossibilidade de sair de casa e poder

acompanhar seu filho ao parque. Há anos que não consegue brincar com ele ou levá-lo para passear, conflitos graves com seu parceiro, que não entende nem pode suportar a situação, e que acaba buscando consolo no álcool. Uma vida de sofrimento difícil de descrever e suportar. Naquela época, a implementação das epidurais nos protocolos ainda era recente. E, portanto, a informação era escassa.

Parto da hipótese de que a primeira causa desencadeante foram as cinco punções e a peridural. Em estreita colaboração com o seu osteopata, iniciamos o trabalho que se resume em: terapia osteopática regular, ozonioterapia (que já utilizou anteriormente), terapia com medicina homeopática unicista destinada a desintoxicar e curar os efeitos do trauma físico e psicológico da peridural, dieta purificante e outros recursos terapêuticos biológicos. Claro, o marido é encaminhado para uma clínica de desintoxicação e terapia. Após dois meses, a melhora de todos os sintomas físicos e psicológicos é de 50%.

E depois de oito meses, a cura está completa e ela engravida. Quinze anos se passaram. Segue bem. Mãe de dois filhos e ativa no trabalho.

Revendo e refletindo sobre este caso — que não é isolado, mas muito significativo, pela sua complexidade e dramaticidade —, confirmamos que, quando falamos das consequências da forma de nascer na criança, não podemos nos referir apenas ao aspecto médico, farmacológico, cirúrgico ou psicológico. O que afeta a mãe afetará gravemente, em médio e longo prazo, a atenção, o vínculo, o desenvolvimento da criança e também as possíveis gestações ou filhos subsequentes.

Uma mulher que, além de estar no pós-parto, muitas vezes sozinha em casa, sente dores recorrentes e às vezes contínuas: no pescoço, cóccix, costas, perda de equilíbrio, perda de cabeça, sensibilidade nas pernas, entre outros, não tem condições de atender a situação de demanda exclusiva e permanente que um recém-nascido necessita, tampouco amamentar.

Se, além disso, quando nos dirigimos a quem, supostamente, deveria saber o que fazer nessas situações, em seu centro de saúde, mas encontra "Isso é normal, logo passa", "Está deprimida, é a depressão pós-parto", "É o que se passa com as mães de primeira viagem", ou simplesmente "Dê-lhe mamadeiras e descanse um pouco", não é estranho que ela realmente entre em depressão pós-parto. Não porque a tenha, mas por causa do abandono que sofre, da impotência e da incapacidade de entender e elaborar tudo o que está acontecendo, e de não se sentir compreendida, apoiada ou ajudada.

Essa situação recai sobre ela como a confirmação implícita e subliminar de: "Você não sabe, não pode, você é uma mãe incompetente, por isso não poderia dar à luz sem cesárea, você não está qualificada".

Outra consequência observada na clínica, com tanta frequência como as dores de cabeça ou nas costas, é a sonolência, a hipotonia e a falta de reação da criança, devido aos efeitos da anestesia no seu sistema nervoso, ou o contrário: irritabilidade, inquietação extrema, insônia, com consequências de dificuldade na adaptação, na amamentação, que muitas vezes falha nessas situações. Esses sintomas são descritos na literatura médica. Também outros efeitos não menos importantes, como a constipação persistente em muitos bebês, resistente a quase todos os tratamentos, e que também é explicada pelos efeitos e tolerância individual à anestesia.

Tem sido a base da observação, estudo e acompanhamento clínico como fui chegando à conclusão de que era possível tratar isso com homeopatia. São muitas as criaturas com estas dificuldades que normalizaram o sono e o ritmo intestinal com tratamento homeopático em poucos dias ou semanas, apesar de já terem consultado vários especialistas sem resultados satisfatórios.

Esses sintomas não aparecem apenas nos primeiros dias ou semanas, embora sejam os mais comuns, em algumas ocasiões observei que aparecem depois de alguns meses. Novamente, a única explicação possível que encontro aqui é a individualidade. Cada ser humano os processa de forma absolutamente individual e irrepetível.

Isto, que tão rapidamente se resume, traduz-se (e as famílias que o sofreram o reconhecerão) em situações de queixas, inquietação contínua, choro interminável, insônia persistente, noites sem dormir e caminhadas intermináveis, impotência por não conseguir agarrar-se ao seio, ou o contrário, não conseguir soltá-lo por apenas alguns minutos porque a irritabilidade é máxima. Leva muitas mães ao extremo do desespero, do esgotamento e, em muitos casos, abandonar a amamentação e iniciar um processo de medicalização da criança. Com as múltiplas consequências. E para muitos casais surgem conflitos graves por serem incapazes de compreender, resolver e apoiar-se nestas situações desconhecidas e desesperadoras porque não encontram nenhum profissional de saúde que os possa ajudar. A recomendação pediátrica mais comum nesses casos é: dar mamadeira ao bebê.

Algumas delas podem ter encontrado o apoio e a ajuda necessários. Mas a maioria não consegue encontrar a pessoa, a equipe, os profissionais ou o ambiente adequado para poder enfrentar esta situação e resolvê-la de forma satisfatória, para a sua saúde e a dos seus filhos. Entre outros motivos: o desconhecimento próprio e de muitos profissionais, a invisibilidade desta situação e o seu silenciamento ou normalização. Outros, que vêm ao meu Centro de Saúde, ou a outros colegas dispostos e capazes de os ajudar, não encontram o apoio necessário nos seus parceiros, na sua família estendida, no seu ambiente. A nossa atual cultura de saúde não tem espaço suficiente para acomodar estas necessidades. É uma das grandes deficiências que sofremos como mulheres, como mães, como famílias, como cidadãs.

Isto fará parte do trabalho pendente para as nossas gerações futuras. Para isso seguimos semeando obstinadamente otimistas, porque acreditamos, com a antropóloga Margaret Mead: "Nunca duvide que um pequeno grupo de cidadãos pensantes e empenhados pode mudar o mundo. Na verdade, é a única coisa que conseguiram".

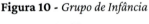

Figura 10 - *Grupo de Infância*

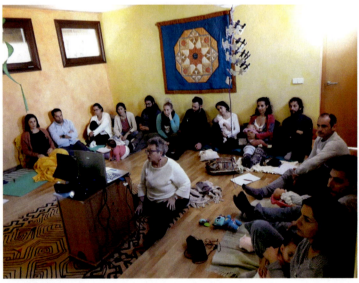

Nota. Acervo da autora.

5

OS PRIMEIROS MESES, AS PRIMEIRAS DESORDENS. ESTABELECENDO AS BASES DA VIDA E DA FAMÍLIA. DOS SONHOS À SOLIDÃO E ÀS OPORTUNIDADES

> *Durante o período crítico após o parto, ocorre uma cadeia de milagres químicos que levam a mãe e o bebê a estabelecerem um estado de êxtase básico para o desenvolvimento do vínculo emocional [...] Os bebês podem ou não sentir telepaticamente se são desejados e amados, e podem receber e responder a comunicações urgentes, durante uma amniocentese, uma cirurgia intrauterina, o parto ou procedimentos complicados na unidade de tratamento intensivo neonatal. Esta nova e ampliada descrição paradigmática dos bebês obviamente nos leva para um terreno da mente e do espírito que está além do cérebro.*
> Dr. Chamberlain, 2013

O que acontece ao chegar à casa? Enquanto sonhamos com um doce momento de ninho feliz, e sem dúvida em muitos momentos é vivido assim, os primeiros momentos difíceis da nova etapa começam a se desenrolar. Confusão, frustração, desentendimentos entre o casal e evidências da magnitude da aventura em que embarcaram: cuidar de alguém que ainda não conhecem, com padrões de comportamento a serem descobertos, o que implica dedicação, atenção, tempo, flexibilidade, dedicação, cansaço, aprendizado... E muita paciência! Talvez a coisa mais surpreendente para tod@s que vivenciam isso seja que é diferente de tudo que já vivenciaram. Em nenhuma outra fase da vida há alegria e frustração, cansaço e excitação, sentimento de amor imenso misturados tão intimamente com acessos de raiva ou tristeza tão inesperados quanto intensos. Tantas emoções e estados contraditórios que fazem você sentir tão intensamente o que há de mais lindo na vida, assim como o maior sofrimento e solidão.

Marisa é o suposto nome de uma das mulheres que vieram ao nosso centro em busca de ajuda, desesperada depois de vários meses tentando manter a amamentação e, sobretudo, depois de ver e suportar com angústia o choro interminável do seu bebê, desde o nascimento. Seu filho tinha quatro meses na época. Haviam sido quatro meses de pesadelo. Os mapadres entusiasmad@s, que buscaram conscientemente seu bebê e estavam preparados para criá-lo e educá-lo da melhor forma possível, tinham vivido uma *via crucis* de médicos e pediatras de vários tipos: comadrona, clínico geral, pediatra, pediatra especializado em patologia digestiva. E cada um apontava de uma forma ou de outra para: "Pare de amamentar e dê mamadeira", sem lhe dar nenhuma explicação clara ou fundamentada sobre o choro interminável da criança, ou sobre sua recusa em sugar de forma prazerosa e tranquila.

Quando abordo a história, aparecem dados:

Se eu tivesse parado só no pós-parto já chamaria atenção o estado de ansiedade da mãe e a falta de apoio do ambiente — tanto familiar como profissional.

Sabemos pela literatura especializada que as principais causas do fracasso da amamentação estão relacionadas à recomendação ou sugestão médica/pediátrica e à falta de apoio do ambiente próximo, especialmente da avó materna e do marido.

Embora ambos os fatores tenham ocorrido neste caso, quis ir mais longe, porque tudo me indicava que, se havia um estado de angústia no bebê, era porque anteriormente já existia na mãe. Que, se se manifestou após o nascimento, provavelmente surgiu do próprio nascimento e até da gravidez. Começamos a puxar o fio e a possível origem começou a aparecer com mais clareza: a mãe havia sofrido, durante toda a gravidez, vários episódios de ansiedade pelo medo de aborto, por perdas de sangue ocasionais. Ninguém havia tratado essa situação. Geralmente não é tratado. Nem o obstetra nem a comadrona estão treinad@s para isso. Nas unidades de obstetrícia, não há pessoal treinado ou capacitado para detectar ou ajudar emocionalmente nesse tipo de situação. Não se contempla que, nesses momentos, a unidade mãe-bebê é tão profunda que o que acontece em um plano emocional com ela pode ser transferido ao bebê em um plano orgânico, que mais cedo ou mais tarde aparecerá. É lógico: todos entendem que no sangue materno estão fluindo todas as vitaminas, minerais, proteínas, entre outras coisas, de que a criança necessita para o seu desenvolvimento, bem como as toxinas que a mãe pode ocasionalmente ingerir ou absorver. Da mesma forma, ou de forma muito mais direta, é fácil entender que também haverá um influxo na mesma corrente sanguínea daquela mulher-mãe de hormônios e neurotransmissores decorrentes de uma situação estressante. E esse canal de comunicação levará suas informações até o design vulnerável da criatura em gestação. Isto é amplamente apoiado em pesquisas que relacionam as repercussões de uma gravidez vivenciada com o estresse e a ansiedade materna, no parto e, sobretudo, no desenvolvimento da criança no útero, na infância e ao longo de sua vida (Goldin et al., 2001).

Foi assim que Roberto recebeu todo aquele fluxo químico de estresse ao longo dos meses, e uma de suas manifestações foi o estado de inquietação desde o nascimento. Difícil de acalmar, porque sua mãe também estava assim. Ela ficou tão perturbada que, motivada pela sua própria ansiedade e pela ansiedade do seu entorno imediato, foi internada no hospital sem nenhum sinal objetivo de trabalho de parto dois dias antes. A "cascata de intervenções" começa.

Não há forma mais direta de entrar nesta cascata do que estar num hospital, cujo primeiro objetivo é detectar patologias ou caçá-las. Ao longo do caminho, são causadas por iatrogenias ou devido ao aumento da ansiedade. Obviamente, após aqueles dois dias de intervenção química, abandono emocional, pressão para finalizar o processo — que ainda não havia começado —, ocorreu um parto instrumentalizado e medicalizado. A criança nasce com angústia acrescida, de uma mãe cronicamente angustiada e exausta, ignorante de todo o processo na sua origem e das suas possíveis consequências. Claro, em nada preparada para enfrentá-lo sozinha, em casa, como uma nova mãe e na solidão habitual de uma recém-parida. O pai não é mencionado, porque fica e/ou é afastado de tudo.

Depois de alguns dias considerando que é "normal", que "está se adaptando", que é preciso "dar um tempo", a preocupação mãe-bebê aumenta, a confusão, as visitas a diferentes profissionais, que vão desde "Isso é normal" e "Deixa-o chorar, dá-lhe a chupeta, dá-lhe a mamadeira", à prescrição de Motilium® Domperidona, medicamento que é frequentemente prescrito para bebês com diagnóstico de RGE (Pereda-Gallardo, 2011, vol. 25). A mãe, que intuitivamente resiste em desistir da amamentação porque conhece suas vantagens e deseja intensamente amamentar, continua buscando. Apesar das dificuldades, da angústia e da solidão — o pai apoia emocionalmente, mas fica paralisado pela ignorância e pelo medo —, procura e encontra uma mulher que passou por situações semelhantes, que esteve em contato com o nosso Centro de Saúde e recomenda uma consulta.

Quando na primeira consulta detecto toda aquela trajetória que explica a ansiedade do bebê, a angústia da mãe e suas consequências atuais, listo-as em ordem. A mãe chora só pelo fato de se sentir compreendida e compreender, por ver uma saída a essa situação, ter esperança de recuperar a amamentação ameaçada e finalmente começar a aproveitar o seu bebê e sua maternidade. Em poucas semanas, após o correspondente tratamento e apoio homeopático, que é mantido por e-mail, telefone e rede de puérperas, a situação se normaliza. O bebê para de chorar continuamente e a amamentação finalmente começa.

Mais tarde, algumas semanas depois, ainda em tratamento, incentivada pela partilha de mais mapadres no grupo de infância, a mãe explica uma experiência estranha, mas reveladora; ela conta uma cena de que lembra de sua infância, em que chorava inconsolavelmente sem que a mãe pudesse atendê-la, pois, por sua vez, esta era maltratada pelo companheiro.

Não é possível aprofundar todo o conteúdo dessa emoção-memória, mas não é difícil deduzir que ela está no cerne da ansiedade da mulher ao longo de todo o processo de sua maternidade. Portanto, como muitos outros casos, leva-nos a um campo emocionante, ainda a ser investigado em profundidade: a abrangência temporal e as consequências das experiências intraútero e perinatais para a vida adulta.

Embora já tenhamos alguns dados que os relacionam, na minha experiência clínica posso confirmar a relação entre experiências traumáticas na infância das mulheres e dificuldades de concepção, parto vaginal ou amamentação. Teremos que continuar investigando.

A feliz conclusão deste caso foi: a retirada da medicação completa do bebê, a recuperação total do aleitamento materno exclusivo, que se manteve até os 6 meses, e do aleitamento misto durante vários anos, a melhoria profunda e duradoura do estado crônico de ansiedade da mãe, o fortalecimento da relação do casal, a melhoria do relacionamento da mãe com a própria mãe, o desenvolvimento saudável da criança, que a partir de então necessitou de pouquíssimas consultas, e a criação de uma rede de apoio que sustentasse a mãe, na qual ela, por sua vez, pudesse apoiar muitas outras durante anos.

Esta é outra das características para resgatar e revalorizar este tipo de assistência: o efeito multiplicador que exerce. Para cada mulher, para cada bebê, para cada família que é cuidada e ajudada, isto se torna um foco multiplicador de apoio a muitas outras mães, famílias, bebês, o que torna incalculável o investimento em tempo e dinheiro de rentabilidade, pelo seu valor econômico, mas, sobretudo, pelo seu valor humano.

Também o efeito de expansão sobre os protagonistas: não só aliviam e resolvem o seu sofrimento, mas melhoram muitos outros aspectos da sua vida e amplificam a sua consciência. É outra razão pela qual chamamos esse método de *holístico*. Abrange o todo, num movimento espiral, e do micro ao macro: a sucção, o seio, o bebê, a mãe, a situação, o pai, a família, o ambiente profissional, o ambiente social, o presente, o passado etc. Abrange o todo, no sentido da multidimensionalidade do ser humano: do visível ao não visível. Do físico ao psíquico, ao energético, à consciência.

Figura 11 - *Estrutura multidimensional do ser humano*[19]

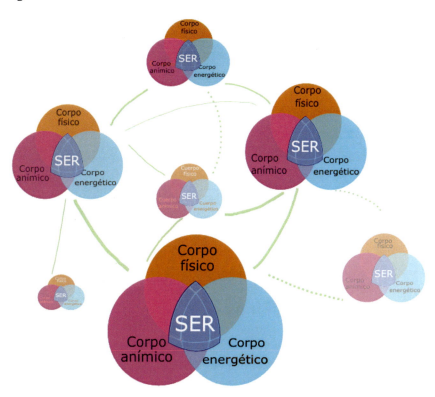

Nota. Elaborada pela autora.

---

[19] Artigos da Dr.ª María Fuentes, "Visão e aplicação holística em saúde. Estrutura multidimensional do ser humano". artemisalud-blogspot.com.

É hora de esclarecer o papel da homeopatia nessas situações. Às vezes, a atitude de escuta, o acompanhamento respeitoso, a paciência, as instruções práticas, o apoio do grupo ou as informações úteis não são suficientes. Tudo isto não é apenas necessário, mas *indispensável*. Além do ato terapêutico, é necessário o remédio terapêutico. E essa é uma das riquezas que a homeopatia nos oferece.

Os remédios homeopáticos possuem várias características, entre as quais, a de poderem atuar localmente, de forma geral, física e mental. Ou seja, um único elemento ou remédio abrange todos os sintomas que afetam o indivíduo, e não precisamos de um remédio para o refluxo, outro para o estado nervoso, outro para o sono, outro para curar o trauma do parto ou o quadro de ansiedade crônica. Com um temos que cobrir todos esses sintomas OU vários sucessivamente, em diferentes etapas. Por outro lado, os remédios homeopáticos também têm a característica de curar o hoje, ou seja, a condição *atual*, mas também ir até a causa de *ontem*, ou seja, a origem do distúrbio psicofísico. E por último, se uma mãe for tratada com homeopatia durante a amamentação, esse bebê receberá os benefícios desse tratamento durante a amamentação, mas também ao longo da vida (Pr. Lamothe).

Foi assim que ambos, bebê e mãe, saíram da situação do círculo vicioso de ansiedade materna, choro infantil, falta de vínculo materno-infantil, distúrbio do sono, distúrbio gastroesofágico e grave risco de falha na amamentação em que estavam instalados.

É fácil entender por que esse tipo de situação acontece com frequência, se recordamos alguns fatos. No atual sistema de saúde pública, embora ao longo da gravidez e do parto, há em média 10 a 20 profissionais de saúde que intervêm num processo que se supõe ser fisiológico. Após o nascimento, já em casa, não está prevista nenhuma visita domiciliar para ver o desenvolvimento do pós-parto, o estabelecimento da amamentação, as primeiras dificuldades, a adaptação da nova família... enfim, fazer prevenção e educação em saúde, conforme recomendado por todas as autoridades médicas e científicas competentes. Isto acontece noutros países, como Holanda, Alemanha, Dinamarca, Finlândia, mas não na Espanha. Nestes países, entende-se que o melhor investimento numa verdadeira medicina preventiva, mais econômica e eficaz, em curto e a longo prazo, é aquele feito no período perinatal e antes dos 3 anos de idade. Por isso oferecem preparação para uma mapaternidade real e completa em grupos de famílias; acompanham a gravidez de forma menos medicalizada; oferecem diversos modelos de assistência ao parto, desde o tecnológico, ao parto domiciliar, até as casas de parto, que são pequenas maternidades; fazem verdadeira promoção e treinamento para pós-parto e amamentação. A tal ponto que, em alguns países, como a Holanda, o sistema público de saúde mantém uma pessoa especializada em cuidados perinatais e familiares durante pelo menos uma semana.

Este sistema tem um nome: *kraamzorg*. É definido como *um sistema de cuidados específicos prestados à parturiente e à sua família antes, durante e após o parto*. Após o parto, a especialista permanece em casa durante oito dias (dez em caso de complicações), durante os quais atende a mãe e o bebê algumas horas por dia (entre seis e dez).

O profissional cuida da saúde da mãe e do recém-nascido e, se necessário, entra em contato com a enfermeira obstétrica ou com o médico. A sua tarefa mais importante é cuidar da mãe e do seu bebê, informar a mãe sobre aspectos como a amamentação e esclarecer quaisquer dúvidas que os pais possam ter. Nesse sentido, possui amplo conhecimento em cuidados neonatais, com os quais tenta reforçar e aumentar a confiança dos pais novatos. Além disso, realiza algumas pequenas tarefas domésticas, recebe visitas e, se houver mais filhos, cuida deles[20].

A existência deste tipo de serviço previne e resolve uma infinidade de grandes e pequenos transtornos na mãe, na criança e na família. A necessidade de oferecer confiança e apoio à nova mãe, para que ela se sinta capaz deste novo desafio para o seu corpo e para a sua vida; oferecer ao pai ou acompanhante ajuda eficaz e recursos de apoio para a unidade mãe-bebê simples e eficazes; reajustar a posição de amamentação, pequenas dificuldades de adaptação que podem se tornar maiores posteriormente; normalizar o fato de não haver horários regulares para dormir e amamentar antes dos 40 dias, desdramatizar; ajudar a mãe a descansar e que lhe permite suportar e aceitar melhor esta grande revolução vital, além de prevenir fissuras no mamilo e resolvê-las quando começam, detectar a mastite no seu início, e preveni-la evitando o uso de antibióticos, e seus efeitos nocivos sobre a criatura e sua mãe; observar a real recuperação de uma mãe após uma episio-

---

[20] https://elpais.com/elpais/2017/06/07mamas_papas/1496833732_519955.html;http://www.kraamzorgkiezer.nl/kraamzorg-amsterdan/mammae-mia-derde-ooterparkstraat/.

tomia e suas consequências, de uma cesárea e ajudá-la nos curativos; acompanhar os primeiros banhos do bebê, cuidar do umbigo, ajudar os pais-acompanhantes a se familiarizarem com a nova situação, a se sentirem capazes, dispostos, seguros. Tudo isto, por mais que se leia, não é possível integrar ou viver com tranquilidade, sem um acompanhamento sereno, eficaz, seguro, útil. A mesma que, durante gerações, foi transmitida de mães para filhas, e que está tão prejudicada pela invasão tecnomédica e pela desconfiança gerada em relação aos saberes tradicionais, levando à delegação do conhecimento e do poder ancestral das mulheres às mãos de profissionais.

É o que as doulas estão, de alguma forma, tentando recuperar ou fazer. Sempre foi domínio das mulheres da tribo, as parteiras. Mais uma vez, seria tão simples como manter grupos de saúde materno-infantil. Reuniões quinzenais de duas a três horas, em que podem ouvir informações verdadeiras, tirar dúvidas, expressar ansiedades, sentir-se reconhecid@s, acompanhad@s, cuidar de si, ser treinadas em pequenas e úteis habilidades parentais, massagens, recursos caseiros simples para gases, prisão de ventre, febre, desdramatizar essas pequenas tragédias, que só a experiência pode exorcizar. Onde a serenidade vem da mão de um especialista em quem você confia. Vem sobretudo de verificá-la em outras crianças, outras mães, outras famílias. Barato, fácil, prático, útil, agradável, rentável, muito além da economia[21].

Este programa é aplicado há mais de 35 anos em centenas de famílias, inicialmente pelo grupo profissional que assistia aos partos domiciliares, depois de forma cada vez mais ampla, para qualquer modelo de nascimento e/ou família. Evitou dezenas de milhares de consultas médicas, idas ao pronto-socorro, medicamentos inúteis e nocivos, angústias e desconfortos evitáveis. Tornou-se mais suportável, mais alegre, mais serena, uma experiência que, por si só, proporciona ou deveria proporcionar segurança, confiança e capacitação aos pais, filhos e famílias. Mas, acima de tudo, foi o melhor, mais eficaz e mais amplo Programa de Prevenção em saúde pública em curto, médio e longo prazo que se realizou neste estado, na saúde materno-infantil, nos últimos 40 anos — considerando que continua a ser realizado em cada vez mais zonas da Espanha e que já terá chegado a muitos milhares de famílias.

---

[21] https://artemisalud.blospot.com/p/grupos-regulares.html#.

Figura 12 - *Parto em casa*

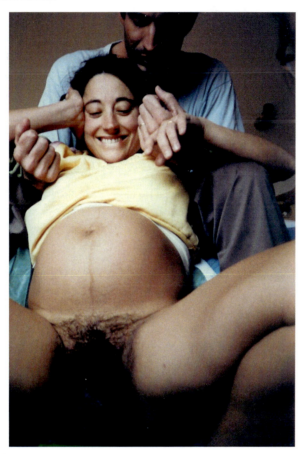

Nota. Acervo da autora.

Pode parecer óbvio que a população saiba gerir a primeira fase da materpaternidade. Contudo, na sociedade da *comunicação, da informação e do empoderamento das mulheres*, este não é o caso. Paradoxalmente, as mulheres de hoje são geralmente muito mais desorientadas do que as nossas mães. Elas não confiam em seus corpos — que foram frequentemente manipulados durante a primeira fase da maternidade — ou em suas antepassadas. Elas têm sofrido com décadas de mensagens silenciadoras. Mensagens subliminares, indiretas, sutis que vêm moldando as crenças predominantes de: "Não confie no seu corpo", "Sem especialistas, você não sabe, não pode", "Isso é importante demais para confiar no que sua mãe ou sogra lhe diz", "Se os especialistas fazem assim, será porque a ciência assim o determina"... As informações infinitas nas redes, nos livros, nas revistas, muitas vezes contraditórias entre si, confundem ainda mais. Por isso decido incorporar neste texto algumas recomendações que — sendo muito de bom senso e pouco técnicas — são pouco aplicadas e muito necessárias. Além de terem sido úteis para muitas mulheres e famílias, são simples de entender, baratas de aplicar e difíceis de aceitar por grande parte da população. Porque a nossa cultura continua a dar as costas aos *cuidados, em todas as fases da vida.*

Nem a economia, nem a vida profissional, nem a educação, nem a saúde, nem a mentalidade da população os consideram como uma prioridade, nem mesmo apenas como uma necessidade. Absurdo, considerando que todos nascemos, adoecemos, morremos. Portanto, é sem dúvida, uma necessidade universal.

Procuramos tornar este trabalho útil, sobretudo, à população de mães e pais, e também a@s profissionais que fazem o seu trabalho em torno desta parte da vida. O seu desenvolvimento exige textos elaborados, que podem ser mais ou menos interessantes dependendo de cada pessoa e momento. Mães e pais cujo momento de vida corresponde ao conteúdo do livro podem ter tempo suficiente e precisar de uma consulta rápida. Por isso optamos por separar parte dos textos e colocar no fim aqueles que, pela sua elaboração e conteúdo, possam ser mais práticos e fáceis de consultar.

Aqui você pode continuar a leitura ou consultar o primeiro, localizado no fim do livro, no "Anexo A. O pós-parto, amamentação, primeiros meses. Três regras de ouro".

Para compreender com maior profundidade alguns dos distúrbios de saúde materno-infantil já mencionados, a sua gênese e a sua possível prevenção e cura, estamos agora em condições de visualizar a "cascata intervencionista".

Figura 13 - *Cascata iatrogênica da criação perinatal derivada de suposta prevenção*

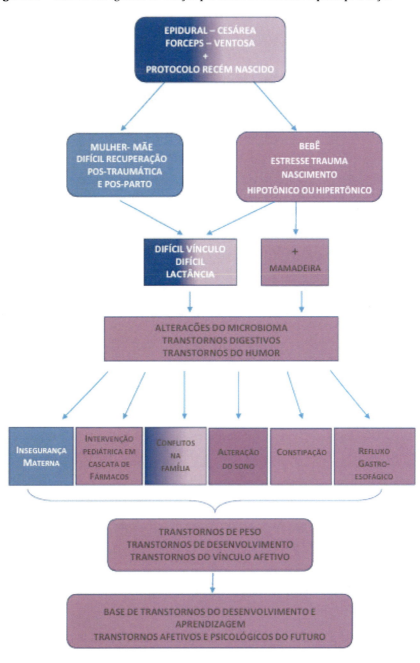

Nota. Elaborada pela autora.

Consequências na saúde da mãe, do bebê e do pai

Consequências para a saúde da mãe

- Sequelas de cirurgias — locais e gerais.
- Alteração neuro-hormonal.
- Alteração da produção de leite.
- Alterações e sintomas nas mamas e genitais.
- Alteração do estado de atenção — vínculo.
- Alteração da disponibilidade — energética.
- Cansaço.
- Início de insônia crônica ou piora.
- Maiores chances de depressão.
- Problemas posteriores de sentimentos de culpa e superproteção.
- Reaparecimento claro ou oculto de conflitos arcaicos.
- Aumento da ansiedade em relação aos cuidados-hipocondria--insegurança.
- Exigiria atenção do parceiro ou distanciamentos.
- Disfunção no desejo sexual futuro.
- Sintomas locais ou gerais que o incapacitam: dores de cabeça crônicas, paralisia parcial ou total de um membro, paralisia ou comprometimento da bexiga, dor crônica nas costas...
- Emergência ou exacerbação de vulnerabilidade propiciatória de maltrato.
- Emergência ou exacerbação de agressão e violência.

Consequências para a saúde do bebê

- Alteração do microbioma do bebê.
- Alteração do SNC do bebê.
- Alteração funcional do pneumogástrico.

- Efeitos químicos do Protocolo Neonatal.
- Dificuldade no estabelecimento da amamentação e da parentalidade.
- Distúrbios do sono e comportamentais.
- Vários distúrbios digestivos em curto e longo prazo.
- Distúrbios de peso e crescimento.
- Maior frequência de infecções.
- Distúrbios psicoemocionais de médio e longo prazo.
- Distúrbios do neurodesenvolvimento.
- Distúrbios de aprendizagem de médio e longo prazo.
- Distúrbios metabólicos em médio e longo prazo.
- Distúrbios imunológicos.
- Incidência em outros transtornos (tendência a depressão, ansiedade, autismo, anorexia, obesidade...).

Consequências para o pai

- Confusão.
- Preocupação ansiosa.
- Comportamentos de fuga, evitação ou negação.
- Comportamentos superprotetores.
- Conflito com família extensa.
- É adicionado estresse à vida profissional.
- Culpar a mãe ou o bebê;
- Sensação de transbordamento emocional e vital;
- Distância da casa e do casal. Infidelidades;
- Emergência ou exacerbação da possibilidade de maus-tratos.
- Emergência ou agravamento de agressão e violência.
- Disfunção no desejo sexual futuro.

Consequências para o casal-família

- Medicalização, procurada como mecanismo para acalmar ansiedades.
- Conflito entre o casal, que pode durar meses ou persistir por anos.
- Separação do casal.
- Conflitos com famílias de origem (principalmente avós).

Uma das justificativas para este trabalho é dar conteúdo real e cotidiano a este esquema. Por isso iniciamos este capítulo com a descrição de uma história verídica, que inclui muitos dos pontos que esta cascata descreve. Em uma linguagem comum, compreensível para as famílias e responsáveis pelas criaturas, para servir de instrumento para compreender a saúde das criaturas na sua globalidade sutil e complexa, intimamente entrelaçada com a dos seus pais.

É difícil olhar para esta cascata como um simples dado quando, na prática clínica diária, ela é vivenciada como algo real, integrado na sua própria vida, e você percebe que o que você vê, estuda e conhece tem impacto nas *pessoas e famílias* e se traduz num sofrimento possível, muitas vezes evitável, além de inútil.

Quando as trago para estas páginas e quando as elaboro, centenas, milhares de imagens vívidas me vêm à mente de mulheres-mães exaustas, dolorosas, indefesas e desesperadas. De criaturas inquietas, passivas, insones, irritáveis, com doenças recorrentes (bronquiolite, bronquite, otite, amigdalite...), criaturas sofrendo. De crianças classificadas como hiperativ@s, com transtornos de atenção ou simplesmente escolares, com aversão aos deveres de casa ou à escola. Porque envolve um esforço e uma dificuldade intrínseca que ninguém consegue compreender plenamente e, com dificuldade, ajudá-lo a navegar e superar. Imagens também de homens-pais desorientados, assustados, ansiosos, buscando soluções mágicas ou médicas, ou simplesmente "fugindo", de uma forma ou de outra, do núcleo familiar porque não suportam o sentimento de desamparo nem o transbordamento emocional que se gera na família. Em suma, as famílias que iniciaram juntas o seu projeto com entusiasmo, sonhando que a sua família seria particularmente feliz, e que especificamente nos primeiros três anos sofrem em silêncio, lamentam o passo que deram. Recorrem avidamente aos serviços médicos públicos e privados — e muitas vezes dissolvem-se como família, em poucos anos, porque não conseguem sustentar a situação. Além de que para muitos esta é a primeira experiência real da vida adulta, em que são obrigados a assumir uma situação da qual *não podem escapar, nem delegar*. Enfrentá-lo, aceitá-lo, trabalhar nele e aprender juntos pode ser o mestre mais poderoso para o casal e para o resto do projeto comum.

Vamos continuar tornando compreensível, aproximando a imagem, como se fosse um "zoom", de algo cotidiano. Algo que experimentamos parcial ou totalmente ou, pelo menos, observamos de perto.

Vamos chamar essa família de María e Pepe García. Porque são tão frequentes esses nomes na Espanha como a situação que vou descrever. Maria vem de uma classe econômico-social média, tem 29 anos e engravida feliz. Ela quis e planejou com Pepe, e tudo corre normalmente, até que em um ultrassom "de rotina" lhe dizem que parece haver uma possível malformação no estômago do feto. É a 20ª semana. Tudo correu bem até agora. E acreditaram naquilo que em tantas ocasiões ouviram como algo óbvio: "Tudo vai ficar bem, se vocês fizerem as coisas bem"... Portanto, "O que fizemos de errado?", "Eu cuidei da dieta, não tomei tóxicos, faço meus exercícios, meus exames, minhas ecos, onde foi que errei?" E a culpa se apega às entranhas em busca de uma explicação ou de alguém responsável pela existência dessa anomalia.

Não há nada que ela possa fazer com essa informação! A primeira pergunta lógica a fazer seria: por que eles me dão essa informação? E, sobretudo, por que não avisam que pode ser um falso positivo? Pode estar sendo emitido um diagnóstico inexistente. Pois bem, o ultrassom é isso: a interpretação de uma imagem que depende muito da subjetividade de quem faz o exame (Gervás, 2013).

Na Espanha, assume-se diariamente que as "ecos" são um teste necessário, indispensável, inofensivo, que deve ser repetido durante a gravidez. E são geralmente apreciados, até porque "É tão bom ver os movimentos do bebê ou vê-lo chupar os dedos", "Vemos se é menino ou menina", "Assim podemos começar o álbum".

Existe um desconhecimento generalizado em relação às recomendações médicas internacionais e muita ignorância em relação ao real benefício. Bem como a crença generalizada de que os ultrassons não têm efeitos colaterais. Desta forma, um procedimento tecnológico é ritualizado nas nossas consultas que, longe de ajudar as poucas mulheres-bebês que dela podem se beneficiar, geram muito mais situações de estresse agudo e crônico de abrangência avaliada, mas que observamos no dia a dia na clínica.

O que começou a ser utilizado para ajudar no diagnóstico, e em alguns casos a aperfeiçoá-lo, acabou por ser, como é muito comum na medicina, um hábito — que ninguém questiona e com uma relação custo-benefício muito questionada. Na verdade, as recomendações da OMS, desde 1996, são:

> Salientamos que, neste momento, a melhor investigação não mostra qualquer benefício das ecografias de rotina, mas sim a possibilidade real de riscos graves ... Instamos, portanto, que reconsidere a política atual em relação às ultrassonografias durante a gravidez, com base nesses importantes estudos científicos. (Beech, 1996).

Os resultados destas investigações vão muito mais longe: uma amostra realizada no Reino Unido mostrou que, de 1 em cada 200 bebês abortados devido a supostas anomalias importantes, o diagnóstico *post mortem* foi muito menos grave do que o previsto por meio de ecografias e que o aborto provavelmente foi injustificado. Na mesma amostra, 2,4% dos bebês diagnosticados com malformações graves que não tinham sido abortados apresentavam condições sobrediagnosticadas ou subdiagnosticadas.

Dois outros estudos mostraram resultados falsos positivos em aproximadamente 10% dos bebês diagnosticados com anomalias estruturais. E, em alguns casos, as anormalidades resolvem-se espontaneamente sem a necessidade de nenhuma intervenção (Kreser, 2011). Seria tão fácil como seguir as recomendações da OMS, porquanto não justificam mais de *um ultrassom* por volta das 18 semanas, e até isso apenas em certos casos, não como um protocolo.

Da mesma forma, a prescrição de ferro, tão difundida na Espanha, não é recomendada sob a premissa de apenas "por precaução". Em vez de prescrever, se há tanta "preocupação", indique descanso, descanso *e descanso*. Além de educar para uma *boa alimentação de origem biológico-ecológica*, dada a grave situação preocupante de toxicidade ambiental e de repercussões em curto e longo prazo para mães e filhos.

No mercado europeu existem 104 mil substâncias químicas diferentes, que, misturadas e combinadas, dão origem aos milhões de produtos químicos e bens de consumo que nos rodeiam. A informação existente sobre a forma como estas substâncias podem afetar a saúde ou o ambiente é muito limitada. Avaliações de risco completas foram realizadas em pouco mais de cem substâncias e há informações incompletas sobre cerca de 25 mil. Praticamente nada se sabe sobre o restante. Também não sabemos os efeitos que as misturas de substâncias podem causar.

No entanto, são conhecidos efeitos muito preocupantes de alguns grupos de substâncias persistentes e bioacumuláveis, como as cancerígenas, mutagênicas, tóxicas para a reprodução, desreguladores endócrinos, sensibilizantes, neurotóxicos...

Além disso, os estudos sobre os danos causados pela exposição a esta mistura química são alarmantes: entre 2.000 e 8.000 trabalhadores morrem todos os anos na Espanha devido à exposição a agentes cancerígenos no local de trabalho; 5.130 contraem asma; 8.550, doença pulmonar crônica; e 6.840 sofrem de dermatite devido à exposição ocupacional a substâncias perigosas (Istas, 2005). Há um declínio na saúde reprodutiva nos países industrializados: entre 15 e 20% dos casais têm problemas de fertilidade, a incidência de câncer de ovário, vaginal e testicular aumentou, a incidência de endometriose também, e há uma redução da quantidade e qualidade do esperma.

A asma afeta 10% da população infantil espanhola. O câncer infantil — associado a fatores ambientais em 98% dos casos — aumenta 1% a cada ano. Os problemas de desenvolvimento neurológico infantil relacionados com a exposição a toxinas estão a atingir números epidêmicos nos países industrializados: 5-10% das crianças em idade escolar têm problemas de aprendizagem, 17% têm problemas de atenção com hiperatividade e 1% das crianças sofrem de atraso mental (Houlihan et al., 2005).

Crianças e mulheres são especialmente vulneráveis à exposição a substâncias químicas perigosas (Romano, 2012).

As recomendações da OMS insistem, no entanto, na promoção da preparação para o parto, da mapaternidade, do respeito pela idiossincrasia de cada mulher e de cada família, da educação para a saúde, e outras que, mais uma vez, são *baratas, inofensivas, eficazes, acessíveis, com elevado impacto na saúde futura das criaturas e verdadeiramente preventivas.*

Continuemos com a história de Maria: ela tenta não ficar nervosa, ou seja, não entra em nenhuma crise de angústia ou pânico, porque é uma garota focada, e esforça-se para "não me deixar levar pelos meus medos". Mas no restante da gravidez, ou seja, as 20 semanas que faltavam para o nascimento, "Eu não conseguia tirar isso da cabeça!"

Ou seja, na linguagem médica, entra em *estado de estresse*. E sabemos que o estresse materno afeta diretamente o bebê (Glover, 2017). Não há dúvidas sobre isso. É claro que no sistema de saúde nenhum dos muitos profissionais dedicados ao controle da gravidez oferece ajuda para passar por essa situação. No máximo, ela vai obedientemente às aulas de parto oferecidas em seu posto de saúde e onde basicamente lhe ensinam como preparar o enxoval para o bebê, como respirar durante o parto, quando vão administrar a anestesia epidural, como se comportar para que tudo corra bem. E onde reforçam a ideia de que ela "não deve se preocupar com nada, porque, aconteça o que acontecer com o bebê, no hospital terão a solução".

Mas não a avisam de que, com certeza, nenhum dos profissionais que auxiliam no parto não irá lembrá-la de como respirar, e a maioria crê que isso tenha alguma utilidade. Também não a informam da existência dos Planos de Parto[22] existentes em todos os serviços obstétricos do estado.

Chegam à 39ª semana e a mandam realizar controle do bem-estar fetal, para ter certeza de que o bebê está bem. Ninguém a informou de que uma porcentagem significativa destas verificações do bem-estar fetal termina em falha na indução do parto. Ou seja, uma tentativa fracassada de parto, que termina em cesárea. Além disso, surge a circunstância de — por área — ser atribuído um hospital privado subsidiado pelo governo.

Ela também não sabe que partos instrumentais e cesarianas são muito mais frequentes em hospitais privados e subsidiados. Assim, dirige-se ao referido hospital, obedientemente, e com toda a preocupação natural, dada a situação, reforçando até positiva e ingenuamente a ideia de que, sendo privado, é melhor. Tudo indica que está tudo bem, como mostram os gráficos. Mas o ginecologista diz a ela que "Já é visível alguma atividade uterina e o colo do útero está mole. Já que você está aqui, e já que está tão preocupada, poderíamos tentar o parto agora, ajudar o bebê a nascer e acabar logo com isso".

Em termos médicos: ele propõe a indução do parto, mas

> Sem informá-los que a alteração do seu circuito hormonal natural pode ter consequências graves na dinâmica do trabalho de parto, nascimento, vínculo, capacidade relacional e até na posterior capacidade de aprendizagem da criatura que nasce (Bell, Erickson, & Carter, 2014).

E ela, por desconhecimento desse mundo de protocolos, por sua fé cega na classe médica e por sua preocupação e insegurança, coloca-se nas mãos dos médicos. Estes, por sua vez, não aplicam as recomendações

---

[22] https://bit.ly/3gIeFiz.

dos maiores especialistas mundiais no assunto — a própria Organização Mundial da Saúde, que as divulgam repetidas vezes desde 1986 (OMS, 1999) e ratificando-a em 1999.

Depois de oito horas de administração de medicação endovenosa, isto é, oito horas deitada, com contrações muito mais dolorosas do que seu próprio corpo teria naturalmente, causadas por uma substância química que tenta emular a ação da ocitocina natural, tentando ficar sem epidural, porque ela continua acreditando, apesar de tudo, nas vantagens de um parto natural; exausta e com o colo do útero igualmente fechado, propõem-lhe uma epidural, "para ver se assim você relaxa melhor e o colo do útero pode dilatar". Exausta, desesperada e confiante de que "eles a ajudarão", ela aceita.

Depois de alguns minutos-horas com a epidural, começa a correria das enfermeiras obstétricas e da ginecologia; há sinais de sofrimento fetal, segundo o monitor. É claro que ninguém a tinha informado, nem na suposta preparação, nem nas consultas de gravidez múltipla, nem mesmo antes de lhe aplicar a epidural, de que isto acontece frequentemente e é um dos riscos descritos da epidural (Herera-Gomes et al., 2015). Ninguém fala com ela, todo mundo corre, e ela, amarrada ao monitor, deitada, com o soro em seu braço, imobilizada pela epidural, olha rostos alarmados, vozes alarmadas para, com dificuldade, conseguir uma explicação mínima, "Temos que tirar seu bebê rapidamente porque ele está sofrendo".

Cesariana imediata. E mais uma vez ninguém a informa de que a cesárea também tem suas implicações na saúde do bebê e dela. Porque, além disso, agora é uma emergência.

Finalmente ela tem o bebê nos braços, quando tem sorte, o que não acontece muitas vezes. Apenas alguns segundos. Levam-no para fazer o protocolo do recém-nascido. Sobre o qual ninguém nunca informou os pais. E eles, submissamente, aceitam com a confiança ilimitada de que "Tudo é para o seu bem".

O bebê, que vamos chamar de Carlitos, passa as primeiras horas em observação, ou seja, sozinho, sem a mãe, sem o único universo conhecido e sentido até aquele momento. Eles lhe dão uma mamadeira para ajudar, enquanto a mãe se recupera e descansa. Ou seja, quebra-se novamente o *continuum*, o vínculo sagrado (Bowlby, 1986) que poderia recuperar parcialmente o trauma do parto-cesárea, e reforçar o encontro mãe-bebê, estimular a ascensão do leite materno e a confiança de que Maria necessita. Mesmo que você não tenha certeza de que seu bebê está bem, e mesmo que não tenha conseguido dar à luz, pode amamentá-lo.

Desde essa primeira experiência, os dois continuam feridos, o bebê na relação com a "mamãe é tudo" e ela na capacidade de nutridora. Desde então, as mamadeiras ajudam, alternando com o leite materno. O leite materno, que sabemos, terá dificuldade em fluir, porque o fluxo não vem só da hipófise e do seio, mas sobretudo do prazer, da alegria, da segurança, da intimidade, tudo o que faz fluir os hormônios correspondentes na proporção certa, para sustentar o vínculo e a vida.

Depois de toda essa aventura, restam ainda alguns dias de internação, de exames, explorações, análises, para afastar a suposta malformação, que finalmente — para grande alívio — está definitivamente descartada.

Chegam à casa. Pepe fica um pouco confuso, porque em todo esse processo ninguém ou quase ninguém se dirigiu a ele, a não ser para pedir alguma informação, e ele não entendeu que ser pai se aprende, que exige disposição, envolvimento, tempo, amor, paciência, informação, até formação, porque a responsabilidade é muito grande e o instinto não basta nesta sociedade que não respeita os instintos. Secretamente, até para si mesmo, ele confia que a sua própria mãe, ou a sua sogra, farão o trabalho extra que a sua mulher não pode fazer, enquanto ele continuará a sua vida, indo trabalhar como todo pai que se preze, para *"trazer o dinheiro para casa"*. Na verdade, ele aproveita o fato de Maria ainda está se recuperando da cesárea, que quase não se move e exige ajuda quase continuamente, e aceita a proposta de se mudar para a *"casa dos seus pais"*. Instalam-se ali por semanas, que se transformam em meses sem nem perceberem. Entretanto, um momento que esperavam e sonhavam como idílico vai-se tornando aterrador, sem perceberem como e, sobretudo, sem saberem como sair dele.

Carlitos, antes mesmo de chegar à casa, inquieto depois das primeiras mamadeiras, está tendo cada vez mais dificuldade para mamar. A mamadeira é mais confortável.

Sua mãe, cansada, com dor e insegura, entra na espiral sem perceber. Ansiosa por garantir o bom crescimento do bebê, ela lhe oferece cada vez mais mamadeiras, sem saber — ninguém lhe conta e ela não conseguiu encontrar a informação precisa que a alertasse, no meio de tanta coisa que existe — que esta é a forma mais rápida de perder a amamentação. E, com ele, uma série de garantias para a saúde do seu bebê e a sua, em curto e longo prazo[23]. Com o passar dos dias, Carlitos fica mais inquieto, irritado e, por fim, chorão. A *via crucis* dos médicos começou com o pediatra, que diagnostica os "gases" e envia o primeiro medicamento para remediá-los. Sem resultados. Depois de duas semanas, a situação continua a mesma, com a adição de um medicamento diário em seu corpinho. Não há mais vestígios de amamentação.

Assim, todos os sintomas, como qualquer profissional especialista poderia prever, agravaram-se a limites insuportáveis: os gases, a indigestão e, sobretudo, o choro, que agora é contínuo. Literalmente, ele segue a *via crucis* dos médicos, curandeiros, diagnósticos de refluxo, tratamentos diversos, inclusive psicotrópicos, tudo sem resultado.

Além da informação não proporcionada à família a respeito das influências das vacinas correspondentes, que não foram, em nenhuma ocasião, adiadas ou administradas com cautela, dada a situação e os possíveis efeitos adversos conhecidos (Marin, 2009).

A criança cresce. E o desconforto com ele. Mas sua mãe fica deprimida e incapacitada, o que a leva a um psicólogo, que finalmente a encaminha para o meu consultório, após cinco meses de tortura (porque ouvir seu bebê chorar o dia todo é uma tortura para qualquer um), angústias, médicos, despesas, viagens, preocupações, opiniões solicitadas ou não. Conflitos com família extensa.

Depois de cinco meses de sofrimento e de ter vivido toda a cascata intervencionista que nenhum dos múltiplos profissionais envolvidos notou, nem relatou, nem evitou, nem analisou, devemos tentar desfazer os erros. Recuperar também processos de desenvolvimento que foram interrompidos ou simplesmente atrasados: aos 5 meses o seu desenvolvimento psicomotor corresponde a 1 de apenas 3. E ninguém investigou, diagnosticou, explorou ou, claro, deu indicações para melhorá-lo.

Numerosos estudos alertam:

> As bactérias no intestino afetam a saúde geral e o sistema imunológico dos bebês. Os bebês nascidos por cesariana apresentam contagens mais altas de bactérias patogênicas e contagens mais baixas de bactérias benéficas, e os bebês nascidos por via vaginal em casa têm as contagens mais altas de bactérias saudáveis e contagens mais baixas de bactérias patogênicas. (Penders et al., 2006).

---
[23] htpp://www.who.int/nutrition/publications/infantfeeding/bfhi_trainingcourse_s2_tranparencias_es.pdf?ua01.

Eles não receberam esta informação nem ajuda para opor-se a ela.

Iniciamos o processo de recuperação: a mudança drástica da alimentação em direção ao leite orgânico, aliada à alimentação complementar de origem biológica, com a homeopatia administrada — sempre baseada no binômio mãe/bebê —, começa a tirá-lo do círculo vicioso. Mas, obviamente, isso aborda apenas a ponta do iceberg, o sintoma mais marcante: a regurgitação, que vai diminuindo gradativamente. À medida que os pais perdem o medo "do que acontecerá ao nosso bebê?", o seu choro torna-se um pouco mais suportável. Devemos continuar a acompanhar o processo de adaptação à nova realidade: "Não temos tempo para nós", "Precisamos aprender a interpretar seus sinais", "Temos que aprender a lidar com esta situação em casa". Às vezes juntos, em muitas ocasiões a mãe sozinha. Com a família querendo ajudar, mas nem sempre sabendo como. Ajudar ainda se confunde com invadir, opinar, aconselhar sem que ninguém pergunte.

O problema é que, em três meses, três visitas não são suficientes. Às vezes é difícil fazê-los compreender que isto é apenas a ponta do iceberg. Que é necessário terapias complementares eficazes, difíceis de localizar no seu ambiente rural e, até agora, sempre fora do sistema público de saúde, para ajudar a criança a desbloquear as consequências dos traumas vividos, antes que o seu sistema biológico esteja pronto para continuar a desenvolver-se normalmente.

Desaparecem do consultório. Mas, depois de nove meses, as evidências os trazem de volta: até eles conseguem perceber os primeiros sinais de que se tratará de uma criatura com dificuldades de "nervosismo" ou "hiperatividade" (segundo suas palavras). E confirma-se que "os bebês alimentados com mamadeiras têm maior probabilidade de apresentar níveis elevados de ansiedade em comparação com as crianças que receberam leite materno entre os quatro e os seis meses" (Scout, & Montgomery, 2008).

Não podemos culpar os pais. Ninguém os informou. Muitos os confundiram ou simplesmente os abandonaram. Não há recurso no sistema público para apoiá-los em uma situação com essas características. E os problemas apenas começaram. Quando essa criança crescer e for para a creche, o que já é fortemente recomendado por pessoas próximas e profissionais, seu quadro de estresse continuará a se agravar, porque se sabe que:

> A própria casa, os braços da mãe e do pai, um pequeno círculo de pessoas... é isso que fortalece o bebê emocional, cognitiva e fisicamente! Já a creche pode comprometer o seu desenvolvimento. Dos zero aos dois anos, quando a

> funcionalidade do cérebro é mais plástica, os neurônios do bebê se desenvolvem de acordo com a qualidade dos estímulos que ele recebe por meio da interação com as pessoas centrais do seu mundo: abraços, carícias, risadas, balanços, movimentos, sons, vozes, músicas, palavras, carinhos, carinho, música, cheiros, cores, sabores... Impossível fazer isso em uma creche, em grau ideal, improvável no necessário, dificilmente com a intensidade e qualidade de pais atenciosos e amorosos. (Torras de Beá, 2009).

Talvez seja por isso que cada vez mais psicopatologias chegam às consultas todos os dias em crianças cada vez mais novas. A Espanha é hoje o terceiro país que mais prescreve medicamentos psicotrópicos a menores! Eliminamos os sintomas sem analisar as causas. Também o país da Europa com maior consumo de antibióticos entre a população infantil.

Voltando à história familiar: muitas famílias se cansam desse processo terapêutico, trabalhoso e incerto, abandonam-no e continuam buscando, cada um como podem, a melhor forma de ajudar seu filho e conviver com a situação. Em muitos outros casos que temos acompanhado, a evolução tem sido satisfatória em curto e, sobretudo, a médio e longo prazo. Tão variado quanto os sistemas familiares que existem.

No entanto, existem algumas coisas importantes comuns em quase todos os casos: o processo de desmedicalização foi alcançado e mantido ao longo do tempo. Melhorar os hábitos alimentares da criança e da família também. Quase 100% da alimentação dessas famílias passa a ser orgânica, consumindo quase todos os grãos integrais, excluindo completamente o açúcar, os produtos refinados e todos os produtos processados. Torna-se uma dieta verdadeiramente mediterrânea e orgânica. Ou seja, uma dieta não tóxica, na medida em que a vida normal numa cidade ou vila o permita. As criaturas passam muito mais tempo com seus mapadres. Até os 3 anos é habitual que fiquem em casa, sem frequentar nenhum centro educativo, desfrutando de brincadeiras, companhia, irmãos, primos, amigos, parques, atividades ao ar livre, família. Têm muito pouco ou nenhum processo de doença aguda ou crônica ou, se o têm, é curto, autolimitado ou a própria família resolve-o de forma autônoma em 95% dos casos. Praticamente, eles nunca vão a um hospital.

Além desses aspectos comuns à maioria, muitos seguem um processo de cura que nunca poderemos garantir até que ponto foi concluído. Porque isso também depende de onde você define o que cada pessoa entende por cura. Mas se conseguiram superar as manifestações desse estresse generalizado, aos poucos conseguiram se equilibrar, adaptaram-se à vida escolar quando a iniciaram, muitas vezes, saíram da "caixa-preta" que representa o diagnóstico de TDAH; e o casal e a família conseguiram construir uma dinâmica familiar normalizada. É o caso de Carlitos, Pepe e María. Conseguiram superar as inúmeras dificuldades que surgiram e, com o tempo, ganharam confiança em si mesmos e no próprio núcleo familiar. E Carlitos é agora, com quase 5 anos, um menino charmoso que passa a última consulta brincando no tapete, divertindo-se, enquanto eu e seus pais continuamos tentando ajudar no seu desenvolvimento; aproxima-se, pergunta, mostra seu brinquedo, aceita a espera, deixa-se explorar com calma, sorrindo e, acima de tudo, tem desenvolvimento adequado. Em casa leva uma vida normal e bem regulamentada, segue uma alimentação muito saudável — muito diferente do que seus parentes e conhecidos podem fazer e entender, está se adaptando à escola, seus pais aprenderam coisas que nem imaginavam que existisse e, sobretudo, aprenderam a passar muito tempo com ele, a acompanhá-lo com mais calma, a aceitá-lo e a continuar a educá-lo à sua maneira, apesar das pressões externas, muitas vezes invasivas e agressivas. Ao mesmo tempo, aprendem com ele a amadurecer, a desenvolver a paciência, o autoconhecimento e a ser pessoas melhores para o amor — abrindo assim a possibilidade de a criança fazer "o percurso maturacional necessário" para desenhar o seu próprio eu, que envolve uma aproximação entre o pai e a mãe, e alcançar uma equidistância simbólica, saudável para o desenvolvimento da sua vida adulta.

Figura 14 - *Dinâmica da relação energética familiar*

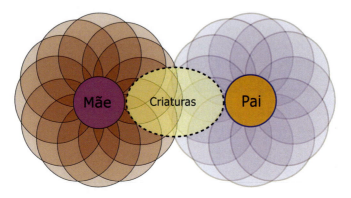

Nota. Elaborada pela autora.

Para apreciar o significado experiencial destes dados, é necessário partilhar o olhar, as palavras, a expressão, por vezes o grito de alívio, que muitos mapadres expressam quando relatam a situação alcançada. É difícil descrever a alegria serena que se sente ao contemplar uma pessoa que, meses ou anos atrás, pulava como um macaco em todos os cantos do escritório sem poder parar, ou chorava sem consolo, e que agora brinca feliz e calmamente no tapete, desenha, conversa ou, naturalmente, pede ao pai ou à mãe para brincarem juntos e dormirem em paz. Tudo isto confirma as palavras do Dr. Mombiela, especialista em neurodesenvolvimento infantil, quando afirmou: "A nossa experiência mostra que a última resposta, tanto no domínio da prevenção como do tratamento das perturbações infantis, está sempre nas mãos da família" (Mombiela, 1994, n. 202, pp. 31-34).

Obviamente, trata-se de famílias com motivação, com informação, com orientação e acompanhamento rigoroso, não só multidisciplinares, mas também holisticamente orientados. Famílias com recursos. Ou melhor: um sistema de saúde pública que disponibilize estes recursos *a todas as famílias*. A equipe multidisciplinar do Dr. Mombiela teve e continua tendo esse perfil. E isso implica frequentemente a ordem de três a cinco profissionais em estreita coordenação e com uma visão holística. Sim, realmente, queremos trabalhar *preventivamente*.

6

DOENÇAS QUE NÃO EXISTEM. TRATAMENTOS PERIGOSOS. A AFLIÇÃO DOS MAPADRES INICIANTES E, ÀS VEZES, CRIANÇAS FERIDAS. ARMADILHAS E TRAMPOLINS. A CAIXA-PRETA. O MEDO: MOTOR DA MEDICALIZAÇÃO EXCESSIVA

> *A forma como a criança percebe o prazer desde o nascimento e se vincula durante a infância condicionará muito a sua autopercepção e a sua autoconfiança. E sua forma de se relacionar e perceber os afetos para o resto da vida. Ou seja, sua saúde emocional e relacional.*
> B. Cyrulnik

Figura 15 - *Recém- nascido*

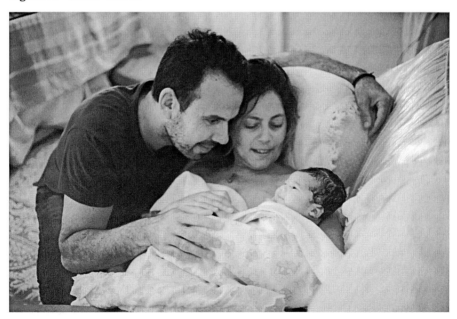

Nota. Acervo da autora.

Levei todo o percurso da minha vida profissional para compreender — ainda não sei até que ponto — esta conclusão de Cyrulnik, que tant@s autores e investigadores, médic@s, psiquiatras, psicólogos nomearam e confirmaram de diferentes maneiras. É necessário esclarecer que atualmente são muitos os autores que situam este momento crucial muito antes do nascimento: na concepção e durante o processo de gestação.

Vivemos conosco durante toda a nossa vida. Aceitamos como "normal" o que vivenciamos, sem nem sequer imaginar que nada disto ainda poderia ser válido 15, 40 ou 50 anos depois. A ideia de que para o cérebro a memória celular não existe ainda não penetrou no nosso inconsciente coletivo. Há muitas possibilidades de termos pouco acesso a informações sobre nossa própria infância, que falsifiquem dados voluntária ou inconscientemente; que os pais e av@s não vivam; que a nossa memória foi tão compassiva que apagou a experiência de possíveis feridas. Mas ainda há uma realidade inexorável: as experiências e com elas as crenças ficaram gravadas nas células, e não apenas no cérebro. Alguns tentarão encontrar uma forma de vir à luz, não com a intenção de complicar a nossa vida, mas sim de melhorá-la, de aliviá-la, de ser curado. Porém, vivemos sem compreender ou levar em conta essa realidade e, consequentemente, não podemos aproveitá-la em nosso benefício ou de terceiros. Ou fazê-lo é muito doloroso.

Autores de renome, como M. Langer, E. Reich, K. Horney ou A. Miller, forneceram-nos material suficientemente rigoroso para que esta realidade seja conhecida há muitas décadas. Mas não é para o público em geral, nem da equipe técnica que se encarregará de acompanhar e ajudar em todos os processos de desenvolvimento do feto-bebê, nascimento, criação e educação. Somente os mais curios@s, intuitiv@s ou buscadores da própria verdade interna investigam e ousam.

Nessa minha busca profissional, e muito mais pessoal, fui encontrando algumas chaves — sempre fora dos circuitos estritamente acadêmicos. Muitas coisas me chocaram. Mas nunca tanto quanto aqueles que me foram revelados no meu trabalho diário ao longo dos anos. De uma forma surpreendente, mágica e por caminhos misteriosos. Mais uma vez foi a necessidade de ajudar os outros que sofrem que me pegou pela mão até encontrar o nó nas zonas e cantos escondidos. Com dificuldade de formulá-lo de forma prática e coerente, seria útil formulá-lo para aquela pessoa, para aquela situação. E, depois de consegui-lo, para minha surpresa, deparei-me com o texto científico que o sugeria, ou o descrevia, ou que, em algumas ocasiões, eu já havia atribuído à "literatura científica": uma daquelas coisas que *"nunca vão acontecer comigo ou nunca verei"*.

Por um lado, existem sintomas que, há anos, eram considerados pelo médico de família como algo "normal" na criança. Algo que "vai passar". Administrava algum remédio caseiro, muitas vezes inócuo, para acalmar a mãe, sem maior significado. Ou simplesmente não ocorriam, porque a cascata intervencionista não existia. Esses sintomas foram convertidos em síndromes modernas e vêm recebendo vários tratamentos, com seus correspondentes efeitos colaterais. O pior, com elevados custos econômicos, e iatrogenias nada desprezíveis causa de sofrimento nas crianças e nas famílias. Estamos falando dos chamados *sobrediagnósticos*.

A renomada pediatra americana Virginia Moyer, após uma revisão de literatura pediátrica, descreve o problema atual do sobrediagnóstico e classifica-o em três blocos[24]:

1. **Erro de diagnóstico e tratamento excessivo**: otite média, sinusite, malária, piolhos, doença de Lyme.

2. **Diagnóstico correto, mas o tratamento não traz nenhum benefício**: neuroblastoma, alergia alimentar, apneia do sono, bacteriúria assintomática, fratura de crânio, refluxo vesico-ureteral, deficiência de acil-coenzima A desidrogenase de cadeia média.

3. **Medicalização de variantes da normalidade:** transtorno de déficit de atenção e hiperatividade, refluxo gastroesofágico, hipóxia leve na bronquiolite, hiperbilirrubinemia, pré-doença.

Analisando algumas dessas entidades:

- **Transtorno de déficit de atenção e hiperatividade**: aponta a relação entre o diagnóstico e o grau de maturidade e desenvolvimento cerebral, uma vez que as crianças mais novas de cada temporada, nascidas nos últimos meses do ano, são diagnosticadas com mais frequência com o transtorno. O diagnóstico pode ser "prevenido" simplesmente atrasando a escolaridade da criança por um ano.

---

[24] http://www.nogracias.eu/2015/11/08/medicina-que-hace-dano-a-los-ninos-por-se-bastian-vignoli-carradori/.

- **Refluxo gastroesofágico:** muitos bebês vomitam com frequência, mas isso não afeta seu crescimento nem causa desconforto (o regurgitante feliz). Mas às vezes, se os pais se queixam bastante, esses bebês são tratados como se tivessem uma doença.

- **Pré-doença:** pré-hipertensão, excesso de peso, hipercolesterolemia. O tratamento desses "distúrbios" em crianças não tem demonstrado nenhum benefício, servindo apenas para medicalizar a infância da referida criança.

- **Hiperbilirrubinemia:** a bilirrubina é um antioxidante e quase todos os recém-nascidos a apresentam elevada. Quase 50% dos recém-nascidos trazem algum grau de icterícia. É uma doença ou simplesmente uma variante da normalidade?

No caso específico da hiperbilirrubinemia, acrescento um dado da minha experiência clínica obstétrica: depois de mais de 500 bebês atendidos em seu nascimento e muitos outros atendidos posteriormente: É tão difícil recomendar que lhes deem luz solar por cerca de cinco a dez minutos por dia além de amamentá-los? Ambos esses recursos, combinados, tanto gratuitos como caseiros, têm sido os tratamentos eficazes em todos os casos. Quantas crianças foram internadas ou retidas no hospital por este motivo, com as correspondentes consequências? Ou quantas são medicadas de uma forma inútil e muitas vezes perigosa? Nunca teremos estatísticas sobre este tipo de situações. Porque me atrevo a afirmar que a grande maioria da população recebe mais fármacos do que necessita e tem muito mais distúrbios iatrogênicos do que podemos suportar. Retornemos outra vez a Illich, a Goetzsche e a Laporte: é suficiente. Todos eles investigadores especialistas, desde os anos 70, neste tema[25].

É sempre um tema difícil colocar em evidência como se prioriza a avareza acima do sofrimento humano. Se gasta mal e de maneira escandalosa o dinheiro público — fruto do esforço coletivo —, gerando com ele ainda mais sofrimento, sem aliviar o que supostamente pretendia resolver. Mas, quando isso afeta os pequenos, não é apenas difícil, mas doloroso, indescritível e insustentável. Quantos antibióticos ainda damos às crianças com menos de 12 anos ou com menos de 2 anos por um simples resfriado, uma simples faringite, uma amigdalite[26], uma febre? Há muitos

---

[25] https://catalunyaplural.cat/es/un-50-de-los-medicamentos-precriptos-en-el-sistema-de-salud-son-innecesarios-y-en-algunos-casos-mas-perjudiciales-que-beneficiosos/.

[26] https://www.redaccionmedica.com/secciones/pediatria/la-prescripcion-de-antibioticos-para-ninosenespana-es-excesiva—9090.

anos que a OMS alerta[27] que, se continuarmos com este abuso de antibióticos, geraremos infecções e epidemias impossíveis de controlar e muito mais perigosas do que qualquer coisa conhecida até agora[28].

Assim como, pela própria OMS, a Espanha foi incluída entre os países que mais abusam da antibioticoterapia no mundo. O sobrediagnóstico e a prescrição excessiva são comuns na prática clínica atual de doenças infecciosas na atenção primária. Com base em estudos publicados na literatura médica, identificamos um total de 25 mitos associados ao diagnóstico e tratamento, e apresentamos a literatura correspondente a cada mito. Esses mitos resultam em testes estranhos (sobrediagnóstico) e tratamento antimicrobiano excessivo (sobretratamento). A maioria desses mitos está enraizada entre os médicos de clínica geral do nosso país.

Esses mitos não devem apenas ser desmascarados da nossa prática clínica, mas também revertidos, e encorajamos os nossos leitores a avaliar criticamente a sua prática quando se trata dos equívocos discutidos neste manuscrito. Procuramos orientar os médicos que enfrentam esses cenários clínicos comuns (Moragas, & Córdoba, 2018, p. 57).

Um caso — que sem dúvida representa a um dos mais numerosos entre as doenças tratadas nestes anos entre a população infantil — são as doenças respiratórias crônicas. Geralmente é uma história que quase posso adivinhar desde o início, porque é praticamente idêntica em muitos casos. O motivo da consulta costuma ser, sobretudo, bronquite de repetição, bronquite asmática, mas também pode ser otite ou faringoamigdalite. Os mais frequentes que vêm à minha consulta são os primeiros. Provavelmente porque são os mais difíceis de conviver e os que envolvem medicamentos mais perigosos. Aliás, uma das primeiras perguntas que faço sempre aos mapadres é: "Qual a sua expectativa ao vir aqui?" E quase sempre, nestes casos, duas coisas respondem:

> Que meu filho, é claro. Para curá-lo, não ousamos esperar, porque nos dizem que isso é para sempre, ou pelo menos até a adolescência [e] para diminuir ou parar de dar tantos remédios. Não podemos acreditar que seja bom para uma criatura tomar tantas drogas, indefinidamente, e muito menos imaginar isso durante toda a vida.

---

[27] htpps://www.elsevier.es/es-revista-anales-pediatria-continuada-51-artculo-uso-racional-antibioticos--infecciones-mas-S1696281810700408.
[28] Estamos neste momento atravessando o ano da pandemia do coronavírus-19. E anunciam insistentemente novas epidemias.

A história geralmente começa — acompanhando a conhecida cascata — com um parto difícil, intervenido ou por cesariana. Geralmente continua com a recuperação materna difícil, crise de lactação, se é que alguma vez começou, e início da amamentação artificial e das primeiras doses de vacinas. Quase sempre, poucos dias após a segunda dose da vacina, começa a bronquite, que dura uma semana e mais uma semana de recuperação, e após a terceira ou quarta dose continua a recidivar quase da mesma forma, ou piora. Logo os mapadres me informam: "Fica mal por 15 dias, melhora outros 15 e recai novamente". Após a vacinação de 18 meses, geralmente aparecem sintomas asmáticos. E, entre esta idade e os 3 anos, o diagnóstico de asma já está estabelecido. Além das causas já mencionadas na cascata perinatal, chegamos agora a um tema muito delicado: as vacinas (Uriarte, 1998).

Não vou entrar em análises detalhadas, já realizadas por vários pesquisadores e publicações médicas nos últimos 50 anos, muito mais confiáveis[29]. Prefiro parar e basear-me na minha própria experiência clínica, apoiada em centenas de casos. A maioria das publicações médicas não é relevante para mim, neste caso. Porque um grande número de famílias me disse que após a reação de seus filhos à vacina, foi ao pediatra, o qual não só não tomou nota para notificar a Comissão de Farmacovigilância correspondente, mas também não fez relação entre a vacinação e o estado da criança. Estou falando de dermatites violentas, bronquites, reações febris intensas, alterações de humor, insônia persistente, injustificada e antes inexistente, e outros. Muitas dessas famílias vieram ao meu consultório justamente para tratar seus filhos com essas reações, e, se houve alguma dúvida sobre a origem da doença, para mim ela foi resolvida — mais do que a história clínica em si, a boa resposta dos remédios homeopáticos em casos de afetação por vacinação. Há muitos casos, para detalhar apenas um. Basta dizer que as doenças que tenho tratado frequentemente, relacionadas com esta cascata, ou com a vacinação mais especificamente, têm sido: respiratórias, dermatológicas e gástricas crônicas, insônias graves, estados de irritabilidade, inquietação e hiperatividade — todas de evolução crônica. A maioria dos casos evoluiu satisfatoriamente em poucas semanas ou meses. Em outros, não houve consenso e perseverança suficientes entre os pais para sustentar o tratamento e o acompanhamento durante tempo suficiente, outros melhoraram e um número ainda menor não apresentou remissão.

---

[29] Alguns destes autores já foram citados neste trabalho. Outros são tão numerosos e o tema é tão polêmico que, em vez de uma nota bibliográfica, remeto novamente ao nosso blog: http://artemisalud.blogspot.com/. articulos.otroautores.vacunas.

Durante muito tempo me perguntei por que em algumas crianças havia e em outras não ocorria nenhuma reação, ou por que em graus tão diferentes de intensidade e severidade. Depois dos conhecimentos adquiridos e sobretudo com base na minha própria experiência clínica, acredito que a resposta mais sólida e razoável é o sistema imunológico da criança — é determinante se está sendo amamentada ou não —, mas, sobretudo, o terreno genético. Convido qualquer pessoa a verificar esta realidade no seu ambiente familiar e imediato. Basta investigar doenças que ocorreram no pai, na mãe, nos avós e nos tios, inclusive nos bisavós. É raro que, em crianças vacinadas com estas doenças, não se encontre uma ou mais pessoas sofrendo da mesma doença. É como se o *código genético* contivesse informações *criptografadas*, de modo que basta que apareçam certos elementos externos para *"ativá-lo"* e se *expresse*. O que podem ser esses elementos externos não descobri, e não sei se é possível fazê-lo com informações atuais. O que comprovei é que um deles é a vacinação. Também não estou em posição de dizer se é uma ou várias vacinas que provocam isso. Ou um ou mais dos adjuvantes que acompanham as vacinas. Como os protocolos vacinais atuais não permitem a determinação de uma dose única, podem ser incluídos três a seis ingredientes ativos da vacina, com os adjuvantes correspondentes: dezenas de elementos químicos podem ser encontrados numa vacina. Até 39 são contados na vacina contra a gripe, incluindo metais, culturas de vírus vivos ou mortos, em células de tecidos animais, soros e proteínas de vários animais, culturas de tecidos de fetos abortados, antibióticos, adjuvantes, estabilizantes, conservantes. Assim, torna-se impossível descobrir a qual dessas substâncias aquela criatura é sensível. Mas centenas de casos confirmam-me essa relação, sem dúvida.

Outra questão que deve ser abordada é a atitude incompreensível da comunidade médica e da própria estrutura de saúde em face dos protocolos vacinais que o próprio sistema recomenda. Vou listá-los de forma bastante sintética, pois há informação suficiente nas referências bibliográficas indicadas:

- Não há obrigação de vacinar, de acordo com a legislação espanhola. É apenas uma recomendação do Ministério da Saúde. Muitos profissionais, a maioria, não sabem disso. Eles simplesmente acreditam que é obrigatório. Com base nesta crença pessoal somada à falta de informação rigorosa, insistem repetidamente às famílias sobre a necessidade de vacinar.

- Chegam mesmo a telefonar reiteradamente às famílias, dos respectivos Centros de Saúde, para lhes lembrar desta suposta obrigação e, muitas vezes, pressionam em tom ameaçador. Um cuidado semelhante, embora mais afetuoso, seria desejável no acompanhamento do pós-parto.

- Precisamente porque não é obrigatório por lei vacinar, quando ocorrem RAV (reações adversas à vacinação) e as famílias denunciam, as administrações exoneram-se sempre e ignoram a situação, argumentando que os únicos responsáveis pelo sucedido são @s tutores legais da criança ou dos pais, uma vez que a vacinação *não é obrigatória*.

- Muitos dos casos tratados são de famílias que, após a reação adversa pós-vacinação, se dirigiram ao seu centro de saúde para notificá-la — como é recomendado. Na maioria dos casos, a relação entre as duas coisas foi negada, embora houvesse apenas horas ou dias de diferença entre a vacinação e a reação;

- Existe uma longa série de *contraindicações à vacinação*, reconhecidas e publicadas por especialistas e epidemiologistas notáveis, que não são levadas em conta em cada vacinação, nem creio que sejam conhecidas pela maioria da comunidade médica. E, se o são, é ainda mais preocupante, porque não são aplicados. Se aplicado, muitas das reações adversas que vemos todos os dias em nossos consultórios e em nossas famílias não existiriam.

- Por fim, existe também um *Questionário Pré-Vacinação* publicado pelo Colégio de Médicos de Barcelona[30], que, se aplicado, tornaria a prática vacinal muito mais segura e rigorosa.

Novamente, os recursos do próprio sistema são desconhecidos ou estão em total falta de uso. Duvido muito que seja conhecido pela maioria dos pediatras e médicos de família. Como médica, não estou em condições de recomendar a vacinação ou a não vacinação de criaturas. Acima de tudo, porque não posso assinar nenhum atestado médico que garanta a total segurança de qualquer vacina em vigor e me responsabilize pelas possíveis consequências para a saúde. Desde que me formei, já tinha informações muito marcantes, preocupantes e contraditórias com o que havia aprendido

---

[30] *Cuadernos de Buena praxis. Guía de actuación en la aplicación de las vacunas*, Colegio de Médicos de Barcelona, 2002.

até aquele momento, provenientes de literatura médica europeia confiável. Uma infinidade de dados continua a mostrar-me que existem demasiadas incertezas que merecem consideração. Por exemplo: o adiamento da vacinação DTP no Japão até os 2 anos de idade resultou numa diminuição dramática de até 90% nos eventos adversos graves e fatais da vacina. Assim como o não cumprimento do que está indicado no Decreto Nacional de Indenização referente aos danos por vacinação infantil de 1986, segundo o qual "todo médico que administra vacinas é obrigado a informar os pais sobre os possíveis perigos de uma reação adversa antes de administrar a vacina DTP-difteria, tétano e coqueluche" (Coulter, & Fisher, 1994).

Há demasiadas questões no ar, à espera de serem respondidas de forma clara à população pelas diferentes entidades responsáveis pela saúde pública.

Outra investigação que me confirmou que há muito mais que não sabemos sobre isso foi observar o que acontecia em famílias cuja genética previa um aparecimento patológico destas características, nos primeiros anos, e não ocorria, mas sim de forma muito atenuada ou se autoextinguiu. Ou foi facilmente curado com terapia homeopática e *quase* nunca se tornou crônico. Em biologia, você nunca pode dizer "nunca". A resposta apareceu: na grande maioria destes casos, ocorreram duas circunstâncias:

1. A não vacinação sistemática de criaturas.
2. Cuidado requintado e verdadeiramente holístico de todo o sistema biológico.

Ou seja, praticamente toda a cascata intervencionista, tanto obstétrica como perinatal, havia sido evitada. O sistema imunológico estava protegido desde sua primeira configuração.

A epigenética é, sem dúvida, uma das explicações para tudo isso. A partir de hoje, faltam-me elementos para levar esta análise mais longe. Como confirmação estatística próxima desta investigação clínica, temos o estudo Esenva, realizado com cerca de 500 famílias com estas características no ano 2000, no nosso estado, do qual participei fornecendo alguns dados (Berthoud, 2014).

Parece improvável que seja uma coincidência que, entre estas centenas de crianças, as condições asmático-alérgicas, que nas atuais estatísticas espanholas rondam os 33%, sejam apenas 3%. Esta grande disparidade ocorre em quase todas as doenças crônicas e graves.

A Dr.ª Berthoud, pediatra já aposentada, com uma longa experiência como tal, primeiro na África e depois na Suíça, investigadora de longa data, tem publicado amplamente sobre o assunto. Em um de seus trabalhos, aprofunda o assunto, e centra-se na análise do estado de saúde em longo prazo do grupo de pessoas não vacinadas no seu país e no mundo. As conclusões são reveladoras, no mesmo sentido apontado anteriormente (Berthoud, 2010):

> Há uma conclusão inevitável, prática e poderosa: embora não possamos saber exatamente a origem de muitas destas patologias, estamos em condições de evitar a maioria delas. Essa seria uma das formas de autêntica prevenção primária.

Muitas vezes é difícil para mim aceitar minhas limitações no processo terapêutico com essas famílias. Devo fazer um esforço para manter "distância emocional" suficiente. Tal como aconteceu comigo no passado, quando assistia a partos e observei como partos absolutamente normais terminavam em intervenções injustificadas e em sofrimentos acrescidos e inúteis. Às vezes me pesa aceitar o sofrimento daquilo que simplesmente está além dos meus limites. Mas isso é muito mais fácil do que aceitar o que vejo ser causado. Seja pelo estilo de vida, hábitos, crenças das pessoas e famílias, mas, sobretudo, pelos profissionais e pelas estruturas que supostamente foram criadas para prevenir e amenizar.

Nesse sentido, o que chega ao surrealismo é a quantidade de ocasiões em que tenho que tranquilizar, informar, relaxar, exonerar, quase convencer os mapadres de que não é irresponsável não lhes dar o antibiótico ou corticoide prescrito pelo pediatra. Surreal, porque são os profissionais que prescrevem esses medicamentos — que devem ser administrados de forma extremamente prudente — que devem ser questionados pelas famílias, ignorando a tão alardeada evidência científica. Há muitos anos que alertam sobre o abuso de receitas médicas e os seus riscos, bem como sobre a sua inutilidade. Para compreender este conflito, devemos imaginar ou recordar a situação quotidiana: a família, ou mais frequentemente a mãe, dirige-se ao Centro de Saúde do Sistema Nacional de Urgência de Saúde de um Hospital. É atendida por um profissional, com autoridade conferida pelo cargo que ocupa. Ele receita dois ou três, às vezes quatro medicamentos. Depois, seja porque tanta medicação parece excessiva ou porque a sua intuição a avisa ou porque depois de alguns dias a criança piora ou porque já são usuários do nosso Centro de Saúde, essa família ou essa mãe me liga ou vem me ver. Vejo uma criança menor de 2 anos com faringite ou rinite, até faringoamigdalite, bronquiolite, algumas otites. Após o exame, informo que o uso de antibióticos não é recomendado, porque não está respaldado por evidências científicas, a resposta usual é: "E por que receitaram? Se não faz bem, e não é bom, não deveriam ter receitado, certo?" Essa é a situação surreal: nem sempre encontro as palavras certas para responder. Porque não só existe a razão da ganância das empresas farmacêuticas, as quais pressionam os profissionais de mil maneiras diferentes (representantes na consulta, financiamento de conferências supostamente científicas, financiamento de investigação, publicações médicas), mas há também irresponsabilidade, conveniência, ignorância e apatia de muitos. Torna-se difícil, árduo, paradoxal e eticamente contraditório ter que dar esse tipo de explicação numa consulta que deveria ser apenas para aliviar e curar. Com esta reflexão não procuro desacreditar ou ofender os muito bons e numerosos profissionais de saúde, que colocam todo o seu conhecimento, dedicação, honestidade e saber-fazer ao serviço do paciente. Essa é uma das graves dificuldades desta situação absurda: não há como excluir entre um e outro, exceto com a experiência cotidiana.

É por isso que toda vez que encontro uma pessoa ou família que encontrou alguém que pode estar no segundo grupo, anoto a localização e o nome e, sempre que posso, descubro se é possível encaminhar essas pessoas a este profissional. Acho que oferecer esse tipo de informação também faz parte das nossas responsabilidades.

Por fim, aceitei muito rapidamente que o consultório também é uma sessão de educação para a saúde. Às vezes, é necessário oferecer referências bibliográficas para apoiá-los em suas decisões. E isso é compreendido. Porque é lógico que essas pessoas duvidam do que ouvem, porque a alternativa é desconfiar a partir de agora do profissional que lhes prescreve algo em qualquer Centro Médico.

Um exemplo dessa situação: uma mãe que faz uma consulta por e-mail:

> *Ele começou com febre alta, durou seis dias e fiquei preocupada, o levamos ao hospital e diagnosticaram amigdalite e receitaram Amoxicilina por sete dias. Depois de sete dias ele começou a ter urticárias terríveis, que foram ficando cada vez maiores até se juntarem e cobrirem todo o seu corpo. Eles foram retirados e apareceram em outra parte do corpo. Levei-o ao hospital e me*

disseram que era uma reação ao antibiótico. Foi-lhe prescrito gotas de Estilsona durante três dias, a cada doze horas. Eu sei que as urticárias demoram a desaparecer, mas ele está passando muito mal e a Estilsona está demorando para fazer efeito. Eu não liguei para você naquele momento porque tivemos medo que nos dissesse que a amidalite poderia complicar-se, e logo começou com a febre e não me sentia segura. Há alguma coisa natural para recomendar em uma reação como esta? Quem sabe algo homeopático funcione melhor. Quando termine esse quadro terrível, iremos até você. (Marina).

Demora muito para analisar todos os pontos que aparecem neste caso. Desde a justificação da prescrição de antibióticos para amigdalites — segundo muitos autores, não — até a preocupante frequência com que os corticoides são administrados na infância, na Espanha. Sabemos que existem outros na Europa, nos quais os corticoides são expressamente proibidos antes dos 7 anos de idade, exceto em casos de risco de vida. Por outro lado, certas afirmações, como "Se não der o antibiótico, a sua amigdalite pode complicar-se", são, nesta situação, um estresse acrescido e inútil para os pais. Porque há espaço para uma infinidade de fantasmas e medos. Além disso, para ser exaustivo e correto, deve-se acrescentar: "Também pode causar complicações se você der antibióticos, como foi o este caso". Devemos ter muito cuidado com as informações e com a linguagem verbal e corporal que utilizamos. Frequentemente, o que deveria ser uma recomendação torna-se uma ameaça. A única razão: as próprias crenças do profissional ou os seus próprios medos.

Aqui reaparece a existência da ignorância típica de muitos mapadres, o que deixa espaço para confusão, perplexidade, insegurança, medo. Ignorância, além do nível acadêmico. Medo, mais difícil de viver quando está relacionado com a saúde e a vida dos própri@s filh@s. Mais difícil de suportar essa pressão, à distância, quando chega na forma de e-mail ou telefone.

Certamente, quando muitos finalmente passam por um processo suficiente para dar o passo, sua própria experiência os convence. Eles ficam surpresos ao ver como, com o tratamento homeopático e, às vezes, mesmo sem ele, apenas com cuidados gerais, calma e bom senso, a criatura se recuperou em muito menos dias do que foram avisados. É por isso que venho recomendando e facilitando há muitos anos o manual para pais do pediatra R. D. Mendelsohn (2007). Com o tempo, eles aprendem, passam a vivê-lo como a coisa mais natural e riem de seus velhos fantasmas. Mas houve muitas travessias. E revivê-los com cada família. Porque a experiência de uns não é transferível para outros. Temos que repetir sempre a mesma coisa, acompanhar novamente, apoiar a transição da angústia e da insegurança que sofrem os mapadres de bebês ou crianças menores de 12 anos. Angústia por febre superior a 38º C, amigdalite, faringite, otite, bronquiolite, e tantas situações mais incômodas, do que risco real. Ajudá-los, apoiá-los nas crises agudas, que sem dúvida voltarão por algum tempo, sem que fiquem angustiados, sem que eles desistam, sem que o casal ou outro familiar entre em conflito, é duro. Às vezes acaba sendo impossível. Mas, quando conseguem seguir em frente, confiar, quando já conhecem o caminho de antes, quando conseguem se apoiar entre eles ou comigo, e passam pelas primeiras crises, conseguem libertar-se dos fármacos e viver de "outras maneiras", momentos mágicos ocorrem.

Uma das imensas compensações por tanto esforço, apesar do desamparo e de tanta perseverança, é *compartilhar a alegria*, o alívio e ver que eles não só melhoram, mas que estão curados. Até as expectativas iniciais são quebradas. Às vezes, em algumas semanas, com frequência, em meses, às vezes em anos. Às vezes não acontece, mas que alegria ver que as recaídas cessam, evitam-se as bronquites, as faringoamigdalites de repetição, as perfurações timpânicas, as intervenções programadas no ouvido, as extrações sugeridas de amígdalas ou adenoides, que não precisam de fármacos regularmente, e chega um momento em que só os vejo na revisão anual.

Outro problema que não podemos deixar de abordar, porque é sem dúvida o mais frequente, o que mais preocupa a família, é a febre. Um fenômeno sobre o qual há tanta informação, tão consensual e tão clara, que tal confusão parece incrível. Tod@s os pediatras, sem exceção, conhecem os mecanismos que regulam os mecanismos intimamente ligados à ativação do sistema imunológico e, consequentemente, fazem parte do mecanismo de defesa do órgão e da sua homeostase. O Sistema de Saúde de Andaluzia fornece informações escritas às famílias desdramatizando e tranquilizando sobre a febre. Seria lógico, portanto, que a febre fosse aceita como aquilo que é.

No entanto, foram emitidas milhões de receitas de antitérmicos e as famílias habituaram-se a dar "algumas gotas" de Dalsy ou Termalgin, regularmente, como se fosse água. Às vezes, basta a criatura ficar um pouco estranha para "acalmá-la" com isso.

Não vou insistir num mecanismo suficientemente descrito e aceito na comunidade médico-científica como necessário e útil. E, em ocasiões muito raras, pode tornar-se perigoso. Mas vou acrescentar algumas informações úteis e pouco conhecidas: a conexão *entre a febre, como mecanismo supressor, e o desenvolvimento em longo prazo de doenças crônicas e degenerativas.*

Hipócrates já mencionou que as pessoas que desenvolvem câncer tiveram menos febres do que pessoas que não desenvolveram câncer. Estudos epidemiológicos confiáveis dos séculos XIX, XX e XXI mostraram que as pessoas que apresentam vários episódios febris na infância desenvolveram menos câncer numa idade mais avançada (Hoffman, 1916, 1, pp. 21-48).

Em 1998, um estudo-controle fiável descreveu que, com probabilidade de 95%, passar a infância com doenças febris (*Febril Infectious, Childhood Disease* ou FICD) resulta em uma redução entre 5% e 32% de todos os casos de câncer, exceto o de mama, com uma média de 18%. Isto é muito significativo. Para os Países Baixos (2007, 87 mil novos casos por ano), isto significa mais de 12 mil casos por ano.

Outros estudos descrevem a mesma ligação entre o aumento do número de casos de câncer e a diminuição de doenças febris na infância como resultado de vacinas, terapia antibiótica e antipiréticos nas últimas décadas (Kato et al., 2002, 13, pp. 965-74). Parece que, quanto mais infecções agudas com febre alta, inclusive na idade adulta, menor o risco de câncer.

O uso de antibióticos, antitérmicos — por exemplo, paracetamol e aspirina —, anti-histamínicos e até descongestionantes — sprays nasais — aumenta o risco de câncer. G. Mastrangelo e outros descreveram que na Itália, entre 1859 e 1963, cada diminuição de 2% na mortalidade por uma doença contagiosa parecia ser seguida por um aumento de 2% na mortalidade como resultado de câncer com um intervalo de dez anos (Mastrangelo, Fadda, & Milan, 1998, 14, pp. 749-54).

Claro que existem mais fatores, alguns conhecidos (tabaco, álcool, poluição, tóxicos) e outros desconhecidos, que contribuem para o desenvolvimento de certas formas específicas de câncer (pulmão, fígado). Mas isso não explica tudo. Parece que as doenças febris alteram e melhoram o sistema imunológico. As infecções que afligem a humanidade há milênios também parecem ser benéficas (Hoption Cann et al., 2006).

Dados para continuar refletindo, ou pelo menos agindo menos impensadamente.

A seguir, a Dr.ª Moyer comenta a segunda seção: CEBM Oxford. Setembro de 2015. *The Not-So-Well Child: Overdiagnosis in Pediatrics.* "Vídeo". *YouTube.* https://youtu.be/nb0YwIPqnXU

Diagnóstico correto, mas o tratamento não traz nenhum benefício

- Neuroblastoma: o exame de triagem é inofensivo e muito fácil de realizar (urina), mas tem causado um aumento dramático no diagnóstico de tumores em estágios iniciais, sem alterar o número de tumores em estágios avançados ou a mortalidade. O neuroblastoma em crianças menores de 1 ano é biologicamente diferente e geralmente retorna. E muitas vezes tratamos o bebê com cirurgia e quimioterapia. Aqui é muito semelhante o sobrediagnóstico de câncer em adultos com rastreamento em pessoas assintomáticas (câncer de mama, câncer de próstata). O nosso conceito de câncer tem que mudar, uma vez que muitos cânceres não matam a pessoa que o tem. Alguns crescem muito lentamente e essa pessoa morre de outra doença, outros nem crescem e alguns até regressam e desaparecem.

- Refluxo vesico-ureteral: a maioria se resolve por conta própria com o tempo, e os tratamentos que realizamos não afetam o prognóstico.

Em seguida, passa a comentá-los:

- Riscos dos testes diagnósticos.
  » A exposição à radiação [tomografia computadorizada (TC), radiografia de tórax] aumenta o risco de câncer ao longo da vida. Em UTI pediátricas neonatais, radiografias de tórax diárias são frequentemente realizadas em bebês de 1 kg. São necessárias?
  » Duas ou três tomografias computadorizadas de crânio triplicam o risco de câncer no cérebro. A maioria das crianças que sofreram um traumatismo cranioencefálico e parecem bem são submetidas a uma tomografia computadorizada de crânio, que detecta pequenas hemorragias ou fraturas cranianas sem importância clínica.

- "Patogênese pediátrica".

- Síndrome da criança vulnerável", descrita pela primeira vez em 1964. Dizer a uma criança menor de 1 ano que ela tem sopro cardíaco (a grande maioria não é importante) afeta a sua vida. Quarenta por cento destas crianças tiveram a sua atividade física restringida quando iniciaram o ensino médio! Quando você diagnostica alguém, esse alguém automaticamente fica doente, podendo passar mal o tempo todo.

- Rotular com um transtorno ou doença aumenta o uso de medicamentos, mesmo sabendo que, em muitos casos, o medicamento não faz efeito. E todo medicamento tem riscos. Um terço das crianças com diagnóstico de alergia alimentar sofre *bullying* e têm pior qualidade de vida. Uma criança assintomática nunca deve ser diagnosticada com alergia alimentar por meio de um teste de IgE no sangue.

Quantas criaturas passam por cada um desses procedimentos à custa de sofrimento inútil, futuras doenças crônicas, perda de tempo, desperdício de dinheiro? São perguntas que nos instigam a buscar respostas, como mapadres e profissionais de saúde.

Por outro lado, sempre com a intenção de alívio e cura nos menores, a ciência em geral, e mais especificamente a da mais atual psico-neuro-imuno-endocrinologia (Pert, 1997), coloca-nos na pista para outras possíveis interpretações de distúrbios físicos.

Vejamos um caso real, que continua sendo uma forma mais acessível de entender:

Uma criança de 15 meses, muito desejada. Filho único de ambos os membros do casal. Pai e mãe com ensino superior. Depois de mais uma *via crucis* de médicos especialistas, eles chegam ao meu pequeno recanto na serra, em busca de uma resposta, de ajuda e, sobretudo, de uma saída para o desespero. A criatura chora e chora, reclama, com consolo muito difícil, noite e dia. Está permanentemente inquieto. Vem diagnosticado — como muitos outros — com "refluxo gastroesofágico", embora nunca tenha vomitado. Depois de ter passado por todos os exames do protocolo, inclusive com contraste gastroesofágico, com sulfato de bário, tudo dá resultado de normalidade orgânica. Mas o diagnóstico clínico continua o mesmo e ele tomou vários medicamentos, como omeprazol, ranitidina, nada inofensivos, aliás.

O texto anterior (Dr.ª Moyer) foi publicado vários anos depois desta consulta. Mais uma vez, primeiro a experiência, a minha própria análise, a minha intuição e depois a verificação bibliográfica. A realidade para mim era clara: não era possível que, no decorrer de alguns anos, uma entidade antes desconhecida aparecesse de repente e fosse tão frequente. Comecei a desconfiar que era preciso fazer como tantas outras vezes: deixar de lado o diagnóstico, o "rótulo", o significado médico nosológico, e entrar na realidade. A exigência clara dos mapadres: "Queremos parar de testá-lo, parar de lhe dar fármacos e ver de que outra forma podemos ajudá-lo e melhorar esta situação insuportável para todos". Comecei a puxar o fio. A "cascata" vai aparecendo desde a gravidez. Não consigo descrever todo o labirinto por onde o fio nos conduziu, mas posso citar alguns de seus marcos: a ansiedade materna surge desde a gravidez, distúrbios gástricos importantes — subestimados e também tratados com Ranitidina, Cariban e Almax. O primeiro é recomendado não ser utilizado em gestantes devido aos possíveis efeitos de malformações fetais. Do segundo, uma longa lista de possíveis efeitos colaterais inclui risco de alterações no sistema nervoso de "excitação paradoxal, tremor, confusão, náusea". E para o terceiro existem duas versões: recomendada e não recomendada a gestantes.

Obviamente, se houve ansiedade, a manifestação gástrica costuma estar intimamente ligada a esse quadro. Mas não se foi às fontes. Mais uma vez, tentou silenciar o corpo suprimindo os sintomas. Ao continuar a puxar o fio, surge: uma situação de estresse e tensão no casal, devido à sua inexperiência, insegurança como mapadres, e correspondentes experiências individuais, que os levaram a uma situação de grave tensão, incluindo o reassentamento na casa dos avós, para tentar ter mais apoio, conseguindo o efeito oposto — todos amplificaram a sua preocupação e ansiedade. Tudo nos levou a um dos marcos mais importantes da história da família: situações muito conflituosas e angustiantes para a mãe, que amamentava, e obviamente repercutiram na criança — estados dramáticos de ansiedade no pai, que a mãe não conseguia gerir, e que se manifestavam no estado de inquietação da criatura. É muito claro: o que chamamos de ansiedade nada mais é do que um estado de medo, preocupação, nervosismo intenso, que nas criaturas se manifesta na forma de inquietação, movimento, choro, irritabilidade e, muitas vezes, também na alteração de sua estrutura orgânica básica como a digestão ou outras. Porque o estado mental provoca alteração dos neurotransmissores, que, por sua vez, enviam mensagens bioquímicas pela via simpática aos órgãos, com os sintomas correspondentes.

Iniciamos o tratamento homeopático, após a correspondente discussão da informação e da situação, com os pais. Com instruções básicas diárias e suporte permanente por telefone e e-mail.

Após dois meses, a melhora ficou evidente, o uso de medicamentos químicos havia desaparecido desde o primeiro dia. Eles iniciaram uma nova etapa, que continuaria por muito tempo. Porque isso geralmente é um processo. E é isso que há de misterioso e emocionante nestas situações, que, apesar de dolorosas, são úteis e transcendentes para a família. Continuar a puxar o fio levou-nos, ao longo de meses e anos, a redescobrir nós traumáticos de ambos os pais, que não vamos revelar aqui. Nós que geravam angústia, que vinham batendo silenciosamente e silenciados ao longo da vida, aguardavam o momento de reaparecer, quando mais precisavam e estavam motivados para entender melhor seu bebê e poder ajudá-lo. Enquanto se redescobrem como criaturas não cuidadas adequadamente na época, não amadas, ou simplesmente não bem tratadas. Ambos seguem seu próprio caminho de cura profunda, enquanto acompanham o filho, hoje com 6 anos, para continuar crescendo. Enquanto isso, aprendem a agradecer pela oportunidade que a *mapaternidade* lhes oferece, de revelar e curar agressões, ansiedades, medos ocultos. Também para canalizar e expressar suas necessidades e emoções de forma mais saudável. Mais uma vez, no crescimento da criatura, promove-se o crescimento de cada membro da família e da própria família. Frequentemente, curar uma criatura abre caminho para curar a família.

Este é mais uma vez o caso revelador de que o conflito físico e médico que a criança manifestou poderia ter múltiplas origens, aparentemente como já descrito na cascata perinatal. Mas, sobretudo, destaco um dos mais difíceis de visualizar: o sintoma do filho é apenas a "ponta do iceberg", que é o núcleo familiar e, principalmente nestes casos, a relação do casal em geral e a sombra individual de cada membro da família. Sombra que surge, como o iceberg, em situações que fazem com que os sistemas defensivos e adaptativos instalados na infância e adolescência de cada pessoa se movam, eclodam e choquem-se.

A proposta é: não olhe para o outro lado. Não silencie o sintoma como se fosse possível isolar um órgão do resto do corpo. Não se equilibrar em uma base rachada. Não saia pela porta falsa como uma saída de emergência.

A proposta — sempre que possível e a capacidade de ambos permitisse — seria aproveitar aquela fissura para "trocar a pele". Aproveite que tudo o leva a olhar com atenção o que está acontecendo e "retroceda" à sua própria história, enquanto se constrói a do seu filho e, ao mesmo tempo, a da família.

Não é simples. Não é confortável. Não é rápido. Não pode ser delegado. Requer altas doses de honestidade, coragem, necessidade de viver autenticamente e uma clara determinação de ambos os componentes do casal. Mas o resultado vale muito a pena. Tod@s sabemos que não existe "mágica" que resolva nossas vidas. Muitas dessas soluções aparentes, como a supressão de sintomas, são apenas adiamentos que tendem a gerar conflitos ainda maiores. É uma situação bem conhecida: a vida de um casal muitas vezes se baseia no sofrimento silenciado de um ou de ambos, ou na busca de soluções encobrindo os conflitos, que depois explodem na nossa cara, somados ao antigo ressentimento condensado e disfarçado com mil faces diferentes sob o conceito de que "não nos entendemos".

Construir uma família implica realmente — se nos aprofundarmos no seu significado etimológico — instruir, educar, dar instrumentos. Erguer um edifício humano representa, entre outras coisas, conhecer bem os materiais e tentar escolher os melhores, ter clareza do projeto, prever o tempo necessário, desenhar as diferentes etapas, construir a base muito sólida, para que os diferentes níveis possam ser apoiados. Envolve design, trabalho, tempo, ajuda, colaboração, bons materiais, esforço, paciência, método certo, determinação, perseverança, adaptabilidade a imprevistos, adaptação de ritmos e sempre as surpresas de última hora: desde as possíveis e surpreendentes ruínas de valor arqueológico — intocáveis — até os escombros que atrapalham, sobre os quais foram construídas as fundações. Em suma, a incerteza da vida.

Em muitos destes "projetos", o momento da amamentação é, pelos inúmeros fatores físicos e socio-psico-emocionais que acarreta, um dos mais propícios para que a "revisão do projeto de construção de uma família" seja colocada à prova. Assim como o projeto das pessoas mais envolvidas: a mãe e a criança.

A amamentação é um evento com dimensões ainda difíceis de compreender. Com a gestação e o nascimento, é o fato biológico mais mágico que conhecemos. Os aspectos biológicos são cada vez mais conhecidos, mas ainda incompletos. Na verdade, é impossível imitar o leite materno, nem os seus benefícios. Mas a dimensão psicoafetiva é ainda mais desconhecida. Tanto no impacto nas criaturas quanto nos efeitos que produz na mãe. Muitas mulheres descreveram esta experiência como a mais sensual das suas vidas, muito mais do que uma relação sexual adulta partilhada e satisfatória. Outras a experimentaram como um grande esforço, ou um grande sacrifício, até mesmo uma impossibilidade. Outros gostam de um grande sofrimento, que não os compensou. Muitos de vocês experimentaram isso com luzes e sombras. Muitas vezes, antes do assentamento dos primeiros três meses, ocorre a maior parte dessas crises, nas quais se decide se a mulher finalmente conseguirá superar as dificuldades e se a dupla mãe-bebê poderá desfrutar por muito tempo da experiência irrepetível que é amamentar. Essas crises vêm expressas de muitas maneiras — sempre a individualidade! Algumas estão ligadas ao que há de mais natural e frequente: ajustamento inicial, inexperiência, cansaço, solidão... Outras se manifestam sob a forma de sintomas. Aí facilmente perdemos de vista esse fato como parte da biografia "oculta" de uma mulher e, portanto, a possibilidade de curar uma possível ferida gravada em sua "caixa-preta", como vimos nos capítulos anteriores. Os sintomas mais comuns são dores, rachaduras e mastite, basicamente. O risco mais grave: a perda da amamentação, com consequências na saúde da criança em curto e longo prazo, bem como na saúde da mãe.

Marina é uma mulher com menos de 35 anos que teve seu filho planejado com o companheiro. Ela vem porque, aos 3 meses de sua filha, vem caindo progressivamente em uma depressão e está prestes a parar de amamentar completamente, pois a tudo isso se soma a mastite de repetição, além de ter um abscesso de 3 x 3 cm na mama esquerda. Ela ofereceu lactância mista desde o início. E está cada vez mais difícil para ela manter a pouca amamentação possível. A história da gravidez e do parto é muito semelhante à que descrevemos nas páginas anteriores e faz parte daquelas que ocorrem com a cascata intervencionista. Nesta ocasião, a cascata começa com a decisão do obstetra particular, na 38ª semana, de induzir o parto — obviamente perto das férias programadas —; e, se por algum motivo algo não correr bem, "Não se preocupe, programamos sua cesárea". Por causas tão pouco justificadas como "Parece que sua pelve é estreita", "O bebê tem volta no cordão", "Assim tudo vai ficar mais controlado", "Seu leite subirá melhor". Nenhuma dessas causas se sustenta do ponto de vista médico. Mas nem ela nem o marido sabem. Mais uma vez, seguem as orientações, acreditando que é o melhor.

E, como acontece na maioria desses casos, termina em cesárea. Duas semanas depois, começa uma mastite, tratada normalmente com antibióticos, antitérmicos e retirada do bebê da amamentação. Em seguida, aumenta a situação de ansiedade e angústia que a mãe já sofria. A depressão pós-parto começa e o fracasso da amamentação é iminente. Até aquele momento ninguém havia investigado sua história clínico-biográfica prévia, nem a considerava como fator de risco para todas as situações a que esteve exposta. Por razões biográficas muito longas para serem detalhadas aqui, ela sofre de sintomas de quadros ansiosos e ansiedade hipocondríaca desde a juventude, nunca tratados. Situações relacionadas a experiências sexuais traumáticas na infância, nunca curadas. No início da gravidez, ela sofreu algumas perdas de entes queridos, o que a fez ativar novamente aquela ansiedade. Obviamente, o choque pós-traumático da cesariana não melhorou a situação. De resto, mais do que já foi descrito: o efeito supressor da medicação, a solidão dos primeiros 15 dias pós-parto sem nem sequer estar minimamente recuperada da cirurgia, o desconhecimento e a falta de apoio fizeram o resto.

Mais uma vez, informações simples, detalhadas e compreensíveis, a constatação da sua real vontade e desejo de continuar a amamentar, a desmedicalização, recursos terapêuticos naturais e locais, a homeopatia e o apoio individualizado fazem o resto. Em dois dias o abscesso mamário é esvaziado e a dor e a inflamação desaparecem. Em uma semana, está tudo bem. Em dois, cicatrização rotacional do abscesso mamário. Em um mês, 100% da amamentação foi restaurada, que se mantém por quase três anos. Enquanto isso, a mãe vai saindo do estado depressivo e passando por um processo de amadurecimento e cura em sua vida. Eles prosseguiram a sua vida familiar, de forma autônoma e saudável, durante mais de dez anos.

Poderíamos expandir bastante a análise desta história, mas decido simplificar. O bloqueio emocional-sexual que a mãe sofria cronicamente foi reforçado e aprofundado com a cesariana e a iatrogenia médica, causando ainda maior insegurança na sua capacidade de mulher. Capaz de parir, cuidar e nutrir o filho. Reforçando sua parte infantil, dependente, ansiosa e sua antiga ferida emocional-sexual. Seu corpo tentou repetidamente manifestá-lo, fazendo com que o "velho iceberg emocional" se expressasse por meio do corpo e das emoções. Sentir-se ouvida, acolhida, compreendida, apoiada, compreender o seu próprio processo e querer dar esse salto conscientemente deu-lhe o impulso para curar o local e o profundo. Com os auxílios já citados: físicos, emocionais, energéticos e familiares.

Outra situação mais recente, mais difícil que esta, é a de Elena:

Uma mulher de 30 anos que vive feliz sua primeira gravidez planejada com seu parceiro. É preparada com a nossa formação e apoio para um parto respeitado em centro hospitalar, quando já havíamos conseguido implementar os planos de parto. Tudo acontece com sucesso, elas recebem o bebê com tranquilidade e têm um pós-parto tranquilo. Mas, depois de algumas semanas, começa a dor nos mamilos, que se traduz progressiva e rapidamente em fissuras em ambos os seios. Geralmente esses casos se resolvem de forma rápida e fácil com ajuda local, com revisão e ajuste da técnica de amamentação. Mas nesta ocasião aconteceu algo muito estranho: as fissuras saravam e reabriam, ou permaneciam, tornando-se cada vez mais profundas. Um dos casos mais dolorosos e difíceis que pude atender. Não respondeu suficientemente a nenhum dos recursos terapêuticos, nem locais nem homeopáticos. Chegou a aceitar a insistência da família e d@ companheir@ em tomar antibióticos e tratamentos alopáticos, sem resultados. Finalmente, sua enorme necessidade e desespero e minha intuição se uniram. E eles nos disseram que havia informações que, ou estavam escondidas, ou escaparam a mim ou a ela. Na verdade, ela permitiu e juntas pudemos ir "puxando o fio" até encontrar a ferida original: o abuso sexual prolongado na infância e na adolescência, que ela havia enterrado na memória. Em parte conscientemente e outra inconscientemente, ela não tinha sido capaz ou não estava disposta a abordá-los antes. Entre outros motivos, porque não havia notado nada de anormal em sua vida emocional e sexual quando adulta. Nem eu os havia detectado. A partir daquele momento, as semanas de dor, sangramento e angústia pelo medo de perder a amamentação do bebê terminaram em poucos dias. Para nunca mais voltar. A amamentação durou três anos.

Durante as semanas que todo este processo durou, viveu e vivemos outra das experiências milagrosas que vivemos todos estes anos: a da magia da solidariedade entre as mães. Por meio, primeiro, de uma das novas mães do grupo de infância da época, depois com o apoio das demais, seu filho conseguiu manter o consumo de leite materno necessário para não ter necessidade de amamentação artificial. Enquanto isso, foram tecidas redes de afeto, apoio e suporte mútuo e aprendizado, que perduram após os anos que se passaram.

Figura 16 - *Apoio na amamentação*

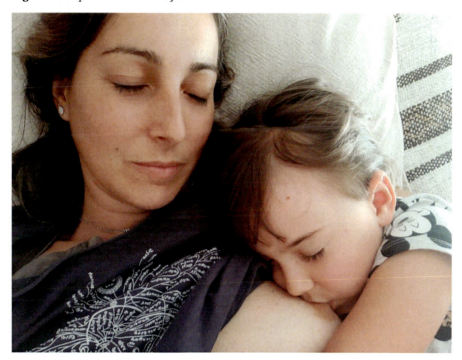

Nota. Acervo da autora.

Figura 17 - *Ajuda com a lactância*

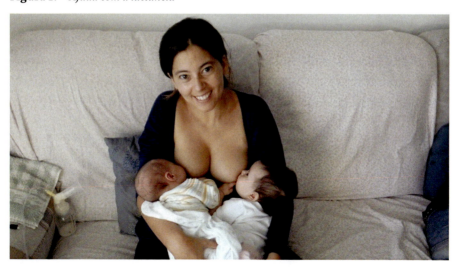

Nota. Acervo da autora.

Mais uma vez, a cura do sintoma andou de mãos dadas com a cura da ferida profunda. Elena iniciou um processo de cura para si e para toda a sua família de origem, que se prolongou ao longo do tempo: promovendo a sua evolução e crescimento como mulher e profissional, abandonando o emprego que não a satisfazia, formando-se em temas relacionados com o mundo materno-infantil, mudando de profissão e definitivamente empoderando seu corpo, seus processos e sua vida. Oferecendo assim à filha um dos maiores presentes que é possível oferecer a uma criança: uma mãe que se liberta da pesada bagagem do passado, uma mãe que representa uma referência de que é possível curar e curar-se com o tempo, na profundidade e num processo em cascata — do passado ao presente e ao futuro. Ao dar a vida e querer oferecer o melhor de si, essas mulheres também conseguiram, como muitas outras, encontrar o melhor de si — embora, para isso, teriam que ser corajosas o suficiente para levantar os tapetes velhos, remover os sótãos e porões antigos e descarregar bagagens velhas, escondidas e tóxicas. Aliás, criem nossas criaturas para a consciência e não para a cegueira, como diria Claudio Naranjo.

Natália é outra mulher que, na vivência da maternidade, encontrou parte de sua sombra. A caixa-preta, novamente. Já havíamos explorado suas experiências um tempo atrás, desde seu pedido de ajuda devido a dificuldades no relacionamento afetivo e sexual, antes de engravidar. Ela se conectou com suas experiências de infância e adolescência de abuso sexual por parte de seu pai. Ela havia passado por toda aquela dor oculta, que repetidamente dificultava seu caminho. Ela viveu a maravilhosa experiência de desbloquear sua capacidade de sentir prazer com seu corpo. Ela avançou. Descobriu. Ela compartilhou esse processo com seu grupo de colegas, de uma forma curativa. Mas não foi suficiente empreender uma terapia mais profunda e de longo prazo. Ela desapareceu de cena por alguns anos, sabendo que o trabalho não estava concluído. Quando reapareceu, estava numa situação extrema: estava grávida, a relação não era de um casal sólido ou estável. Ou seja: o projeto não estava desenhado, nem havia bases sólidas. Ela conseguiu dar à luz normalmente. Mas, nesta ocasião, a sombra bateu, em pleno pós-parto: e desencadeou-se numa psicose. Ela nunca havia sofrido um distúrbio psicológico grave com características semelhantes. Mas tampouco havia sido submetida a tal pressão: cuidar, acompanhar, apoiar, criar um filho, sem ao mesmo tempo sentir-se apoiada ou cuidada. Seu parceir@ não estava preparado para isso. Nem a estrutura, nem a pessoa que a estava acompanhando.

Ela ainda não havia curado completamente sua ferida e, sobretudo, não havia se reconstruído como mulher. Sua família de origem não tinha condições de apoiá-la. Ela se reencontrou, sem esperar, novamente com o cerne do seu sofrimento. Solidão. Angústia, Insegurança. Abandono. Culpa. E quebrou.

Mas novamente a tribo, o grupo de apoio, veio ao seu encontro. Ou melhor, ela veio até ele. Com muitas limitações, entre elas, geográficas. Porém, com o apoio parcial da família, do grupo em nível emocional, do apoio na amamentação, do apoio profissional e, sobretudo, da sua determinação e força, ela seguiu em frente. Depois de alguns meses, na avaliação final do grupo, ficou assim expresso:

> *Diria que ser mãe me proporcionou, até agora, é: viver mais o presente a nível social, econômico e pessoal; sentir orgulho de ter criado uma vida com todos os seus prós e contras — agora estou mais interessada nos contras —; saber que nisso estou pouco acompanhada ou não do que preciso/quero; saber o que tenho que aprender ou desaprender; não me deixar levar, mas estar presente, porque a vida passa muito rápido; um medo que eu não sabia que existia; um amor, isso também não; e um instinto que me domina, não permitindo a entrada de ninguém que não seja digno da minha aprovação.*
> *No caminho perdi: a mentira ou o engano por parte daqueles que me cercavam; uma parte de mim é egoísta, embora ainda reste alguma coisa, já que não sou mais a protagonista. É como se eu estivesse escondida ou em outro plano. Também o conceito de família e de enfrentar as coisas com o companheiro, bem como a falta de comunicação entre mim e os outros.* (Natália).

Não podemos aprofundar o caso, mas é necessário mencionar que existem heranças transgeracionais. Há todo um conjunto de conhecimentos que, desde B. Hellinger, vêm se desenvolvendo e se expandindo. Temos evidências científicas disso. É mais um tema interessante que mais uma vez liga o passado ao presente e ao futuro, mostrando que o tempo ainda é apenas um conceito. E que tudo o que existe está interligado no tempo (Ulsamer, 2003).

Por outro lado, é preciso mencionar aqui que estas duas experiências são apenas a ponta do iceberg, pois a experiência vivida nos diz que são inúmeras. É assustador pensar que, se esta é uma das manifestações mais frequentes das consequências do trauma e do abuso sexual em meninas e mulheres jovens, o fato de 70% das meninas serem abusadas leva-nos a um espaço inimaginável. E explica que — fora as iatrogenias médicas e outras causas — não há mais de 20% de partos verdadeiramente normais e que as taxas de amamentação exclusiva durante seis meses não chegam aos 30%.

Mais uma vez, confirmamos que tudo está relacionado. Quando falamos em violência de gênero geralmente temos a imagem de um homem batendo em uma mulher. Esta é apenas uma pequena parte das múltiplas formas e consequências dessa violência. Porque não podemos esquecer que, tanto nos casos citados como em geral, os agressores são principalmente os homens da própria família (pais, avôs, irmãos mais velhos, tios). Um relatório muito recente da ONU sobre a violência de gênero afirmou que o lugar mais perigoso para as mulheres no mundo é a sua própria casa.

Não queremos deixar essa afirmação como a última deste capítulo. Também não queremos esconder isso. É uma realidade cruel, mas que deve ser enfrentada se quisermos melhorá-la até sua extinção, para continuar a lançar as bases para um mundo mais humano. Mas para isso é necessário continuar a tornar visível outra realidade esperançosa que também existe e da qual somos testemunhas oculares há muitos anos: graças também ao fato de haver homens que costumam acompanhar estas mulheres, profissionais e investigadores masculinos sensibilizados, políticos homens que apoiaram e sustentaram a iniciativa de uma grande maioria de mulheres — profissionais, ativistas ou protagonistas destas situações —, estamos conseguindo dar passos como mulheres, como mães, como famílias, como cidad@s do mundo, como seres human@s. E devemos continuar! A humanidade avança porque há *pessoas* que trabalham para isso. As pessoas avançam porque a energia da humanidade as impulsiona. E essa é uma realidade que adquire o seu maior poder em situações extremas de intimidade, reprodução e infância.

Tudo parece indicar que esta é a condição humana. Porque existe uma extensa literatura que nos lembra que a luz é encontrada por meio de experiências dolorosas. Quer entendamos ou não. Assim resume um dos médicos mais reconhecidos, admirados e grandes inspiradores da minha trajetória, Carl Jung:

> Não há despertar da consciência sem dor. As pessoas farão qualquer coisa, chegando ao limite do absurdo para evitar enfrentar a própria alma. Ninguém se ilumina imaginando figuras de luz, mas sim tornando consciente a escuridão.

7

PESSOAS IMPORTANTES. ARMADILHAS A EVITAR. INVESTIMENTOS DE GRANDE ALCANCE. COMO RECUPERAR O QUE FOI PERDIDO. COMO CONTINUAR INVESTINDO. A FAMÍLIA: ARMADILHA-TRAMPOLIM. APOIO E LASTRO. AS TRIBOS

> *Quando nos tornamos pais, muitas vezes utilizamos nossos filhos como vítimas propiciatórias: perseguição, por outro lado, totalmente legitimados pela sociedade, aproveitando de um certo prestígio, desde o momento em que se adorna com título de educação. O drama é que o pai ou a mãe maltratam seu filho para não sentir o que os próprios pais fizeram com eles. É assim que se assenta a raiz da violência futura.*
> Alice Miller

A linguagem de Miller pode parecer muito dura, talvez porque já se passaram algumas décadas desde que o texto foi escrito. Talvez porque a forma como ela diz não é muito compassiva com os pais. Talvez porque seja difícil reconhecer as doses de violência oculta ou aberta que se escondem por trás das paredes de uma casa. Por falta de consciência. Por ignorância. Devido à sobrecarga. Porque assume formas muito sutis. Porque, se compararmos com "outros tempos", este não é reconhecido como tal. Porque não é incomum que desentendimentos, conflitos e violências ocultas entre um casal sejam projetados nos filhos.

Não é fácil olharmos no espelho como mapadres. Nem frequente que os conflitos de casal sejam confrontados com responsabilidade pessoal e honestidade, e não se atribuam ao "trabalho", ao "cansaço" ou à criatura. Costumo dizer que a gestação dos divórcios ocorre nos primeiros três anos de vida do primeiro filho. Se não, acontecerá alguns anos depois, ou como consequência das feridas daquela fase entre o casal.

É o caso de uma família que vem ao nosso centro, como outras muitas conduzidas pela mãe. Família classe média-alta. Casal disfuncional — aparentemente normal, mas muito distanciado emocionalmente e com muitos abusos emocionais do marido para com a esposa, o que ela nega em uma primeira etapa. O menino tem 7 anos e foi diagnosticado com atelectasia pulmonar: uma parte do pulmão não funciona. Além disso, com um quadro de bronquite de repetição e diagnosticado como asmático crônico desde os 3 anos. Antecedentes familiares também de transtornos respiratórios crônicos.

Uma grande parte da "cascata pós-natal" e infância ocorre novamente aqui: mãe que não foi apoiada pelo pai nem pela família próxima. Fracasso de lactância. As 32 doses de vacinas habituais dos primeiros 3 anos. É um dos casos frequentes em que a coincidência do início dos sintomas respiratórios e das doses de vacina correspondentes é completa.

Creche desde os 16 meses. Quadros de resfriados a partir do quarto mês (a mãe inicia a vida profissional) e, progressivamente, a partir dos 16 meses. Cada vez mais frequente. Bronquite. Tratamentos repetidos: muitos antibióticos, corticoides regulares, Ventolin etc.

Chama atenção o fato de a criança tossir muito mais na presença dos pais. Quando pergunto sobre a escola, o estado dele lá é praticamente normal. Enquanto ele está na sala de espera, brincando sozinho (sempre presto atenção nas criaturas, enquanto faço o histórico e elas brincam perto ou longe, nos sons e nas atitudes), não escuto a criança. Só de entrar e começar a ouvir a mãe falar sobre sua saúde a tosse se desencadeia. Chama atenção também que ele seja uma criança extremamente obediente, a ponto de ser algo marcante para mim, e tomo isso como um sintoma de valor homeopático. Procedo da forma habitual: melhoria dos hábitos alimentares, exercícios de contato corpo a corpo com a mãe — com a desculpa que ajuda com ginástica respiratória —, homeopatia e instruções sobre a relação com ele, no sentido de lhe dar mais espaço, mais possibilidade para se expressar. E de forma sutil indiquei à mãe a possível influência dos conflitos familiares em sua condição.

Em três meses ele está assintomático. E "muito feliz", por não ter que usar medicamentos e por ter conseguido tirar todos os fármacos do armário.

Mas a vida continua, ele passa muitos meses em boas condições, mas numa das crises do casal a mãe adoece, e ele também. A pressão do pai para voltar ao antigo tratamento e a fragilidade da mãe fazem o restante. Durante algumas semanas ele retoma o uso dos medicamentos e retorna aos antigos sintomas. Além disso, a irmã mais nova começa a apresentar os mesmos sintomas.

Quando retornam à consulta, ajudo a mãe a rever a evolução e observar possíveis relações entre eventos e sintomas. Nas próximas semanas, a mãe decide que não cederá a nenhuma pressão que afete a saúde dos filhos. E também traz a filha para que eu possa tratá-la. Daí até entender que deveria tomar mais decisões é um passo. Ele permaneceu assintomático novamente por meses, assim como sua irmã. Embora o conflito do casal ainda esteja presente, ele já foi descoberto. Sem dúvida, isso significa que o seu relaxamento com o tratamento homeopático farão o resto.

Finalmente, um ano e meio depois da primeira consulta, a decisão da mãe de separar-se é um fato. A melhora dos dois irmãos se consolida e algo muito curioso acontece: a mãe me pergunta se a homeopatia tem alguma coisa a ver com a mudança que está ocorrendo nele: ele está bem menos obediente!

Vemos nesta experiência quanto os sintomas orgânicos e as situações vivenciadas estão intimamente interligados. Como o ecossistema familiar influi no sistema biológico da criatura. Acompanhei dezenas de casos em que essa relação se manifestou de diversas formas: sintomas respiratórios, febres súbitas, distúrbios digestivos, prisão de ventre, vômitos ou diarreia crônica, erupções cutâneas de múltiplas formas, dores de cabeça recorrentes.

Lembro-me de um pai que tinha uma tendência quase compulsiva de oferecer fármacos à filha para pequenos distúrbios, embora estivesse prestes a querer usar remédios naturais. Isso significou um conflito entre o companheiro e a mãe da criança, que não entendia esse paradoxo e não conseguia encontrar uma forma de resolver essas situações quando elas ocorriam. Algo paradoxal também aconteceu: ele, que amava muito a filha, tinha tempo para estar com ela, mas evitava estar sozinho com a menina. Após a primeira consulta, ele ainda ousou admitir que essa situação desencadeava "pressão no peito e muita inquietação". Ele estava descrevendo um estado de ansiedade. Quando nos aprofundamos bastante na história da família, apareceu algo que nos deu pistas: era um menino abandonado pelo pai, que o necessitava muito e ao mesmo tempo odiava. Ele cresceu com grandes inseguranças. Agora muitas vezes ele continuava a se comportar como uma criança/adolescente, conforme explicou sua companheira — em relação à TV, à comida, à ordem etc. Quando sugeri que talvez ele não confiasse na sua capacidade de "proteger a filha como um pai", ele abordou a sua própria ferida. Ele ficou emocionado. E foi capaz de começar a olhar com outros olhos para o relacionamento com sua filha, com a esposa e com o próprio menino ferido. Estas duas situações conduzem-nos a um dos capítulos mais frequentes e ao mesmo tempo mais difíceis da parentalidade: a diferença de critérios na hora de decidir como abordar a saúde deste período. Desde que não acrescentem dificuldades. Ou seja, desde que a amamentação ocorra normalmente, não apareçam febres altas ou sintomas marcantes, o mais comum é que os pais (homens), motivados a serem pais, aceitem tudo com calma. Mas, se começarem a aparecer fissuras, mastites que comprometam o bem-estar da mãe, febres acima de 38,5º C, bronquite ou qualquer outra situação que desperte seus medos e inseguranças, o conflito está servido.

É lógico perguntar se isso não acontece com as mães. Pois sim. Acontece com os dois. Definitivamente. Todos nos sentimos mais ou menos assustados e inseguros quando o bem-estar das nossas criaturas está em jogo. Mas a realidade é que ainda são as mulheres/mães que continuam a gerenciar, na sua maioria, tudo o que diz respeito à saúde familiar. Assim como são, em mais de 90%, as que buscam centros como o nosso. As estatísticas confirmam tudo isso. As maiores usuárias desse tipo de atendimento médico são mulheres de classe média, com ensino médio e superior e na faixa dos 30 aos 60 anos. Elas tendem a ser as que estão mais abertas a estas terapias, leem mais sobre isso, estão dispostas aos cuidados, a mudar a dieta/hábitos ou se comprometer com as considerações conscientes que propomos. As que vêm ao consultório com suas criaturas, também. São elas que se dispõem a enfrentar os conflitos latentes do casal, são elas que arrastam o casal para a terapia. Em suma, são as que tomam a iniciativa nesta área. Sem reservas: as mais conscientes sobre tudo aquilo que condiciona a saúde das criaturas, desde a sua concepção.

As mais conscientes das suas necessidades, tanto na saúde como na educação. Assim como são as necessidades dos avós e dos doentes. Nosso subconsciente coletivo continua funcionando (Fuentes Caballero, 2020).

Este é um dos motivos. O outro, psicoemocional e quase psicanalítica: um casal-padrão, enquanto não há filhos, a mulher desempenha o papel materno de cuidadora, nutridora psicoemocional e de colocar grande parte de sua atenção nele. Embora sua atenção esteja muito mais voltada para o mundo exterior — chame de trabalho, política, amigos, futebol, carreira, quando aparece a primeira criatura a equação muda: o centro de gravidade dela passa para a criatura. Ele vive o complexo de abandono materno. Está muito bem descrito em textos de psicologia e psicanálise. Se tudo correr bem, se ele, o casal, tiver um bom nível de saúde e maturidade, isso representa uma crise, mas também pode ser o passo do amadurecimento. Mas se, pelo contrário, como é comum, não é assim, a crise se prolonga, ou se repete com cada doença, tremor ou situação de necessidade especial da criatura. Com o qual a situação se torna um conflito sem quase nenhuma saída. Porque ele, dizendo ou não, espera que ela resolva o problema, sob o discurso de que a criança não pode continuar sofrendo assim, quando na verdade é ele quem não suporta não ser o centro das atenções, ou não se sentir suficiente para apoiar a criança, a mãe, a situação e a si. E enfrentar a situação juntos. E procurar a melhor solução.

Pode também assumir formas dissimuladas de irresponsabilidade e conforto, sob o pressuposto do "confio muito em você", deixando-a então com todo o peso da responsabilidade, o suporte de dúvidas, incertezas e inseguranças, que ela também pode sentir, e suas consequências.

Finalmente, ele pode se tornar um agressor-ameaça, dissimulado com frases como: "Bem, se algo acontecer com ele, você será a responsável" ou "Se às 9h a febre não baixar, vou levá-lo ao pronto-socorro".

Ocorreram casos grotescos. Um pai abandona, para todos os efeitos, a mãe e o filho em pleno pós-parto. Anos depois, desejando recuperar o filho, já crescido e em perfeito estado de saúde e desenvolvimento, tomou a via legal, utilizando argumentos como: "A mãe é irresponsável: usou a homeopatia para curar o nosso filho".

Até este ponto, parece quase lógico conhecer a história recente e passada da raça humana. Porém, essa lógica começa a se transformar em absurdo, fonte de angústia e conflito, quando surge uma doença ou uma simples indisposição com febre um pouco mais alta, porque nesses momentos os pais menos imaturos ficam bloqueados, e os mais imaturos vão diretamente para: "Tudo bem, e até quando vamos ficar sem fazer nada?" — referindo-se com esse "não fazer nada" a não dar tratamento alopático. Porque estão fazendo muito: fizeram contato telefônico ou vieram consultar, compraram o tratamento, leram previamente alguma informação importante (que normalmente não leem), estão tentando ficar pele a pele com a criança, ou fazer massagens, colocar panos quentes, fazer infusões, amamentar quase continuamente, manter a calma, acalmando a criatura por sua vez, dando tempo e confiando na natureza para o tratamento. Também recorreram frequentemente ao pediatra e ao médico de família para confirmar o diagnóstico, ouviram a sua opinião, recolheram a receita e compraram o medicamento por precaução, informaram a ele, à família, e continuaram a cuidar da vida diária. E mantiveram contato telefônico comigo regularmente durante a crise, de um a três, cinco ou sete dias. Além de não ir trabalhar fora ou fazer malabarismos para cobrir o expediente com a avó, pedir folga etc.

A boa notícia é que há uma grande proporção de famílias nas quais esta iniciativa materna e a necessidade de cuidar da saúde do filho as levaram a enfrentar estas situações, e têm conseguido enfrentá-las. Não sem dificuldades. Não sem esforço, trabalho, crises e reajustes. Porque não há possibilidade de mudança no ser humano se não for recompondo e transformando as ordens anteriores. Ou seja, deixar para trás hábitos, crenças, atitudes, para dar lugar a outros, mais condizentes com o momento e situação atual. Este é o caso de muitas famílias a quem acompanhei com alegria, e tem sido enorme a satisfação de ser testemunha privilegiada da sua aprendizagem e progresso. Neste capítulo ofereceremos o testemunho de muitos deles. Eles são a semente para um futuro novo e esperançoso. Uma época em que os homens começarão a ser cuidadores amorosos e as mulheres começarão a ser organizadoras sociais eficazes, para que juntos possam projetar um mundo muito mais harmonioso. Um mundo onde não é o gênero que determina a função de cada pessoa, mas sim o momento da vida, a livre escolha, a necessidade, a capacidade, a organização familiar. Um mundo onde os papéis são intercambiáveis e podem ser escolhidos com liberdade e alegria. Esse segue sendo um dos nossos sonhos.

Quando buscamos curá-los, crescemos juntos

Cheguei ao consultório de María F., junto com meu filho, no final de 2015, quando eu tinha trinta e seis anos e ele dois. Havia perdido energia vital e desenvolvido simultaneamente uma forte empatia com a infância, sentia um cansaço contínuo, com sintomas físicos na pele (eczemas no rosto desde os vinte e três anos) e no aparelho digestivo (barriga inchada, prisão de ventre, flatulência, má digestão), alergias, rinite... María foi recuperando consulta pós-consulta, aos poucos, o quebra-cabeça da minha saúde e do meu filho. Ela me acompanhou e me mostrou quem sou em essência, o motivo dos meus sintomas, de onde vieram e o que fazer com eles. Aprendi a me reconhecer. Acho que o que estou narrando está intimamente ligado às palavras de responsabilidade e integridade: assumi a

> *responsabilidade por mim mesma. Comecei a responder a mim mesma e não a mais ninguém. E é aí que me sinto fortalecida e me torno a pessoa que vim a ser: integrada e autêntica. E assim estou acompanhando meu filho no crescimento dele. Obrigado!*
> (Família Caro Cardoso).

Nessas poucas frases, pode caber uma infinidade de ansiedades, dúvidas, tensões e decisões difíceis. Alguns, como já vimos, podem acabar transformando a estrutura familiar, com separações ou divórcios, outros optam em insistir, em dar forma ao amor, atualizá-lo, preenchê-lo com novos conteúdos, quebrar crenças, hábitos, mudar a dinâmica familiar pessoal, aprender a continuar despertando.

Às vezes, é tão importante a aprendizagem realizada, e o valor do que foi aprendido é tão alto, que nem o tempo nem a distância podem apagá-los. Esta é uma das razões que me levam a acreditar profundamente que esta é uma das inversões, no curto e no longo prazo, que mais sentido tem para a saúde da população.

De um pós-parto difícil a aprender a gerir a saúde da família

Uma família que, após um pós-parto difícil, dois anos de criação com dificuldades de saúde para ambos os membros do casal, e os correspondentes processos de elaboração e cura, mudou-se para muito longe. Este e-mail foi escrito um ano depois:

> *Quantas lições deixa com seu trabalho. Que saudades de você. Se falo de mim, sinto falta daquela honestidade com que você nos mostra o que é saúde, que nos emociona por dentro e ao mesmo tempo transforma. Gosto muito da sua clareza, mesmo que doa e ainda mais quando se trata de nossas filhas. Obrigado por tudo que levamos de você como família, para mim o tempo compartilhado tem sido essencial para aprender a nos cuidar e a cuidar de nós mesmos.* (Lurdes).

Imaginemos por um momento que, seguindo a linha traçada por alguns países do nosso ambiente europeu, expandimos os recursos médicos públicos para a homeopatia. Imaginemos que convertemos o "exame da criança saudável" em "grupos de educação em saúde para famílias que amamentam", semanalmente ou quinzenalmente, até mesmo mensalmente. Nós temos o modelo projetado. Temos o programa possível. Temos os meios, o conhecimento. Economizaríamos milhares, milhões de consultas, estimulariam o apoio mútuo entre as famílias, a educação em saúde, ofereceríamos recursos simples para o cuidado de enfermidades comuns nos primeiros anos de vida. O consumo de fármacos e o comparecimento às consultas e às emergências despencam; sobretudo, aumenta o nível de saúde no curto e no longo prazo. Os níveis de ansiedade, angústia e insegurança em torno dos processos de adaptação, amamentação, parentalidade e primeiros anos de vida diminuem drasticamente.

É claro que deveria existir um mecanismo de coordenação real e ágil entre os coordenadores dos grupos e o serviço de saúde, o que o tornaria muito mais eficaz e preciso nos seus resultados.

Na verdade, passados mais de 30 anos, já tenho experiência: depois daquele primeiro ano de trabalho mais intensivo, o habitual é que estas famílias não necessitem se deslocar a nenhum centro de saúde, nem privado, nem público, nem com cuidados hospitalares. Nem à minha consulta, além de uma revisão anual. O objetivo disso é basicamente educativo e preventivo, observar o retorno da amamentação, da mãe, da criança, informar a família o que esperar na próxima etapa, observar de perto e testar a situação familiar de cada momento, dar instruções precisas para a introdução dos alimentos, espaço para dúvidas ou questões pendentes, conhecer de perto o temperamento da criança, trabalhar em conjunto nos critérios de formação, desenvolvimento e educação, reajustar processos conjugais ou familiares. E, claro, isso permite que, quando surge um processo agudo, à distância e com informações telefônicas detalhadas, seja possível realizar um acompanhamento, que às vezes requer apenas uma visita diagnóstica ao pediatra primário, que completa informações suficientes para prosseguir o tratamento. Este seria um modelo de trabalho ou um método que permitiria realmente abordar o conceito de prevenção. Porque a doença é prevenida não só com vacinas, outros medicamentos ou mais idas ao médico, mas com educação, cultura da saúde e cultura do sistema familiar. Porque esta prevenção transcende a prevenção das doenças físicas e vai mais longe: previne múltiplos distúrbios derivados da falta de cultura alimentar e nutricional (obesidade, anorexia, bulimia, diabetes, excitabilidade nervosa, diarreia, obstipação crônica...). Prevenção de múltiplos distúrbios relacionados ao desenvolvimento e aprendizagem (irritabilidade, insônia, distúrbios de atenção, concentração, os chamados transtornos de hiperatividade), múltiplos distúrbios psicoafetivos, derivados da falta de coesão da estrutura familiar e da falta de vínculos saudáveis (depressões, vícios, gravidez precoce indesejada, automutilação, estados de ansiedade, violência familiar, conflitos de relacionamento).

Vamos realmente expandir o conceito de saúde. Procuremos traduzir na prática a definição da OMS, e de muitos outros autores, segundo a qual a saúde não se traduz apenas na ausência de sintomas, mas também no bem-estar físico, mental, social, no caminho de viver, de alegria, de solidariedade, de sentir-se capaz de criar, viver, transformar e melhorar a vida. Individualmente, como família e como grupo social. Na realidade, devemos começar a ter consciência de que a saúde é o maior bem e legado que uma pessoa, uma família, uma sociedade pode ter. Portanto, é o melhor e o máximo do que seria o bem comum, e é o melhor investimento público de expressão de uma sociedade, um país, em termos econômicos, culturais, psicossociais e simplesmente em termos de desenvolvimento humano e espiritual. Para ver como tudo isso acontece na experiência cotidiana, e acontece em relação ao trabalho de educação e acompanhamento grupal das famílias, deixe-as explicar com suas próprias palavras.

Os homens-pais falam. A cura do "filho", enquanto desenha a função do "novo pai"

Estas são algumas reflexões de alguns pais do grupo de infância, depois de algumas sessões de grupo, nas quais puderam conectar com emoções dolorosas antigas, de filho não reconhecido por seu pai ou de filho maltratado pelo pai:

> *Obviamente os automatismos, os medos, a rejeição, etc., me vieram à mente, mas o empurrão de Tamara e pensando que você repetidamente colocou me colocou na frente, eu finalmente aceitei. Confesso que até começar estava nervoso, com um nó na barriga, mas ao mesmo tempo querendo ver o que iria acontecer. Mas chegou a hora e o que aconteceu ali foi incrível, eu não conseguia acreditar no que estava acontecendo, nas palavras, nos gestos, nos sentimentos. Foi curativo compreender ainda mais o meu passado, de onde vim e como vim ao mundo, e reviver o pleno não reconhecimento da minha existência, por parte dos meus pais. Este e-mail é para agradecer o trabalho que vocês fazem comigo, embora seja verdade que me abandonei e já faz muito tempo que vou sozinho. Também é verdade que a minha dermatite este ano é como se não existisse, não tive surtos fortes, nem coceira, nem feridas. Meu estado geral*

é saudável e meu estado mental às vezes, só às vezes, continua me sobrecarregando com Tamara e Nora, mas é aí que está o trabalho. (Rafa).

Queridos amigos, no domingo passado não consegui dizer uma palavra depois de "a lebre saltar", depois de vocês me terem oferecido tão livremente uma espécie de amor-respeito que nunca senti com tanta clareza e intensidade, especialmente por parte de outros homens. Por muito tempo senti amargamente que o universo me devia algo, e conseguiram me fazer sentir mais do que recompensado. Já lhe disse uma vez que me sentia especialmente próximo e querido por vocês. Agora também e graças a vocês, me sinto um homem melhor, um pai melhor. Não aspiro que meu filho e minha esposa me glorifiquem, apenas que não sofram por minha causa. Com todo o trabalho pessoal que isso implica, vocês simplesmente tornam tudo mais fácil! Mirian, Angel: vamos lá! (Juan L.).

Como avaliam o trabalho com o grupo com base na experiência?

Falta apenas uma sessão para terminar o nosso "curso" sobre infância e saúde deste ano. Miriam, Ángel e eu continuaremos no próximo ano, se Deus quiser, hoje quero aproveitar este espaço para agradecer todas as contribuições e testemunhos de vocês durante este ano, seu apoio e presença, o amor derramado na formação de seus filhos e seus esforços para criar um grupo de confiança, para ajudar quando precisamos de vocês. Obrigado! Geograficamente estamos dispersos e isso é uma grande limitação. Mas me fazem sentir parte de uma grande revolução de amor aos filhos, de um projeto de vida pleno e gratificante. Não me sinto exatamente como amigo, é algo mais. Diferente. Eu sinto sua revolução! Já são parte da minha vida. (Juan L.).

Ser Pai me obrigou a olhar para minha sombra, conhecer e reconhecer meus limites. Expôs meu modo de vida desconfiado e medroso como se eu não tivesse ideia do que tinha. Mal sei o que significa ser criança, o que é uma necessidade autêntica para eles. Estou começando a perceber quão pouca atenção tenho prestado ao meu menino interno e como às vezes o maltrato, com base em obrigações e exigências. Estou começando a entender o que significa respeitar minha filha. Aproximou-me da minha companheira, durante a gravidez, o parto e os primeiros meses. Senti que se formou um vínculo mais forte do que antes. Isso me conectou com uma parte terna e acolhedora que antes não estava muito presente. Tenho relaxado minha rigidez de como as coisas devem ser. Percebo com mais clareza quando fico tensa e como

isso não me ajuda nem melhora meu relacionamento com minha filha. Outra coisa é desestressar aos poucos. Estou mais sociável do que antes. Menos intolerante com os erros dos outros. Eu como melhor. Eu assisto menos TV. Dou mais risadas.
Deixei para trás minha velha tristeza perpétua. Meu tédio e o hábito de ficar deprimido. Minha necessidade de viajar de aventura e descobrir novos lugares está congelada. Isso também afeta a economia. Espontaneidade para fazer planos. Ir ao cinema, sair para jantar com minha parceira. Abandonei, espero que temporariamente, o desenho e a pintura. Eu leio muito menos. O trabalho em grupo me proporcionou: Diferentes visões do que significa a paternidade e sobre a minha própria paternidade. O apoio e o sentimento de não estarmos sozinhos e errados nesta aventura parental tão radicalmente diferente do que está estabelecido. Permitiu-me: olhar para mim mesmo em outros pais e mães, ver algumas rigidezes (superproteção da minha filha e atenção excessiva para ela, exigência de perfeição nos encontros em grupo, etc.), ver também as mudanças positivas que tenho feitos nesses aspectos, observando-os em outros. O grupo é sempre um espelho. Tornou mais fácil para mim expressar minhas dificuldades e medos. Também um pouco do meu entusiasmo, que não é muito dedicado ao relacionamento com os outros. Tornou mais fácil para mim me relacionar com os outros, o que realmente me assusta. Me questionou: "como intervir nos conflitos entre crianças e dependendo de quando, para ver o que acontece se tentarem resolver, um pouco de paciência se não houver agressão ou falta de respeito. (Javier).

Voltam as mães

O trabalho em grupo me deu: Paciência no dia a dia com minha família, principalmente com minha filha, não me sentir sozinha nas experiências de criar Lucía e até mesmo como mulher, me lembrando de todas aquelas coisas que são esquecidas, ou melhor, que não se quer lembrar que não servem mais e pegar as que servem, sentir que minha filha é agora minha revolução, meu melhor trabalho de crescimento pessoal, me sentir amada e apoiada e acima de tudo respeitada. Permitiu-me... cantar, dançar, rir, chorar, sentir-me viva depois de seis meses sentindo que estava sozinha, não com respeito ao meu marido, mas com respeito à minha família de origem, ao que eu estava fazendo quando quebrei tantas regras e tabus da minha família e do meu marido. Deixar que cada mensagem que meus colegas me transmitiram penetre meu coração e minha alma para ganhar forças para seguir em frente no projeto de vida chamado Lúcia. Tornou-me mais fácil: expressar livremente a minha opinião, sem medo de me sentir julgada. O grupo me questionou se vale a pena continuar colocando minhas forças em outros projetos ou continuar colocando energia na direção que sinto por dentro em relação à formação de minha filha Lúcia, se vale a pena ficar tentando agradar a todos mais do que eu, à minha família (marido e filha). (Rosa).

Estar no grupo me abriu para me olhar de uma forma que nunca tinha feito comigo mesma. Comecei a me reconhecer na garota que fui. A garota que foi deixada de lado. Abandonada emocionalmente. Às vezes, também fisicamente, não cuidada, não respeitada, não ouvida o suficiente, maltratada. A adolescente que, para enfrentar a confusão, a dor e a solidão que isso lhe causou, refugiou-se nas drogas, ou às vezes no sexo, ou de ir de um lugar para outro, de uma pessoa para outra, de um ambiente para outro, sempre fugindo... ou procurando algo inesperado, não sabia o quê. Agora, olhando para o nosso filho, meu filho, e sabendo e reconhecendo quais são as suas necessidades, como ele expressa seus pensamentos, como ele me leva aos meus limites, e como eu, ao mesmo tempo, devo valorizar os meus, e estabelecer os dele... Com meu companheiro — pai dele, revivi meu sentimento de não ser olhada, de não ser levada em consideração, de não ser cuidada, sentindo isso ao mesmo tempo pela minha imensa necessidade dele, e ao mesmo tempo, com falta de confiança, como um duplo vínculo: necessidade de se sentir amada e, ao mesmo tempo, de desconfiar e ver isso como um perigo-ameaça. Tudo o que surgiu é interminável, foi como se eu abrisse um sótão abandonado, enorme, nem sabia que existia na minha casa, e encontrei teias de aranha, baratas enormes, ratos, coisas velhas, inúteis, quebradas, mas também tesouros escondidos que, quando os vi, pude limpá-los, recuperá-los e colocá-los para trabalhar a meu favor, a nosso favor. E o mais surpreendente e lindo: enquanto descubro e aprendo como cuidar melhor do meu filho, como respeitá-lo, orientá-lo, ensiná-lo, amá-lo, faço isso comigo mesma, e tenho uma atitude mais compassiva e amorosa para mim. Obrigado! (Verônica).

Outro dos presentes-oportunidades que esse tipo de encontro em grupo permite é a possibilidade de reelaborar ou compartilhar parte dos traumas e feridas ainda não curadas da gravidez ou do parto. Dando espaço, então, para continuar curando-os e, como consequência, lançar bases muito mais sólidas na relação com a criatura e no reencontro com o próprio corpo e seus processos. Em suma, com a própria história. Tornando-se assim mais uma parte do profundo processo de cura psicofísica da mãe e da família. Muitas vezes, tornando a gravidez, o parto e a criação dos filhos seguintes muito mais saudáveis e alegres.

Preparando cesarianas e duelos

> *Sentada aqui na minha bola estou pensando na minha pélvis e no que tenho sentido desde que no domingo recebi uma surpresa que nunca esperava e nem sei se foi merecida, pela qual serei eternamente grata. Três anos de caminho, três anos de vida entre a minha primeira gravidez e este segundo milagre em nossas vidas (meu marido foi diagnosticado com esterilidade anos atrás, dou risada dos dados clínicos científicos). Três anos em que a minha vida deu uma virada nunca imaginada, mas muito esperada no fundo do meu ser. E parte dessa mudança e das mudanças positivas que ela provocou e está provocando na minha vida se deve a cada uma das pessoas com quem compartilhei esse tempo. Pessoas, principalmente novas na minha vida, que nada fizeram além de me enriquecer, me ajudar a me abrir, me dar uma mão na jornada de profundo conhecimento e crescimento pessoal, cada um de vocês me fez sentir a maravilha de fazer parte de um todo além das fronteiras do meu próprio ser. Não quero citar ninguém porque seria possível esquecer alguém. Mas posso dizer que, nas consultas, no grupo de pais, no grupo de agentes de saúde, nas minhas visitas ao grupo de mulheres... tenho-me sentido mais eu mesma do que nos trinta e quatro anos anteriores. E por isso eu agradeço. A sua contribuição — também financeira — para esta abertura, vem como água doce para acolher o nosso filho, um filho que desde os seus primórdios foi vivido, amado e acompanhado com muito amor, consciência e respeito, e é assim que esperamos a sua transição para este lado do mundo. Todos vocês estarão presentes nesse dia, pois sei que a energia que vocês emitem chegará até mim do universo em cada contração, empurrão e contato com Pablo. Obrigado novamente de todo o coração por me deixar fazer parte de um "nós" que espero que seja compartilhado e vivido por toda a vida. (Míriam).*

Este foi o segundo parto de uma mulher (o primeiro foi uma cesariana, devido à posição pélvica). Aconteceu em casa, dois anos depois da primeira, de forma totalmente fisiológica e alegre. Anteriormente, o pai havia sido diagnosticado como infértil. O grupo apoiou esta experiência de todas as maneiras.

> Por um lado, no processo de preparação da cesárea, tem uma pergunta que me repete. Por que não esperei o trabalho de parto começar? Respondo para mim mesma que naquele momento não estava preparada nem para questionar, pois desde a negação da possibilidade de cesárea não queria ver outras opções, e no final agi como uma criança diante das orientações de adultos... Mas o que eu sei, depois de me repreender muito, é que a menina ficou naquela mesa de operação e a mulher começou a nascer... E como mulher/mãe percebo que continuar sem fechar esse episódio me leva a me relacionar com Nora com culpa e pena dela... O que eu não quero. Você sabia que eu tive que aprender isso e por isso não insistiu para que eu esperasse o início do trabalho de parto? Isso me levou a pensar na minha dificuldade em estabelecer limites e posicionar-me, embora esteja trabalhando nisso, ainda persiste em mim. Eu pensava nas mães do grupo, como referência, e percebi que cada uma delas, também tinham dificuldades com os outros filhos, e nas conversas,
> O tema apareceu, não sei se conscientemente, dos limites na infância dos nossos filhos.
> É por isso que eu acharia este interessante trazer para uma sessão de grupo. Os limites que não internalizamos ou a forma como o fazemos vão determinar a forma como lidamos com eles... e essa é a minha observação, que dificuldades em defini-los sem pensar que estamos deixando de ter a educação mais respeitada possível. (Tamara).

É no contato com estas experiências que o conceito de tribo faz sentido, no nosso contexto atual. Porque, em muitas dessas experiências, a vivência grupal proporcionou o suporte necessário à família nuclear. Sem este apoio, muitas amamentações teriam falhado, muitos casais não teriam superado a crise, muitos bebês teriam sido muito mais medicalizados, a muitos a solidão teria sido mais cruel, muitos pós-partos teriam terminado em depressão. Sem dúvida é o apoio social, da família alargada, que pode ser decisivo na evolução desta fase da vida. Será essa a razão mais importante para que esta fase se torne uma armadilha ou um trampolim? Que se reproduzam experiências, papéis, feridas antigas, herdadas e obsoletas ou que sejam superadas e transcendidas?

Figura 18 - *Sessão do grupo de família*

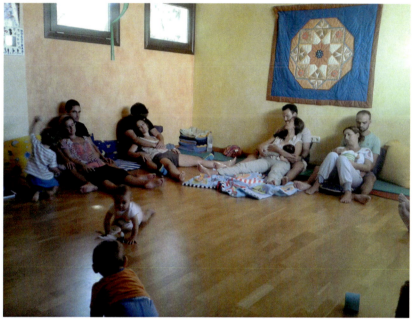

Nota. Acervo da autora.

Supostamente, a "família extensa" está ali para apoiar, ajudar, sustentar o processo. E, de fato, é graças aos avós que os casais podem continuar a criar os filhos. É verdade que, sem essas presenças, seria quase impossível. Mas também, em parte, a distância geracional, a distância geográfica, os conflitos entre ambas as gerações ou simplesmente as diferenças entre os conceitos de educação tornam esse apoio por si só impossível, mas contraproducente. Mais uma vez, o axioma de W. Reich é trazido à luz: "teremos que distinguir entre o amor natural e a compulsão familiar. A doença universal, chamada familite, destrói o ilustre todo o que o esforço humano honesto realiza". Esse distinto médico, psiquiatra e investigador insiste e adverte repetidamente sobre a grande estrutura patriarcal da família: "A instituição do casamento é o perigo da espinha dorsal da família autoritária e este é, por sua vez, o cerne da ideologia do autoritarismo e da estrutura psíquica humana" (Reich, 1978).

São inúmeras as experiências de conflitos graves em famílias recentes, casais que reproduzem inconscientemente o modelo familiar. Em que ele tenta permanecer, sem saber, o centro das atenções, ou aquele que em última instância decide sobre questões importantes. Isto não se manifesta necessariamente com violência. Pode se manifestar de várias maneiras: delegando a ela tarefas supostamente "menores": cuidados de saúde, alimentação, casa. Mas, quando há uma situação preocupante, ele está lá para dizer até onde ela pode continuar tomando as decisões, reivindicando seus direitos parentais. Direitos que não reivindicou durante meses ou anos, quando se tratava de passar noites sem dormir, horas passeando com o filho, consultas médicas, consultas com tutores escolares. Outra forma que a paternidade patriarcal pode assumir: quando questiona e até ridiculariza a mãe como "histérica", quando expressa suas legítimas dúvidas entre utilizar um tipo de terapia química supressiva e outra holística, respeitosa e sem efeitos colaterais. Ou a sua insistência em não o levar ao hospital na primeira oportunidade, para evitar uma internação desnecessária. Ou esperar com um pouco mais de paciência, antes de recorrer aos antibióticos, que nem sempre são necessários, ou aos antitérmicos. Ou menosprezá-la, desqualificando-a como "crédula, ingênua, sem julgamento, irresponsável" porque tenta manter critérios que ele não compartilha, não entende ou nem se preocupou em ler quando teve oportunidade. Na realidade, estas reações, muito mais evidentes entre o gênero masculino, estão a tornar visíveis muitas das crenças, atitudes e normas não escritas, provenientes das suas próprias famílias de origem, que frequentemente também estão envolvidas nestes conflitos.

Vamos "ampliar o círculo". Nessas situações, geralmente são encontrados todos os tipos de respostas na família extensa: desde as mais respeitosas e solidárias até as mais agressivas ou indiferentes. É uma gama ampla e complexa de situações que podem fazer pender o frágil equilíbrio psicológico materno pós-parto em uma direção ou outra. E, como consequência, o equilíbrio da saúde do filho ou o momento de fragilidade do casal nesta fase. As relações edipianas, tão presentes na sociedade andaluza, continuam muito presentes em todas estas situações. Muitos dos pais do sexo masculino deixaram que suas respectivas mães (avós) os substituíssem na criação dos filhos, sem nem sequer terem concordado com a companheira — a mãe da criança —, dando até mesmo a essas avós paternas autoridade para tomar decisões sobre questões aparentemente pequenas, mas transcendentais na vida de uma criatura, como a comida, a televisão, os jogos, o celular, a invasão do espaço e do território da mãe, impedindo que a criação seja levada sem grandes conflitos. A avó, por sua vez, assume o papel de competidora do jogo, colocando-se no papel de vítima, de avó paterna ou mesmo do restante do ramo feminino da família.

Por outro lado, a simbiose filha-mãe também é muito comum nas famílias do Sul, o que significa que muitas novas mães não podem assumir a responsabilidade pela sua própria nova família e esperam que seja a sua mãe e a sua família nuclear de origem que defina as diretrizes para sua própria família. Provocando com isso, o conflito com o homem-pai, que não compreende o que está acontecendo, ou, mais frequentemente, o distanciamento dele, do mundo mãe-bebê, para o mundo profissional, ou até a uma outra mulher que cruze seu caminho.

Este segundo caso é mais comum, provavelmente porque para ele, pelo menos na primeira fase, é mais confortável delegar a parentalidade à esposa e à sogra. Eles têm que enfrentar a realidade de que estão sendo invadidos pela família de origem dela. E procura causas e soluções.

Obviamente, ambos estão envolvidos em um comportamento infantil. Ela, como uma menina esperando que a "mãe me salve", e ele, como um adolescente, fugindo do conflito, também esperando que se resolva, e procurando uma distração lá fora, ou mesmo a ilusão de uma nova história de amor — sem complicações familiares incluídas.

Há também muitas situações de agravamento de conflitos com a família de origem neste momento. Na verdade, são velhos conflitos não resolvidos: emoções congeladas da infância, abandonos emocionais não reconhecidos e não resolvidos, reafirmações-rebeldias de uma adolescência incompleta, um longo etc., que faz com que a reafirmação como novos pais seja exagerada a ponto de não permitir que "levem meu neto", "dar-lhe de comer", "deixar-me ficar sozinho com a minha neta", "dar-lhe conselhos sobre como curar a febre". Em suma, existe uma gama tão ampla de conflitos familiares de origem que cada pessoa deixou pendente à sua maneira.

O que a tribo de iguais proporciona é certamente sair dessas armadilhas. Oferecer um apoio real. Um espelho para mirar-se. Um acompanhamento entre famílias que enfrentam a parentalidade de maneira semelhante. Quebrar a dura e cruel solidão da educação tradicional patriarcal da família.

Uma armadilha, porque, entrelaçada com a ajuda diária possível ou real, podem existir ou permanecer "dúvidas pendentes" do tipo: "Com tudo o que os ajudamos, você não nos deixa opinar sobre as crianças", "Assim agradecem a ajuda" ou "Quando ficava com seu filho, não eram ruim as coisas que fazia". Há tantas formas quantas famílias.

Outra armadilha, nem sempre fácil de reconhecer: a de cobrir vazios de um dos avós com a criação do filho. Um vazio que pode existir há muito tempo, mas que é mascarado por "Sentimos muita falta das meninas", "Mas, se a gente ajudar vocês, terão mais tempo", "Assim não tem que ir para a creche". É claro que algumas, até mesmo todas, essas afirmações podem ser verdadeiras. Além disso, é verdade que podem ser uma ajuda eficaz que resolve as situações da melhor forma possível, sem recorrer a creches ou contratar estranhos. Mas também é verdade que muitas vezes apenas mascaram um vazio de pessoas e casais, que um dia ou outro pode afetar a nova família de muitas maneiras diferentes. Você só precisa estar "acordado" tanto quanto possível e não se enganar com o conforto, a dependência ou a distração de "olhar para o outro lado". Ou, se for feito, faça-o com a consciência de que é preciso estar preparado para que, em algum momento, surja o "pedágio a pagar". E assuma isso com responsabilidade.

Outro motivo que talvez mais justifique a eficácia desta experiência "tribal" é não se sentir analisado, criticado, julgado. A de se sentirem reconhecidos como iguais. Não há desqualificação, não há diferenças, "tenho experiência, você ainda é novato". Acima de tudo, não existe uma marcação de "modelo". Não há hierarquia. A possibilidade de poder passar por esta fase delicada e emocionante procurando o seu próprio modelo, os seus próprios ritmos. O direito de tentar e cometer erros; a alegria de descobrir, de superar crises, de nos fortalecermos juntos. Compartilhando as alegrias do progresso como um triunfo comum. E as tristezas, ansiedades e dúvidas, sem se sentir "estranho", "desajeitado", "mau pai/mãe", "estúpido", simplesmente se sentindo ouvido.

É outro dos longos tópicos para analisar. Fácil de entender. A mudança de paradigma afeta todos os níveis de cultura, todas as estruturas e formas de viver e compreender a vida. Um dos bastiões mais importantes da nossa civilização é a família. Um modelo de família, com estrutura hierárquica, autoritária e, em última instância, patriarcal. As gerações atuais estão tentando modificar esse modelo, e o modelo mais difícil de modificar é o do pai. Estão procurando esse novo modelo e ainda não sabem como deveria ser. O modelo materno vai sendo modificado, sem que as mães entendam por que e como. Mas sempre liderando na busca e questionamento. Daí parte das dificuldades entre os membros dos mapadres atuais e também os conflitos com as buscas com suas respectivas famílias de origem. São elas que costumam buscar grupo de "outras mães", onde encontrar apoio, que pode derivar em um grupo misto de mapadres, o que frequentemente é só de mães. Nessas mudanças, a necessidade de conceber os processos reprodutivos de outra forma, as relações intrafamiliares e entre iguais nos leva a construir esses novos modelos denominados "tribos". Talvez a inspiração para esse nome venha de uma palavra anterior, em oposição ao *pater familias* romano. Não esqueçamos que o *pater familias* romano é o mais próximo que temos do modelo de família patriarcal: seu significado literal é o de que quem exerce autoridade e todos os controles da casa nunca poderia ser uma mulher, sempre era um homem; sob seu controle estavam todas as propriedades e pessoas que pertenciam à família; era uma pessoa física que tinha atribuída a si toda a capacidade jurídica para agir de acordo com a sua vontade e exercer a autoridade parental sobre o resto das pessoas que estavam sujeitas à sua vontade — mulheres casadas, escravos e outros homens. Enquanto "tribo" se refere a um grupo de pessoas que têm a necessidade de formar uma comunidade para que seja possível a convivência entre pessoas que decidiram viver juntas e unidas, conhecendo as diferenças entre elas.

Toda a natureza e a própria existência ocorrem em períodos e estágios distintos. O processo reprodutivo o destaca novamente. O pós-parto é um período de transição entre a primeira fase do casal, que dá início ao seu projeto comum, e a formação da estrutura e dos modelos de relacionamento do grupo ou projeto familiar. Da mesma forma, o momento histórico atual é uma fase de transição entre o antigo modelo de patriarcado e outro que se anuncia. O modelo patriarcal surgiu, segundo fontes históricas, após o período do matriarcado ainda vigente em certas culturas (Briffault, 1974).

Talvez seja o momento coletivo de abrir a porta para o que está por vir e para o que parecemos estar desenvolvendo. Podemos ousar chamá-lo de "humanarcado"?

8

FEMINILIDADE-MATERNIDADE? MASCULINIDADE-PATERNIDADE? OS DIFERENTES CAMINHOS RUMO À MATERPATERNIDADE. AVENTURAS E DESVENTURAS. TROPEÇOS E PRESENTES

> *No patriarcado, todos estão órfãos de mãe.*
> *Victoria Sau, 2004*

Entendo essa orfandade que Victoria nomeou como a ausência de conteúdo propriamente feminino da maternidade, a maternidade foi nomeada ao longo de nossa história conhecida por homens: com os valores e os arquétipos do patriarcado. Portanto, fomos definidas como coletivo de "mães em função do pai". Colocadas a serviço dos valores patriarcais e responsáveis por mantê-los e transmiti-los aos nossos filhos. Valores que muitas vezes confundem ternura com fraqueza, cuidado com auto sacrifício, educação com repressão e submissão, poder com castração, respeito com medo. Parte das frustrações, ansiedades, conflitos e sofrimentos (às vezes chamados de patologias) associados à maternidade e também à paternidade provém dessa construção milenar. É imperativo reconhecê-lo, aceitá-lo e transformá-lo, se quisermos que as nossas criaturas e a humanidade futura possam desfrutar de um fato que não é apenas biológico como emocional, social e espiritual. O futuro depende em grande parte disso. Nas palavras de Victoria,

> [...] liberar-se como mulher é, retroativamente, libertar a mãe, o maior ato de amor que pode ocorrer. Porque a própria libertação implica que a mãe-função-pai não ganhou o jogo, mas sim a órfã que nela vivia, a mulher, sem mais delongas.

É sem dúvida o obstáculo mais desafiador que enfrentamos.

Não é estranho que as mulheres de hoje resistam à maternidade. Têm-na internalizado como uma anulação de si mesmas, como uma autoimolação de sua vida em prol da vida de suas criaturas. Ou sofrem porque ainda encontram uma forma de deixar espaço para sua própria evolução e acompanhar a de seus descendentes. Ou, no sentido adolescente, sentem-se em perigo de experimentar aquilo com que se identificam como mulheres: a imagem de uma mulher desejável, seja do tipo Barbie ou do tipo executiva-agressiva e independente. Ou temem porque observam a enorme quantidade de mulheres que acabam exercendo sozinhas a maternidade, após a fuga do pai.

Ao mesmo tempo, é imperativo redefinir o conteúdo de um papel paterno mais alinhado com as necessidades das criaturas, mulheres e homens saudáveis. Que convivam em famílias ou tribos para se sustentarem no seu crescimento e desenvolvimento como seres humanos, e ao serviço do gênero humano. Se estávamos órfãos de mãe, provavelmente estaríamos também órfãos de pai. Relacionado ao sentido do novo significado que homens e mulheres tratam de construir. Ainda, estamos muito sobrecarregados pela violência, pelo autoritarismo, pela frieza, pela dominação, pelo abandono, pela ausência e pelo medo associados à figura paterna.

Precisamos de homens cuja masculinidade se manifeste no que há de mais íntimo e sagrado: o cuidado da vida, o cuidado de si, de seus companheiros, de sua prole, de seu ambiente. Não precisamos de homens dominados e raptados pela dominação, controle, defesa e conquista. Ou versão adolescente ocupada com o consumo de carros, jogos, máquinas, sexo e álcool. Ou fragilizados e inseguros diante de um mundo em que não se reconhecem e de uma mulher que se coloca no papel de mãe. E isso não será possível "até que os homens sejam capazes de partilhar plenamente as responsabilidades do cuidado das crianças como uma prioridade social. Os seus filhos e os nossos não terão uma visão coerente do que pode significar virilidade" (Rich, 1996).

Testemunhos como o seguinte nos dão esperança de que esse momento se aproxima:

> *Olá, Maria,*
> *Você nos escreveu recentemente perguntando o que as famílias, as pessoas e as crianças precisam. Para discutir no grupo deste domingo. Pois bem, depois da última crise de cura da febre de Á., ele entrou oficialmente em outro estágio de desenvolvimento: as birras. Bem, esta é minha interpretação simples e curta.*
> *Observamos que se iniciou um período de explosão social, verbal e cognitiva. E expressa uma necessidade urgente de se afirmar como pessoa fora da mãe. Ser ouvido, expressar uma opinião, fazer exigências muito intensas e fundamentadas... e ficar com raiva. Chorar.*

A questão é como respeitar esse processo? O que estamos enfrentando agora? Porque isso não parece mais a fase oral, parece outra coisa. O choque surge para mim quando minha expectativa irracional de um bom filho que faz o que o pai pede não é atendida. Pois bem, o filho obediente, aquele que obedece sem questionar, parece ser o modelo predominante. Conheço ferramentas para silenciar esta necessidade: a violência. Eu já recusei isso, já sofri e basta.
Vê que estou confuso. Seguimos. E no caminho M. e eu continuamos nos envolvendo, resolvendo, junto com o pequeno.
Sinto outra necessidade: a do eu-homem. Mas essa não sei descrever, ficou pendente no meio do curso e não sei se tenho ânimo para retomar já com o verão à porta.
Eu, homem, empatizo muito com o sofrimento-frustração de Á., como a criança que não conseguiu em seu dia. Mas claro, M não é minha mãe. (JL).

Nesse mundo de onde viemos, a feminilidade sem maternidade era inconcebível. Tal como que existam apenas dois homens — juntos — envolvidos no trabalho da mapaternidade, ou duas mulheres.

Tampouco se poderia conceber uma outra gestar e dar à luz, e um terceiro ou terceira criá-lo. Com todas as implicações e com todas as variáveis possíveis que existem desde o século passado. Todas estão aí. Nesta pequena obra não posso acomodar cada uma delas de uma maneira específica. De qualquer forma, este é um tema que merece um extenso trabalho para nos aprofundarmos e vermos todas as inúmeras nuances que cercam a situação.

Embora cada um desses modelos de família não seja abordado aqui, quero deixar registrado que todos esses modelos de família-tribo estão presentes quando escrevo. O que é verdadeiramente importante para que as criaturas cresçam da forma mais saudável e plena possível é que vivam num ambiente seguro e sereno, onde o amor se manifesta no cuidado, na comunicação e na ternura. Onde há pelo menos duas referências claras para ela. E outras mais que completem o trabalho de amor e cuidados.

Sabemos, sem dúvida, que a forma de apego e de maior segurança para o crescimento e desenvolvimento humano são as famílias, as comunidades, as tribos, em que as referências básicas são claras e sólidas, e as complementares são numerosas e seguras.

Figura 19 - *Papai ajudando no desmame*

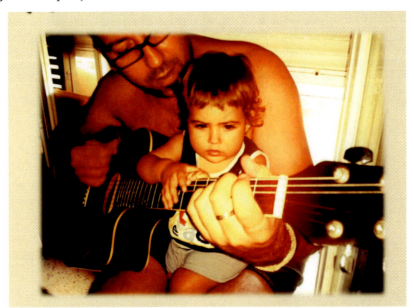

Nota. Acervo da Autora.

A maternidade

Depois de trabalhar, explorar, investigar e refletir sobre a maternidade por muitos ângulos diferentes, ainda acho muito difícil escrever sobre ela. Ainda mais se incluo o que vivi em primeira pessoa — com todas as glórias e misérias de todas as mães. Porque sobre a teoria se escreveu muito. Desde os diferentes "mandatos religiosos" ao longo da história, das leis, passando pelas interpretações psicanalíticas, pelos provérbios, pelas teorias antropológicas, feministas.

São muitas as pautas. Muitas hipóteses foram escritas. Muitas explicações foram dadas sobre a extensão e amplitude do relacionamento entre a mãe e seus filhos.

As mulheres nos sentimos como deusas que criam a vida. Sentimo-nos miseráveis e indignas por não desempenharmos essa função. Sentimo-nos culpadas e inseguras por não termos a confiança de que estamos fazendo tudo suficientemente bem. A maternidade nos salvou em muitos momentos — ou assim acreditamos — da solidão. Isso nos catapultou para além de nós mesmas.

Às vezes, isso literalmente nos espremeu a vida. Isso nos deu satisfação. Foi usada como moeda, como armadilha sexual, como meio de sobrevivência. Fomos elevadas aos altares por isso e também fomos desprezadas e marginalizadas por vivermos fora de certas normas sociais. Ou o mais paradoxal: embora social e culturalmente esta função seja exaltada e mitificada, no âmbito laboral, econômico e politicamente, é menosprezada, desprotegida, punida ou marginalizada.

É o que mais queríamos. O que mais temíamos. Fez-nos explorar dimensões desconhecidas pelos homens por meio dos nossos corpos. Dimensões tão mágicas quanto maravilhosas. Fez-nos sacrificar nossos corpos e vidas. Ainda é a principal causa de morte de mulheres no mundo. E essa realidade pesa muito mais no inconsciente coletivo do que se pode imaginar. Dizer sim e vivê-la; dizer não e não a viver; para não a viver completamente. Sentindo-nos torturadas na ambivalência, com medo, com ansiedade, com frustração...

Isso nos deu muito poder. E tornou-nos vulneráveis e dependentes, até cruéis.

Tem sido a nossa maior armadilha. E também o nosso melhor trampolim.

De uma forma ou de outra, e por mais que prolonguemos a enumeração das tremendas contradições e paradoxos que a rodeiam, esta ainda é certamente a experiência mais comovente para as mulheres. Ou, pelo menos, para a maioria das mulheres. Seja para vivê-la. Seja por não a viver. Seja simplesmente por como você vive.

E, depois de tudo isso, as perguntas continuam, e o desejo e a ansiedade e a ambivalência e aquela espécie de montanha-russa em que estivemos imersas, seja como mães, seja como ajudantes de mães, em que se alternam, com uma grande velocidade, momentos de plenitude indescritível com momentos de desespero igualmente indescritível.

Uma das inúmeras questões que surgem é: o que é a maternidade? Ou: qual é a essência da maternidade?

Tão direta, tão simples, mas... É reproduzir? É engravidar? É parir? É permitir que os bebês sobrevivam? É cuidar? Educar?

Encontro-me absorta na escrita de um texto que me encomendaram sobre a maternidade (Fuentes, 2002). Neste momento tive que interromper a escrita por meia hora, porque uma mãe que estava amamentando um bebê de quatro meses me liga de uma cidade a 100 km de distância para perguntar se é normal que seu bebê ainda mame a cada duas horas e precise ser segurado quase o tempo todo.

Nós não nos conhecemos. E depois de meia hora permitindo que se conecte com o que sente e "dando-lhe permissão" para se expressar além do que são os "gases da criança", "o que o pediatra diz" etc., aparece seu cansaço, seu estado da ansiedade, da sobrecarga por estar trabalhando em horários irregulares, cuidando do outro filho de 6 anos; sua solidão porque "meu marido trabalha o dia todo e chega em casa à noite…"

E seu choro e um pouco depois seu orgulho pelo maravilhoso parto, "apesar de ter sido no hospital", porque "foi tão rápido que nem deu tempo de chegar à sala de parto"; e volta a chorar novamente pelo desamparo da situação atual. Depois de ouvir com calma e compaixão, informar o que é necessário, tranquilizar, reforçar e apoiar da melhor forma possível, ela relaxa e saímos da conversa; ela, disposta a continuar sua tarefa insubstituível de amamentar seu bebê com mais confiança, mais paciência, e reconhecendo seus méritos e, se possível, buscando mais ajuda. Eu, sorrindo ao reconhecer pela milionésima vez as sincronias que marcam minha vida, e agradecendo por estar ali, amenizando e aliviando um momento de crise na vida de outra mulher/mãe.

Em seguida, ao fim da conversa telefônica, minhas duas filhas — de 5 e 9 anos — chegam para "trabalhar com você". Procuro continuar escrevendo enquanto elas tocam meus papéis, desenham, pedem-me para ensiná-las a se ouvirem com o estetoscópio e a mais velha me explica uma experiência que está fazendo com o aipo. Imediatamente, e isto é real, tal como é, e não o conjunto simbólico de situações diversas, recebo outro telefonema de uma amiga: acaba de receber notícias do serviço de adoção para atualizá-la sobre o estado do processo da sua filha. É incrível… é como se ele estivesse em acolhimento com eles desde os 3 meses, já tem 10 anos e o processo continua sem terminar. Depois de quase uma hora de "interrupções no trabalho" ou "experiência de maternidade", com outros aspectos da maternidade, dos quais muito pouco se sabe fala, procuro continuar a reflexão sobre o que é a maternidade… É cuidar das criaturas, protegê-las respeitá-las, educá-las? Segui-las de perto em uma festa ou deixar que voem sozinhas? Amá-las de milhões de formas inexploradas, desconhecidas, impossíveis de aprender a não ser que as viva, até a nossa morte?

Como se fossem poucas as respostas que a vida me oferece às minhas perguntas, surge de repente à minha porta uma vizinha muito jovem, com uma filha de apenas 3 anos. Aquela que decidiu ficar sozinha, após uma gravidez indesejada, uma decisão consciente de ter o bebê e o abandono do pai biológico durante a gravidez.

Não se trata de nada em particular. Sinto que ela está simplesmente dando um tempo em sua solidão. Para se aliviar um pouco das últimas dificuldades para conciliar a vida de mãe solteira, sem família próxima e com a vida profissional para poder sobreviver e criar a filha. E, se possível, fazê-lo sem angústia, sem insônia extra, sem irritações que a façam descarregar na menina.

Eis como, de forma síncrona e experiencial, como muitas vezes acontece se estivermos atentos, várias respostas foram dadas às minhas perguntas enquanto eu as fazia. Do jeito que é comum no dia a dia das mulheres: entre beicinho, peito, mamadeira, computador, trabalho e compartilhamento umas com as outras. Buscando conforto ou oferecendo-o. Descarregando ansiedades e preocupações e acolhendo-as.

Uma mãe que deu à luz e está tentando cuidar amorosamente de seus bebês, amamentando um, enquanto tenta brincar com o outro e não se sentir abandonada, e ao mesmo tempo mantém seu trabalho ativo, ao preço da solidão, da angústia e do esgotamento.

Uma mãe que em poucos minutos tenta integrar harmoniosamente os filhos na sua atividade profissional, respeitando a sua necessidade de cuidados, ouvindo-os, ensinando-os e estabelecendo-lhes limites com paciência, tudo ao mesmo tempo, tentando não se envolver pela culpa de sair do trabalho, para ficar exclusivamente com eles.

Uma mãe que gestou e deu à luz a sua filha, e a quem o seu amor foi suficiente para lhe dar a vida. Mas não para continuar cuidando dela, protegendo-a e amando-a, quem sabe se com o desejo oculto de que possam lhe oferecer uma vida melhor que a sua. Uma mãe adotiva que tenta desfrutar e aprender a cuidar, educar, proteger e amar duas criaturas que não concebeu nem deu à luz. Enquanto luta arduamente com um aparato burocrático/legal implacável, despersonalizado, sem coração, lento, pesado e esmagador, que, em suma, é quem tem a guarda legal das filhas, mas que, cada vez que exige proteção e normalização para elas, faz ouvidos frouxos, procrastina e comete erros indizíveis; chegam até a dizer que — na boca dos burocratas — que os "pais adotivos não têm direitos".

Uma mãe solteira, heroica em sobreviver nas melhores condições possíveis e proporcionar a melhor maternidade possível. Sozinha. Sem apoio cotidiano, ou apenas cotando com a solidariedade e a generosidade de poucos conhecidos e vizinhos.

Por fim, uma mãe — eu mesma — que está agindo como mãe quando vê suas filhas, outras mães próximas e outras mães desconhecidas e distantes. Exercer uma das funções maternas que entendo acima de tudo: ouvir com empatia, acolher, apoiar, incentivar, enfim, cuidar de outra pessoa só porque sim, porque ela precisa. Ela precisa disso e você pode e quer fazer isso. Livre. Para a sobrevivência da espécie. Por amor. Tudo isso, enquanto cada um de nós tenta continuar cumprindo a sua função de serviço social. Quem dá mais?

Aqui estão algumas das muitas maneiras pelas quais o ser humano, a espécie humana, se desenvolve e aprende sobre a função materna. A função mais antiga do ser vivo que o faz ir além de si mesmo. Isso obriga você a oferecer e/ou cuidar do que há de mais precioso, de mais amoroso e de mais misterioso que existe: a vida.

Entre todas estas experiências de maternidade, há algo muito importante em comum: a necessidade, até mesmo a exigência, quase desesperada em todas nós, de vivê-la com consciência e responsabilidade. Proteger as nossas criaturas não só dos inúmeros perigos externos que as ameaçam, mas muito mais: dos perigos que podem vir de nós mesmos, da nossa própria sombra (Jung, 1970). Das nossas exigências, das nossas frustrações, do nosso esgotamento, da nossa solidão inaceitável. Talvez esta seja a diferença mais marcante entre a experiência da maternidade vivida ao longo da história da humanidade e a maternidade no século XXI. A consciência de que não somos apenas responsáveis pela reprodução e sobrevivência dos nossos descendentes, pela sua educação e desenvolvimento, mas que aspiramos muito mais. Aspiramos não os sobrecarregar com nossos sonhos não realizados, ressentimentos ocultos, frustrações, expectativas, nossas e de nossos antepassados. Nossas mochilas transgeracionais.

Talvez seja por isso que declarações como as seguintes ressoam tanto em muitos de nós:

> Decálogo da mãe segundo a psicogenealogia: 1.-Dei à luz um filho que não é meu. O entrego ao mundo. 2.- Este filho não veio para cumprir o meu projeto, nem os projetos da minha árvore genealógica, mas sim o dele. 3.- Não o batizo com nenhum nome já presente na árvore, nem com nomes que lhe deem um destino. 4.- Dou tudo a ele, o crio com

> carinho, sem deixar de ser eu mesma, sem vício de sacrifício, mas com responsabilidade e com liberdade. 5.- Ofereço-lhe ferramentas que ajudam a construir a sua própria vida, mas aceito que tome livremente aquelas que crê apropriadas e rejeite. Percebo que a melhor maneira de ensinar um filho não é com limites, mas sim com exemplos. 6.- Aceito que deixe de me chamar de mamãe quando ele o decida, para me chamar pelo meu nome próprio, pois desta forma se rompem os laços de dependência e a relação entre nós dois ficará equilibrada. 7.- Facilito que tenha privacidade em casa, que é o seu próprio território. 8.- Em relação à escolha de suas amizades, sua carreira, seu lazer etc., eu o ouço, dou minha opinião, mas não seleciono, proíbo ou forço nada. 9.- Deixo que meu filho cometa erros, que não seja perfeito... entendo que cada fracasso é uma mudança de caminho e com eles cresça a cada dia, se eu protegê-lo demais, eu o infantilizo, nunca será adulto, 10.- Nunca defino meu filho (é tranquilo, é nervoso, é tímido...) porque entendo que as crianças formam seu autoconceito com base no que os pais lhe dizem. Transmito a ele que dentro de si estão todas as possibilidades de ser, e que tem muito potencial.

Talvez seja muito para oferecer, muito para exigir. Ou talvez muitos pais não se identifiquem com parte ou com todo o texto. Mas muito do que aqui se expressa se encontra no fundo do conjunto de mapas desta geração, de alguns das anteriores e provavelmente das do futuro, porque o ser humano, como espécie, é chamado à evolução. E no Ocidente, uma vez resolvida a sobrevivência, surge inevitavelmente uma necessidade coletiva de ir mais longe: da experiência. E de aumentar a sua qualidade. A humanidade em seu conjunto está nessa dinâmica evolutiva.

Há muita confusão. Muita ansiedade disfarçada de desejo materno. Muita culpa por trás dos filhos não concebidos. E os parid@s. Muita angústia por filhos indesejados ou mal-amados. Muita ambivalência em relação aos filhos desejados, aos entes queridos, aos cuidados. Muita frustração por sermos mãe e por nossos filhos. Muitos mitos, ou substitutos, antigos e modernos. Muitas crenças que escravizam a consciência e a experiência, individuais e pessoais. Muitas premissas queimadas em nosso inconsciente, pessoal e coletivo, sobre o que é ou deveria ser, que não respeitam o que é simplesmente um processo individual, único e vivo. Ou seja, capaz de ser reinventado a cada momento por cada pessoa que o protagoniza. Com os consequentes riscos. E sobretudo com a resultante oportunidade maravilhosa e única de expandir e dar conteúdo à vida: o da aprendizagem.

E agora que o assunto está aberto, vamos seguir o fio condutor que nos leva à adoção.

O caminho da maternidade adotiva

Etimologicamente, adotar vem de *ad* = à, aproximação ou associação, e *optare* = eleger, desejar escolher. Então, adoção, a rigor, significa escolher alguém que o aproxime de si mesmo, da própria vida. Mas então o que significa maternidade — sem adicionar o termo "adotivo"? Não é também escolher ou desejar que alguém novo chegue à sua vida? Ambas são uma escolha, ambas procedem do desejo de transmitir vida, de oferecer amor, de escolher acolher na sua vida a um novo e desconhecido ser.

Talvez nos esqueçamos da particularidade de que passar pelo nosso útero ou proceder de nossas células germinativas é somente um dos acontecimentos do caminho. Gibram, no seu belo poema sobre filhos, dizia:

> Seus filhos não são filhos seus,
> são filhos e filhas da Vida,
> Desejosa de si mesma.
> Eles vêm através de vocês,
> Mas não vêm de vocês,
> não pertencem a você...
> (Gibran, 2015).

Esquecemos — nas palavras supostamente do Nobel José Saramago — que são apenas um "empréstimo": "Filho é um ser que nos foi emprestado para um curso intensivo sobre como amar alguém mais do que a nós mesmos, sobre como mudar nossos piores defeitos para dar-lhes os melhores exemplos e aprender a ter coragem". Sim, é isso!

Ser pai ou mãe é o maior ato de coragem que alguém pode ter, porque significa se expor a todo tipo de dor, principalmente à incerteza de estar agindo corretamente e ao medo de perder algo tão amado. Perder? Como? Não é nosso, lembra? Foi apenas um "empréstimo".

"É verdade, mas é um empréstimo que se torna o presente mais precioso que teremos no tempo efêmero que dura o empréstimo"[31].

---

[31] Saramago. J. htpps://youtube.com/watch?v0qV-GPBcHu2Y.

Então, qual é a diferença essencial entre as duas formas de maternidade? Uma vem das células germinativas e do útero. A outra, do coração. Ambos devem vir da consciência. Qual deles tem mais peso? O que é mais autêntico? O amor, o cuidado, a coragem necessária para acompanhar as criaturas desde o momento em que chegam até nós até que decolam em seu próprio voo são do mesmo material em ambos os casos.

Claro que existem diferenças. Mas é difícil delimitar quanto há, em cada caso, diferenças de sentido, vivenciadas e reais; e quanto são sociais, aprendidas com o condicionamento cultural.

Em ambas há uma parte de escolha e outra de acaso. Em ambas, o desejo profundo de se projetar, de transmitir, de cuidar, de mostrar sua vida ao outro, e a expectativa de se sentir o pai ou a mãe que você queria. A necessidade de lhe dar o máximo de liberdade possível, com a ansiedade de como ele irá administrá-la. O sonho de oferecer o melhor de você, de vocês, da sua vida, tentando excluir a sombra sem perceber que sua existência está ligada ao simples fato de estar.

No entanto, existem diferenças. Na forma como os mapadres vivem, sejam quais forem as criaturas. Na forma como se desenvolvem ao longo da vida, na forma como encaram a saúde. Não vivenciam apenas a mapaternidade e o de ser filhos de maneiras diferentes, mas também são percebidos de fora como diferentes.

Podemos nos debruçar sobre a multiplicidade de situações desta condição. Temos consciência de que só sobrevoamos esta realidade tão ampla quanto complexa. Até recentemente neste século, não havia publicações sobre o assunto. Primeiro, porque é uma realidade-tabu. E depois porque é uma realidade pouco pesquisada e, portanto, pouco publicada. Mas, antes disso, praticamente inexistente. Milhares de famílias percorreram cegamente este caminho desconhecido, por meio da intuição, da confusão, da dor, do desgosto, da ingenuidade e da solidão. Tem surgido repetidamente a situação de famílias adotivas que pretendiam procurar apoio terapêutico para os seus pais ou filhos adolescentes e não conseguiam encontrar nenhum profissional suficientemente qualificado para poder prestar um apoio sólido. Falo sobretudo dos anos 80, 90 e início do século XXI. Atualmente essa formação está em expansão, mas ainda é raro encontrar pessoas preparadas na maior parte do nosso estado.

Embora ainda haja muito para esclarecer, investigar e compreender, agora é possível, pelo menos, encontrar suporte bibliográfico tanto para pais como para filhos, o que facilita a experiência. Alguns autores para explorar: Stephanie, E. Siegel, Eva Giberti, D. Cruells, Simon e Simon, Lapastora e Velázquez, J. A. Jiménez.

Apresento apenas algumas notas. Experiências próprias e alheias. Ideias. Intuições. Alguns dados. Talvez alguns aspectos difíceis de escrever ou compartilhar em conversas, cursos ou atividades de treinamento. Mas tudo vital e necessário.

De tudo o que se desenvolveu até aqui, conclui-se que, nas criaturas cujos circuitos naturais de desenvolvimento foram interrompidos, haverá vestígios — não sabemos até que ponto — para o resto da vida.

Todas as pesquisas até o momento apontam para o fato de que o desenvolvimento neuropsicológico de crianças abandonadas em orfanatos não é ideal. E, quanto mais tempo permanecem em instituições, maior a dificuldade na recuperação.

As dificuldades psicoafetivas mais relevantes estão nas sequelas correspondentes ao longo da vida: dificuldade de vínculo, relações de apego ansioso, à desconfiança em se envolver nos relacionamentos ou relacionamentos muito dependentes. Obviamente, se tiveram experiências de maltrato, as sequelas são maiores.

Outras consequências são as relacionadas com os processos de aprendizagem, desenvolvimento e maturação cognitivos. Há maior incidência de dificuldades de aprendizagem e distúrbios de atenção neste grupo.

Não menos frequentes são a baixa estima, a dificuldade de autorreconhecimento, o automenosprezo, que os coloca em lugares tão duros e paradoxais como a rebeldia — quase associal — e docilidade submissa.

O período socialmente mais conflituoso será primeiro a fase escolar e mais ainda a adolescência. Momento em que a busca pela própria identidade se choca com a "caixa-preta". Ou seja, todas as experiências pré e pós-natais traumáticas, inclusive as mais graves: o abandono, a rejeição. É vivido assim, embora o motivo do abandono não tenha sido exatamente esse.

Portanto, cada pessoa dá um significado a essa experiência em função de como foi vivida, como foi sua vinculação com a família adotiva e como processa tudo isso ao longo da vida. Aí vão aparecer os vazios, o abandono, a rejeição, o ressentimento, a negação, a ansiedade, a violência reprimida ou excessiva, a desvalorização, o sentimento de não pertencimento, a não validação, o desespero de ser aceito, de estar "à altura", a culpa... Em suma, uma luta sombria e dolorosa entre o amor recebido, o negado, o merecido e o não sentido. Se todos os seres humanos — pelo menos na esfera ocidental — sentem divergências e conflitos, apesar de provirem de famílias nas quais fomos acolhidos, cuidados, educados, amados (com as imperfeições típicas do ser humano), não sei se é possível imaginarmos como será quando a primeira coisa que você recebeu na sua existência foi o abandono. Do ponto de vista racional, e ampliando muito a visão, isto pode ser interpretado de muitas maneiras: uma criatura pode ser abandonada justamente para lhe oferecer a possibilidade de uma vida melhor, ou seja, por amor. Mas a forma subjetiva como essas pessoas se sentem nas fases iniciais está mais próxima de algo que pode ser traduzido como: "Não há lugar para mim nesta vida", "Você não é bem-vinda", "Não a amo o suficiente", "Não me importo o suficiente com você", "Tenho coisas mais importantes", "Você é um erro na minha vida", "Estarei melhor sem você". Ou seja, costumam vivê-los em relação a si mesmos. Como se o fato de os ter deixado para adoção tivesse a ver com quem são as criaturas abandonadas, quando na realidade é um fato que tem, sobretudo, a ver com quem abandona. Com sua forma de vida, sua percepção de si, de suas próprias capacidades, suas possibilidades, suas próprias carências. É uma mãe ou uma família que não se sente em condições de criar uma criatura, pelos mais diversos motivos: biológicos, psicológicos, familiares ou sociais. Não é uma criatura específica que deu razões para o abandono. Esta perspectiva é dificilmente reconhecível antes dos 30 anos de idade. E a experiência se resume em "Não sou o bastante valioso para ser aceito ou querido". Enquanto isso, suas relações de amizade, amorosa, de trabalho, todo o seu mundo relacional e afetivo estará marcado por essas crenças inconscientes, que, por outro lado, tratará de confirmar na realidade. Não é incomum que essas pessoas — cujo maior núcleo de sofrimento vital é o sentimento de abandono — reproduzam continuamente relações nas quais acabam sendo abandonadas ou abandonando, gerando situações que terminam em abandonos ou rejeição.

Os distúrbios de saúde mais frequentes descritos entre crianças adotadas são: desnutrição, raquitismo, deficiências nutricionais, distúrbios metabólicos, alergias, distúrbios respiratórios, como asma, parasitoses, distúrbios intestinais, relacionados com a tireoide, sífilis, tuberculose,

HIV, hepatites A, B, C e outros, dependendo do país de origem e, claro, do estilo de vida das mães biológicas (prostituição, alcoolismo, toxicodependência etc.) (Abad Navarro, 2011). E, assim como qualquer outra pessoa, dependendo do estilo que se desenvolve na nova família.

As dificuldades neuropsicológicas geralmente não são percebidas de imediato, mas sim quando surge a linguagem e, sobretudo, quando se inicia a fase de escolarização. O distúrbio de aprendizagem e o TDAH são descritos na população adotada até 15 vezes mais do que no restante da população infantil. Por outro lado, os distúrbios neurossensoriais não são fáceis de perceber. Geralmente não são diagnosticados antes da adoção, nem costumam ser diagnosticados em Centros de Saúde: perda auditiva, ambliopia, distúrbios de convergência visual, ou visão periférica, ou muitos outros parâmetros visuais que nem sequer são explorados em crianças não adotadas e que podem estar presentes facilmente em qualquer criatura com partos traumáticos ou gestações com patologias[32]. E que, por sua vez, se não forem diagnosticadas ou abordadas nos primeiros anos de vida, serão a base de muitas outras dificuldades de aprendizagem. Se não houver um bom desenvolvimento sensorial, não haverá um bom desenvolvimento psicomotor, nem posterior desenvolvimento psicoemocional e intelectual (Ferre, & M. Mar., 2005). Por fim, distúrbios neurológicos complexos, ligados à gravidez e às condições perinatais, e ao tempo de permanência em uma instituição.

As crianças acolhidas em famílias antes da adoção têm menos dificuldades do que as crianças que foram mantidas numa instituição por mais tempo. Seus distúrbios de adaptação, distúrbios comportamentais, depressão, habilidades sociais, entre outros, são menores. E, em geral, maiores que os dos não adotados. A barreira dos seis meses parece ser uma barreira importante. Outra avaliação feita na pesquisa é a diferença após três anos. Ou seja, um período de 6 a 18 meses em uma instituição antes dos 3 anos de idade parece ser o período mais vulnerável para que distúrbios comportamentais e psicológicos posteriores apareçam com maior probabilidade.

Contudo, isto não garante que, caso a adoção tenha ocorrido antes dos 6 meses, não possam surgir situações de graves dificuldades de adaptação, porque, como indicam muitos autores, como E. Gispert: "As sequelas também podem proceder de uma gravidez sob grande estresse". Frequentemente, as condições têm sido mais do que duras e, portanto, gerando

---

[32] https://www.siodec.org.

doenças e múltiplos desequilíbrios. Já falamos em capítulos anteriores das consequências dos traumas na gravidez e perinatais.

As dificuldades dos adotados de outros países e culturas também se manifestam mais claramente na adolescência, quando surge a busca pela identidade.

Sem dúvida, os mapadres adotivos vivem numa situação diferente das famílias biológicas. Com dificuldades acrescidas e nem sempre conscientes disso, nem com apoio acessível na maioria dos casos.

Além das "mochilas" que carregam, como qualquer outra família, têm o luto — nem sempre resolvido — da perda da maternidade biológica, a ansiedade de não saber a origem dos filhos, a insegurança de saber se conseguirão compensar todas as suas experiências traumáticas, a expectativa oculta e o desejo de poder lidar com tudo, apesar de tudo. E a solidão típica de uma sociedade que não dispõe de recursos organizados para atender às necessidades desta população. Portanto, presume-se que eles não existem. Falamos nos primeiros capítulos sobre a necessidade de se preparar para a experiência da maternidade, além do parto, e podemos compreender que isso também vale para os mapadres que adotam. Com suas características específicas. Isso não é verdade atualmente. Pelo menos não o suficiente, nem em profundidade, nem em quantidade.

Por mais que tentem normalizar a situação que vivem e tentem viver essa situação com naturalidade e sem tabus, a realidade é outra. É tão diferente que nem os educadores pré-escolares, os professores do ensino primário e secundário, nem os pediatras estão em condições de prestar um apoio eficaz e real a estas famílias e crianças. Tudo isso provoca nas crianças um sentimento de "Sou estranho", "Sou mais desajeitado que os outros", "Eles não gostam de mim", "Eles não me amam", querer provar "ser o melhor", exigindo mais de si mesmo, não criando problemas e reprimindo suas necessidades. Nos mapadres, um sentimento de solidão, incompreensão e incompetência, que para muitos leva até a separação e ao divórcio, devido à incapacidade de gerir o seu papel de mapadres. Sem falar nos numerosos casos em que crianças são acolhidas e devolvidas, repetidamente, por famílias que não conseguem levar a cabo o processo de adaptação enquanto tal.

Estas dificuldades não são raras. Os dados da Catalunha dizem-nos que oficialmente de 1,5% das famílias adotivas — com criaturas menores de 6 anos — e mais de 6% com mais de 6 anos as devolvem aos serviços de proteção ao menor, mas isso deve ser apenas a ponta do iceberg, já que, segundo especialistas, entre 30% e 40% dos ingressados em centros terapêuticos e de acolhida de menores são adotados. Na Espanha, é de 2%; e, em alguns países europeus, chega a 11%.

As razões para esta situação são múltiplas: desde a ingenuidade dos pais, a pouca ou nenhuma preparação que as instituições responsáveis lhes proporcionam, o acompanhamento quase nulo ao longo dos anos, as falsas expectativas, a falta de equipes profissionais interdisciplinares formadas e preparadas acessíveis à população e a pesada bagagem psicoemocional que muitas crianças trazem consigo, e que costumam aparecer a partir dos 12 anos. Um longo etc. em que se encontra o modelo de vida atual, com múltiplas variáveis que o fazem gerar muita insegurança.

Existem poucos dados conclusivos a esse respeito, mas algumas pesquisas indicam que as crianças adotadas apresentam de duas a cinco vezes mais dificuldades psicoafetivas do que as demais.

Sendo a plasticidade cerebral e genética uma realidade cientificamente confirmada, devemos apostar na capacidade potencial destas famílias e criaturas para encarar as dificuldades que se somam à já árdua tarefa de educar e conviver com os encargos acrescidos.

As vias neurais corretas chegarão à maioria das criaturas adotadas. Compensarão aqueles que não puderam ser criados no momento biológico pretendido. Irão até desenvolver outros talvez mais privilegiados, que só aparecem por necessidade de sobrevivência (Cabellut, 2017).

Porque a magia e a força da vida e do amor procuram recantos inexplicáveis e imprevisíveis, que possam abrir caminhos de esperança em aparentes desertos.

Tudo isto é confirmado pelo fato de que, quanto mais tempo viverem com as suas novas famílias, e desde o primeiro momento possível, maiores serão as possibilidades de terem um desenvolvimento pleno e saudável como indivíduos e como famílias.

Finalmente, podemos escolher entre ficar com os dados clínicos estatísticos ou ir um pouco mais longe. Há culturas em que se acredita que os pais adotivos têm um bônus acrescido ao imenso ato de generosidade de acolher, cuidar e amar seres que não gestaram ou fecundaram. Por amor. Essa energia que, segundo T. de Chardin, "depois de aproveitar as energias do vento, da gravidade, das águas e da terra, a humanidade descobrirá e aproveitará a energia do amor. Nesse dia, o fogo será novamente descoberto".

É óbvio que qualquer frustração do fenômeno amoroso: seja ele filial, amigável ou erótico-afetivo, proporciona uma boa dose de dor e até sofrimento. Mas também sinto que essa mesma experiência de não conseguir perceber esse impulso amoroso pelos canais normais, ou mesmo por qualquer meio, pode ser o ativador, a "enzima mágica" que ativa uma vida maior, mais refinada, mais autêntica, mais gratuita, que busca sua projeção e realização ao longo da vida na forma de buscar como ajudar o outro, como evitar ou resolver situações de sofrimento humano. Em suma, na natureza humana existe uma semente que às vezes a faz ir ao poço do seu sofrimento para gerar uma fonte de água viva. Vamos terminar este capítulo com uma história de sabedoria tradicional:

O fio vermelho

Era uma vez, na China antiga, um alto funcionário chamado Wu, que, após dez anos de casamento, não tinha filhos. Preocupado com o assunto, o casal recorreu a todos os tipos de sábios e remédios milagrosos, mas nenhum filho nasceu. Uma noite, pensando no problema, o funcionário não conseguiu dormir e foi passear no parque atrás da casa, onde se avistava a Lua cheia, redonda como um prato. O homem sentiu um arrepio ao receber o forte vento noturno e decidiu voltar para casa quando, de repente, avistou uma figura humana sentada no fundo do parque. O funcionário quis ter certeza e se aproximou, viu um velho lendo, com as costas apoiadas em um saco. O livro era muito grande e a escrita parecia com pegadas de insetos. Cheio de curiosidade, o oficial Wu perguntou ao velho que tipo de livro era aquele. O velho levantou a cabeça. Suas bochechas estavam rosadas, apesar do frio do inverno que o cercava. Ele sorriu e disse:

— Você não vai entender, porque não é um livro mortal.

— Então que livro é esse? — perguntou o jovem.

— É um livro do céu, dos deuses.

Então o jovem percebeu que tinha um imortal à sua frente e perguntou-lhe:

— Se você é do outro mundo, o que está fazendo aqui?

O velho olhou em volta e respondeu:

— Porque a gente cuida dos homens. Viemos à Terra passear de vez em quando e, no meu caso, costumo fazê-lo em noites de Lua cheia, já que meu nome oficial é Ancião da Lua.

O responsável, cada vez mais curioso, decidiu investigar tudo o que pudesse:

— Qual sua profissão?

— Estou encarregado de combinar pais e filhos — respondeu ele.

Encantado com aquela coincidência, o jovem quis aproveitar a oportunidade e contou-lhe o seu infortúnio. No fim ele disse:

— Ontem o médico da corte deu à minha esposa uma bola condensada de ervas. Acredita que vai funcionar?

O ancião olhou determinado em seu livro por um longo tempo e depois respondeu:

— Creio que não. Sua filha já nasceu, porque já escrevi isso em meu livro. Ela tem 5 meses e quando tiver 4 anos vai se juntar a você.

O jovem ficou perplexo e então notou a bolsa que o ancião estava encostado e perguntou-lhe:

— O que você está carregando na bolsa?

O ancião respondeu:

— Fios vermelhos para amarrar os pulsos dos pais e dos filhos. Isto não é visto na vida mortal, mas, uma vez amarrados, não podem ser separados. Eles estão unidos desde o momento em que nascem, e a distância que os separa, ou se suas famílias são inimigas ou sua posição social não importa, mais cedo ou mais tarde eles se unirão. Vi que você e sua esposa já estão apegados à sua futura filha, então não há nada a fazer a não ser esperar.

— Mas onde está minha futura filha? O que sua família faz? — perguntou o funcionário, preocupado.

— Não está longe daqui. Ela é a garota que está com o vendedor de verduras no mercado da cidade — respondeu o velho, calmamente.

— Ah. Ah. Ah. Que bobagem você diz! Minha família é nobre e eu sou um alto funcionário do tribunal, como posso ter uma filha do vendedor de verduras?

Rindo alto, o jovem voltou a casa para dormir. Mas no dia seguinte, ao se lembrar do que havia acontecido na noite anterior, o funcionário pensou: "E se o que o Ancião da Lua disse foi verdade?" Muito preocupado, o funcionário mandou seu criado ver se realmente existia no mercado a tal verdureira, e ele voltou correndo dizendo que sim, lá estava a velha vendedora com um bebê nos braços trabalhando.

— As duas estavam vestidas com trapos — acrescentou o criado.

O jovem funcionário sentiu a ternura tomar conta dele e pensou: "Coitada, mas a minha posição social não me permite tê-la nos meus braços". Ele entrou em seu escritório, tirou um colar de pérolas de jade e entregou a seu criado:

— Dê à vendedora para que compre roupas e comida para a menina. Diga-lhes para saírem daí, quanto mais longe melhor.

Três anos se passaram e o casal Wu permanecia sem filhos. Impressionado com sua inteligência e habilidade, o ministro ofereceu-lhe uma de suas filhas para adoção. Ela era uma garota linda e bem-nascida. O casal Wu a aceitou com lágrimas nos olhos. Antes de colocá-la na cama, ele descobriu no pescoço da menina o colar de pérolas de jade que havia dado ao vendedor de verduras vários anos antes: "Por que minha filha está usando isso?", pensou. No dia seguinte Wu mencionou isso ao ministro e ele lhe disse que na realidade esta menina não era dele, mas de seu irmão, que havia morrido, com sua esposa, numa enchente havia quatro anos.

— Como eu estava numa cidade fronteiriça cumprindo meus deveres, ela foi levada por sua ama de leite, que se tornara vendedora de verduras depois de perder o emprego na casa do seu irmão. Há mais de três anos, um homem gentil deu a ela aquele colar de jade. A ama de leite considerou-o um objeto de sorte, pendurou-o no pescoço da minha sobrinha e chamou-a de Yu Er, a garota de jade.

Ao ouvir essas palavras, o oficial Wu exclamou:

— Quão estranho é o destino.

E correu para contar à esposa. Ao saber da verdade, a mulher quis conhecer o Ancião da Lua e foi ao parque todas as noites de Lua cheia por muito tempo, até que uma noite, quando a luz da Lua cheia brilhava como se fosse dia, o velho homem apareceu com seu livro e seu saco de fios vermelhos. A mulher correu até ele e fez uma reverência:

— Senhor da minha alma, estou tão grata pela menina que nos deste que não poderia viver em paz se não o agradecesse. Mas — disse a mulher — neste mundo há muitas mulheres como eu, que sofrem a infelicidade de não ter filhos. Por que você não une todos eles com seu fio vermelho às crianças sem família?

— Mulher de coração, o amor materno é o maior de todos. Seu desejo será realizado!

Desde então, o casal Wu e a filha viveram felizes. E, muitos anos depois, uma casa chamada Casa Chinesa de Adoção e Acolhimento apareceu na capital do país. Diz-se que o Ancião da Lua lhes deu os fios vermelhos para amarrar as pessoas que querem filhos às crianças que não têm família.

O caminho da "fertilização assistida"

Quando a maternidade não segue seus caminhos mais naturais, procuramos outros. A adoção em suas diversas fórmulas é uma delas.

A taxa de natalidade em nosso estado é a mais baixa do mundo e, ao mesmo tempo, a mais baixa de toda a nossa história. A idade da primeira maternidade tem vindo aumentando progressivamente desde a década de 70, quando a média rondava os 23-25 anos, nos anos dois mil, quando a média ronda os 33-35 anos. Isso implica que a fertilidade diminuiu nessa idade para menos de 30%.

Neste momento, estima-se que a taxa de esterilidade no nosso estado esteja entre 18 e 20% (quase metade desse valor ocorre entre as mulheres e quase metade entre os homens, a pequena porcentagem restante é de causa mista). Múltiplas causas, grande parte das quais é tóxica e ambiental. A hiperestrogenização da nossa agricultura, da nossa alimentação e da nossa civilização talvez seja a mais importante (já falamos sobre isso em outros capítulos). As causas alimentares, hormonais, de estresse crônico, de poluição eletromagnética e ambiental são as mais frequentes e ao mesmo tempo estão provavelmente na gênese de todas as outras de origem estritamente biológica, tanto masculinas como femininas.

Se olharmos para isto em termos econômicos, a indústria da infertilidade move neste ano de 2020 uma quantia de 21.000 bilhões de dólares[33]. Excessivamente tentador para muitos. Mais uma vez, a prevenção seria um "mau negócio".

---

[33] htpps://www.navdanya.org/bija-reflections/2020/03/18/ecological-reflecttions-on-the_corona-virus.

Mais uma vez se confirma o axioma irrefutável da Medicina Preventiva: 80% das causas das doenças encontram-se no modelo de vida atual. Porém, mais uma vez, sabendo que aí se encontra a maioria das causas dessa infertilidade, o caminho que a tecnociência médica tem tomado é ignorar isso e, diretamente, criar um atalho: o intervencionismo na reprodução. Nos últimos 35 anos, a fertilização artificial, a fertilização in vitro e todas as variáveis, como a doação de óvulos etc., vêm aumentando como forma de realizar o sonho da maternidade. Vários autores exploraram em profundidade uma parte de cada tema (Tubert, 1991). E é tão polêmico, com tantas arestas e tão complexo, que exigirá uma análise mais aprofundada. Neste trabalho apresentarei apenas alguns dados, algumas das experiências vividas, com o intuito de recolher elementos de reflexão e instrumentos de ação que possam ser tão úteis quanto possível para a população.

É necessário, mesmo que seja "em linha reta", restabelecer-nos no significado profundo que ser estéril tem na nossa cultura patriarcal. Porque, sem entender um pouquinho disso, é impossível entender por que tantas mulheres — mulheres inteligentes — passam por uma verdadeira provação nesse caminho, que supostamente lhes é vendido como um "atalho".

Autores como E. Badinter, S. de Beauvoir, V. Sau, M. Langer, Bachofen A. Rich e muitos outros mostraram como a cultura patriarcal ligou a feminilidade e as mulheres à fertilidade e à maternidade. Deixando as mulheres praticamente sem sentido existencial, seja por escolha, seja por destino, elas não fizeram essa opção em suas vidas.

A literatura também oferece muitos exemplos desta realidade. Talvez o mais popular da nossa cultura seja *Yerma*, de García Lorca. Procuremos sintetizar, mais uma vez, esta realidade de significado universal e antigo em poucas frases, para dar lugar à desagregação de algumas das suas consequências atuais. Ser estéril significa ser seca, inútil, sem produto, oca como um jardim sem flores, como uma fonte sem água, enfim, uma mulher sem valor. Nem mesmo mulher, pois o apelido "machorra" também é usado para definir mulher estéril. Você não é uma mulher. Não vou entrar no imenso impacto que isso tem na psique e na vida de uma mulher. Mulheres que vivemos numa cultura completamente patriarcal. Impregnada destes valores, por mais modernos e atuais que sejamos. A repercussão deve ser imensa, dada a porcentagem de mulheres que entram no circuito de fertilização assistida está aumentando perigosamente. Digo "perigosamente" porque é surpreendente quão pouca ou nenhuma informação é oferecida a estas mulheres sobre o impacto que tudo isto pode ter no seu corpo, na sua psique e na sua vida. Vamos citar alguns desses possíveis efeitos:

- De 25 a 60% dos casais sofrem de ansiedade ou depressão relacionada ao processo de fertilização in vitro. Maior incidência entre mulheres.
- Síndrome de hiperestimulação ovariana (múltiplos sintomas que vão desde náuseas e vômitos, dores articulares, abdominais, musculares, anemia, ganho de peso, ovários aumentados, até choque).
- Gestações múltiplas são 25%. Com os riscos subsequentes.
- Hipertensão nas mães, com os riscos implícitos.
- Maior taxa de abortos, prematuridades (bebês prematuros grandes, com repercussões muito graves e definitivas nas suas vidas).
- Duas a quatro vezes mais malformações em bebês.
- Maior taxa de mortes intrauterinas e mortes perinatais.
- Maior incidência de alterações cromossômicas nas criaturas.
- Aumento significativo de cancros do útero, da mama e dos ovários nas mulheres (Kessous, 2012; Stewart, 2012).

Quando as dificuldades não têm explicação e se entra em uma espiral perigosa

Apesar de tudo, e talvez porque não haja realmente um acompanhamento rigoroso ou avaliação psicológica das mulheres/casais que passam por este processo, é surpreendente a quantidade de sofrimento, efeitos físicos e psicológicos que tenho observado entre as mulheres que frequentam o nosso centro Artemísia[34].

As situações mais difíceis de compreender — para mim — são aquelas que não têm um diagnóstico específico da causa da infertilidade. É incompreensível que, se conhecemos as causas diretas ou indiretas da infertilidade, não se encoraje as pessoas que buscam ajuda a resolvê-la diretamente, isto é:

---

[34] Referência ao Centro de Saúde Artemisa, dirigido pelo autor em Arcos de la Frontera, Cádis.

Mudança drástica na dieta, tendendo a alimentos orgânicos e não tóxicos.

- Detecção de alergias.
- Tratar a obesidade.
- Remover toxinas: bastam cinco taças de vinho por semana para diminuir a fertilidade (Jensen, 1998; Fan et al., 2017), tabaco e outros. Ambos, homens e mulheres.
- Retirar o café. Apenas uma xícara por dia é suficiente para duplicar as probabilidades de infertilidade nas mulheres (Wilcox, Weinberg, & Baird, 1988; Lyngsø et al., 2017).
- Reduzir o estresse.

O surpreendente é que a influência de qualquer um desses fatores no resultado do objetivo perseguido não é abordada, nem nomeada ao longo de todo o processo de FIV, que dura meses.

Na maioria dos casos que pude acompanhar, o mais difícil foi contemplar esta ignorância e desamparo, em dois adultos de meia-idade, de nível sociocultural médio e superior, respectivamente. É inevitável pensar em como eles administrariam a situação parental, se isso acontecesse.

Pior ainda: ver algumas dessas mulheres repetirem o processo indefinidamente — até cinco vezes, ao longo de três anos. E vê-los sofrer, presos nesta espiral sem saída.

Vamos deixar os protagonistas falarem:

> *Fui ao consultório de María pela primeira vez nos primeiros meses de 2011, aconselhada por uma grande amiga, paciente dela. Ela já me avisou: Maria não vai te dar ouvidos, se ela tiver que te contar alguma coisa sobre você ela vai te contar, e você pode não gostar. Eu, aos 39 anos, não tive companheiro nem nunca tive relações sexuais. Estava quase doente de timidez, com uma infinidade de complexos e constrangimentos. E eu queria ser mãe.*
> *Nesse cenário minha opção foi a adoção. Estive sete anos entre burocracia e espera, sem novidades. Durante 2010 estive cansada de esperar, desesperada. Foi então que tomei a decisão de fazer a fertilização in vitro. Para vocês terem uma ideia do meu ambiente familiar, meu pai não achou graça na adoção porque "aqueles não são seus filhos e quando ele descobriu que eu estava*

tentando engravidar, perguntou para minha mãe, o que são pessoas vai dizer?"

Posso dizer que ao longo do ano tentei até três vezes, com todo o excesso de hormônios, várias medicações, montanha russa de expectativas e decepções, dinheiro... Em dezembro decidi pela quarta tentativa, algo aconteceu na minha cabeça. Aguentei perfeitamente as três tentativas anteriores, mas dessa vez o tratamento estava me afetando, pensei que estava enlouquecendo e parei.

Nesse estado fui à consulta da Maria. Lembro-me perfeitamente de ter contado isso a ela e de ter dito que vim "limpar" meu corpo de tantos remédios.

Mas foi uma desculpa simples, uma forma de quebrar o gelo. É claro que meu corpo precisava de uma limpeza, mas o que eu precisava era de um "resgate completo". De tudo que era minha vida naquele momento.

Isso passou há aproximadamente nove anos.

E sim, fui resgatada. Continuo nesse processo de resgate, ou talvez agora deva dizer "autorresgate", porque neste tempo Maria me ensinou e me mostrou o caminho para me capacitar, confiar em mim, me amar, ser fiel a mim, me respeitar. Ensinou-me a ser mais eu mesma, a ser mais livre. Tomar consciência de que sou mulher. Durante esse processo descobri que, dentro do meu desejo de maternidade, havia uma parte importante imposta. Como mulheres, aprendemos que o nosso caminho na vida é casar e ter filhos. Eu não tinha nem um nem outro, me sentia um fracasso como mulher. Aprendi a abandonar esse fracasso e a me reconstruir. E isso me levou a decidir abandonar a adoção, de forma absolutamente natural, não sem o correspondente pesar. Sinto-me muito mais no controle dessa decisão do que de ser mãe na época dela.

E aqui estou, determinada a continuar esse caminho que iniciei no início de 2011. Isso não é fácil, porque as estruturas pelas quais caminhamos são rígidas e antigas, e ainda há muita gente interessada em não mudá-las. Há dias em que sinto que progredi muito e outros em que me desespero com o quanto ainda tenho que alcançar. Os primeiros servem de alimento e reserva para quando os segundos chegarem, para não desistirem e continuarem caminhando. É o meu modo de vida. (Matilde).

Quando as dificuldades são assumidas na primeira pessoa e navegadas com sucesso. Aprendizagem e mil presentes

Um casal de 32 e 38 anos. Eles estão tentando engravidar há dois anos, sem êxito. E, depois de todos os exames de diagnóstico, fica comprovado que é ele quem tem problema com a quantidade e qualidade dos espermatozoides. Claro, eles propõem primeiro a inseminação artificial e depois a fertilização in vitro.

Ela leva um ano como usuária de homeopatia. Está fazendo um trabalho nos últimos anos, tem se empenhado em superar sua ansiedade crônica e a quantidade correspondente de psicotrópicos. Ele nunca recorreu à homeopatia, até agora. Ele não estava motivado. Mas ele concorda para agradá-la. Após uma consulta com os dois, ele se dispõe a iniciar o tratamento para que a fertilização ocorra naturalmente.

Após cinco meses de tratamento homeopático de ambos, cuidando de duas dietas rigorosas, desintoxicação do tabaco e zero consumo de álcool, revisão de hábitos, relacionamento do casal, atitudes e um tímido mergulho em sua história pessoal, para esclarecer possíveis lesões em relação ao pai.

A gravidez ocorre no quinto mês. Claro que com a felicidade de ambos, que encontraram neste processo não só uma gravidez, mas uma nova forma de se aproximarem, de se apoiarem, de se fortalecerem e, em última análise, de crescerem como pessoas e como um casal. A gravidez prossegue de forma completamente normal. Seu filho vem ao mundo, num parto muito rápido, com total normalidade. Planejaram o tipo de parto, para o qual se prepararam conscientemente nos últimos cinco meses, com sua doula, e o acompanhamento em meu consultório. Com boa coordenação e ligação com a equipe obstétrica do hospital de referência regional. Lá eles encontram respeito, apoio, e tudo corre bem.

A amamentação é estabelecida e ambos superam as próprias dificuldades e as de seus respectivos familiares, realizando uma criação tranquila, apesar dos medos, das inseguranças e da tendência à ansiedade hipocondríaca que a mãe sofreu durante toda a vida.

Aparentemente esta história não parece muito especial contada assim. No entanto, é uma história como muitas outras semelhantes que pude acompanhar, e mostra que muitos dos diagnósticos de infertilidade e tratamentos químico-cirúrgicos nem sempre são necessários. Ao evitá-los, evitamos efeitos secundários não negligenciáveis para a saúde, especialmente às mulheres, que são aquelas sobre as quais geralmente recai. Mas, além disso, mais uma vez, verificamos a cura de um sintoma. Quando é uma cura real, vai além da resolução do sintoma isolado. Ajuda as pessoas que com ela trabalharam a descobrir espaços internos inesperados, a curar velhas feridas e, quando se trata de casal, a estreitar laços e reforçar o seu projeto comum. Ou, noutros casos, torna-se evidente que o casal não tem força suficiente para enfrentar um projeto familiar, ou mesmo, em outros casos, leva à dissolução de um casal que na verdade procurava uma fórmula externa que encobrisse os conflitos subjacentes.

Todo esse processo não apenas os ajudou a resolver o desejo de serem mapadres como os preparou para a situação que traz cada gravidez e, acima de tudo, a parentalidade. Eles estavam muito mais maduros, quando chegou a criatura para reconhecer as reais necessidades: da criatura, dela e da família. Para enfrentar as dificuldades com as respectivas famílias, as possíveis invasões emocionais e físicas que costumam ocorrer — muito mais no meio rural —, focam o relacionamento de forma saudável na nova etapa. Após um ano do nascimento, novamente, espontaneamente, eles vivenciam a segunda gravidez. Em suma, mais uma vez fomos testemunhas de que curar não é apenas resolver o sintoma, se não ampliar recursos, reconhecer necessidades não resolvidas, projetar-se às profundezas e ao futuro com mais vitalidade, mais consciência e amplificar as capacidades de todo o ser.

Processo completo: da patologia da infertilidade à mapaternidade consciente

> *Maria, o tratamento foi muito positivo para mim e além de me ajudar com o cisto ovariano — que desapareceu com o tratamento — me abriu várias portas nas quais estou encontrando coisas, caminhos, que não contemplava antes, como aprender a ouvir o meu corpo, valorizar a sua singularidade, e como ele realmente me diz coisas que se relacionam com o momento que estou vivendo e ainda me dá algumas pistas sobre as decisões que devo tomar para o meu futuro. Não é que eu tenha algo resolvido, é muito difícil e tem muitas coisas acontecendo comigo ao mesmo tempo que dão muitas voltas rápidas, mas te escutei, estou me ouvindo e estou muito feliz com meus novos recursos, este novo "tesouro" me tranquiliza muito. (Ana)*

Ana viveu esta situação durante muito tempo. Depois de um diagnóstico de ovários policísticos, com dismenorreia, e provável infertilidade, ela iniciou um processo de cura que a levou primeiro a curar seus ovários, menstruações dolorosas — é hora de escrever seu texto —, mais tarde a superar muitos medos que a limitavam em relação a seu corpo e sua vida; depois, viveu sua gravidez com alegria e comprometimento consigo mesma. Contra todas as probabilidades, ela conseguiu um parto totalmente fisiológico e bonito em ambiente hospitalar, e uma parentalidade satisfatória, apesar de muito trabalhosa. Ambos deram o melhor de si para fazer a transição de jovens inseguros para adultos responsáveis como mapadres.

Quando a maternidade foi ameaçada por diversos tipos de violência e, apesar de tudo, segue seu caminho

O caminho para minha cura:

Aos meus trinta e quatro anos, meus médicos detectaram o HPV. O diagnóstico foi: lesão intraepitelial de baixo grau (L-SIL/CIN1) compatível com HPV. A este diagnóstico acompanharam outros resultados de uma biópsia, mostrando dados de displasia leve a moderada e vírus 16 e 56., ambos de alto risco. Nesse mesmo momento me contaram sobre a impossibilidade de ser mãe e a insistência em me colocar a vacina contra o HPV, mesmo que já estando afetada, realizar novamente a citologia após seis meses e se os resultados persistissem, realizar uma conização do colo do útero. Procurei informações e tudo foi muito incoerente, tanto a origem quanto o procedimento. Não havia consenso.

É então que, através do meu companheiro, tenho o primeiro contato com a homeopatia. Vou ao consultório de Maria, muito assustada. Naquele momento eu tive medo da morte, do que iria acontecer comigo, não sabia o que estava acontecendo comigo, cheia de medos e preocupações comigo e com minha família. Eu presumi que poderia ficar doente, mas tinha mais medo do sofrimento dos meus entes queridos. Maria me explicou o que era, me explicou o procedimento de conização e, acima de tudo, que esse vírus, como tantos outros, um sistema imunológico forte o eliminaria e que eu poderia eliminá-lo e acima de tudo, que ter esse vírus não era incompatível com a maternidade. A maternidade era meu maior desejo naquela época. Suas recomendações eram uma dieta o mais atóxica possível, exercícios físicos regulares, saúde mental adequada, eliminação do estresse, tudo complementado com medicação adequada. Eu não sabia naquele momento o impacto que aquela consulta calorosa e acolhedora de mais de uma hora teria na minha vida, vinda de uma mulher de quem só tinha ouvido falar ocasionalmente.

Tinha uma vida programada, carregada de obrigações e responsabilidades que não me pertenciam, mas que cumpria com alegria, sem saber, tentando sentir-me aceita num ambiente de complexos e inseguranças, sem saber quais eram as minhas necessidades ou mesmo considerá-las.
Durante dois anos, combinei o tratamento homeopático-terapêutico com exames semestrais, onde os resultados variavam entre displasia de alto e baixo grau, mas, pior que os resultados em si, o que mais me causava ansiedade era marcar a consulta e esperar os resultados. Dois anos em que a única solução que me ofereceram foi a conização.
Nessa época li e reli inúmeras bibliografias que Maria me deu. E continuei comparecendo às consultas, não só como acompanhamento médico, mas também como terapia. Uma nova perspectiva começou a surgir em mim: a de que a doença era um sintoma de algo que estava acontecendo dentro de mim, não apenas na minha parte física, era um sinal de que algo em mim não estava bem. E comecei a entender que o mais importante não era fazer desaparecer o sintoma, mas entender qual era o desequilíbrio em mim, na minha vida. Comecei a identificar a origem dos meus sintomas e da minha doença. Mas ainda foi algo que ficou em mim. O aspecto emocional era o que estava estacionado ou o queria ter inconscientemente. O medo foi a emoção predominante e quando passou, a raiva saiu. Comecei a ver aspectos da minha vida que já havia examinado e que nunca havia parado para analisar. A origem das minhas inseguranças, dos meus complexos.
Dois anos em que meu bem-estar emocional e autoconfiança aumentaram. Pela primeira vez, o centro da minha vida era eu e as minhas necessidades. Uma época em que se estabeleceram hábitos de vida e alimentação saudáveis, medicamentos homeopáticos e uma autêntica "higiene mental". Nesse período vi cenas da minha vida como espectadora, em diferentes fases, porque agi daquela forma em alguns momentos e porque havia silenciado outros. Aprendi a entendê-los. Dois anos em que o apoio terapêutico e homeopático foi fundamental.
Com o passar desse tempo, ocorreu o acontecimento que me impulsionou a continuar me cuidando: eu estava grávida. Foi uma gravidez sem complicações, com uma menina linda que amamentei até os três anos. Gostei de amamentar e de ser mãe desde o primeiro momento, embora a campainha do check-up ginecológico tocasse cada vez mais alto.
Um ano depois do parto voltei para fazer check-up e a oscilação continuou a mesma. Mas algo mudou neste processo. O silêncio forçado estava sendo quebrado pela minha voz interior e movi-

mentando meu ser mais do que eu jamais havia imaginado. Eu tinha guardado minhas experiências com um parceiro anterior, situações que eu havia vivido, que me machucaram mais do que eu imaginava. Ganharam voz com a Maria, com meu companheiro, com a minha irmã e quando tive coragem suficiente perante o grupo de mulheres a que pertencia recentemente, um grupo de saúde onde nenhuma mulher é julgada, no qual todas nos vemos refletidas, sem importar a idade ou a origem. Onde me sinto relaxada, compreendida, não julgada e onde não tenho que me justificar ou pedir justificativas. Sem dúvida foi uma ajuda decisiva, à qual demorei muitos meses a aceder, apesar das instruções de Maria. Foi um passo essencial para mim: passar da identificação da origem dos meus sintomas e da minha doença, agir em coerência com ela, era quebrar o silêncio e abrir a caixa preta. E isso me assustou muito. Eu precisava do meu tempo, precisava de um processo e de ajuda, acompanhamento e apoio. A partir daí aprendi a reconhecer e identificar melhor as minhas feridas, aquelas que a cada dia se normalizam e eu não sabia que existiam. Aprendi a ver que tolerei essas situações prejudiciais para me sentir aceita. Foi um trabalho árduo, intenso, longo e muito doloroso. Isso às vezes me deixava sem energia. Eu realmente precisava ficar sozinha, em silêncio. Visualmente me imaginei enrolada, em posição fetal, a dor estava bem dentro de mim.

Eu havia passado os trinta anos angustiada pelo vírus, já tinha sido mãe e queria voltar a ser, mas poucos meses depois de iniciar a quarentena decidi que não estava disposta a continuar com a angústia e a incerteza dos resultados. Não queria me assustar com aquela interpretação e com o que mais importava para mim: não queria transmitir medo à minha filha. Eu queria que ela tivesse uma mãe segura ao seu lado.

Tomei a decisão de fazer conização, pois agora não era a mesma mulher que recebeu os primeiros resultados. Mas, quando me deram novamente o resultado de NIC 2, a opção que o ginecologista me deu foi uma histerectomia porque "ele tinha medo que a malignidade avançasse e eu já estava com a fertilidade coberta e poderia me poupar de um risco". Segundo ele, foi o melhor. Obviamente eu disse a ele que não faria isso sem que o útero estivesse afetado.

Sempre aconselhada por Maria, procurei outro ginecologista, em quem também confiávamos. Marcamos uma data para realizar a conização. Naquele momento da minha vida eu queria que fosse o mais rápido possível, mas repeti o teste, antes. O resultado foi que ele estava no CIN 1, não foi necessária nenhuma intervenção, ele pôde continuar com as revisões semestrais. Não vi necessidade de conizar o colo do útero e muito menos retirá-lo. Já havia coerência entre os dois médicos, e os meus desejos e intuições.

A alegria, o turbilhão de emoções eram enormes naquele momento e naqueles dias. Neste último período tive tanta certeza do que queria, que tive uma segunda gravidez, aproveitei ao máximo, todos os dias, todos os momentos. E de alguma forma, nela vejo uma vitalidade, uma frescura e uma espontaneidade especial, contagiante, sem medo.

Me senti segura em todos os aspectos da minha vida, vi o resultado desse processo em minhas filhas e em mim, enfrentei meus medos e o que produzia em mim, eu os interpretei como parte da vida. Continuei a minha vida, com os meus cuidados já integrados, o grupo de mulher e saúde, as consultas periódicas de homeopatia terapêutica, e todas as mudanças que estavam a ocorrer em mim e na minha vida. Dois anos depois, refiz os exames. O resultado foi uma citologia normal, sem vestígios de HPV, nem lesão intraepitelial escamosa nas células do colo do útero.

Esses resultados não indicam apenas que meu colo do útero está saudável, mas muitos outros aspectos da minha vida foram curados. Esta tem sido uma das fases de maior consciência em mim, de maior crescimento como pessoa e claro que tenho aprendido a deixar de lado os "deveria...", tentar agradar, as inseguranças, os complexos e a tomar as rédeas da minha vida. Me sinto uma mulher mais confiante, sem tentar agradar a qualquer custo. Aprendi a perdoar — no seu sentido mais amplo, e começando por mim —, procurei compreender as minhas origens e não repetir no futuro padrões que aprendi em mim.

Sou grata por ter passado por esta etapa, na qual, mesmo tendo vivido momentos muito dolorosos, me fez não olhar para o outro lado e ver um horizonte diferente daquele que pensei ter pré-determinado. Agora continuo com esse aprendizado e nas situações que surgem tenho presente que "isso também vai passar", se eu permanecer fiel a mim mesma e continuar a me respeitar. (Marta).

Marta precisou de vários anos de enfrentamento para descobrir uma ferida que localizou numa primeira relação com abuso psicológico, mas que depois, puxando o fio... foi desvendada: era muito mais antiga e datava de sua primeira infância. A mais velha de nove irmãos. Aquela que estava destinada a cuidar de todos, incluindo os seus pais, foi levada a desenvolver um complexo de Cinderela ou mãe auxiliar, que primeiro lhe dificultou reconhecer-se como uma mulher sexual distinta e valiosa, e, como consequência lógica, dificuldade em se relacionar com homens que a valorizassem e respeitassem. Finalmente, quando encontrou uma relação estável e satisfatória, teve que ousar mergulhar nas suas feridas, nos seus medos, nos seus papéis defensivos, na sua busca de segurança naqueles que sabem, naqueles que "podem me salvar", enquanto continuava a sentir no fundo do seu ser que "há algo em mim que não é bom". Demorou muito. Ela passou por muitas dúvidas, expressou-se profundamente medrosa e insegura. Mas ela teve a coragem de dedicar o tempo necessário, de se apoiar em pessoas que a respeitavam e, acima de tudo, e apesar dos seus medos e reservas, de olhar debaixo dos tapetes. Sozinha, com o companheiro, com o grupo de pares e com o tratamento. O mais lindo e profundamente valioso de sua experiência é que ela aprendeu a conviver com seus medos, com o que identificava como deficiências, coisas ruins, enquanto continuava avançando em seu processo de cura. Ela não desistiu. Navegou com sucesso pelo enorme risco de uma remoção total do útero e, portanto, pela possibilidade de nunca ser mãe — uma experiência que ela desejava profundamente —, e teve sua primeira filha, por cesariana, devido a uma apresentação pélvica, e porque, de acordo com suas palavras, "no fundo, senti que não queria que minha amada garota passasse por um lugar que eu ainda achava sujo". E, mais tarde, uma segunda. Mas, acima de tudo, aqueles que a acompanhamos de perto ao longo dos anos a vimos florescer como uma mulher de beleza, autoconfiança, alegria e autonomia. Com a determinação de seguir em frente, aprendendo, crescendo com vontade de impregnar de respeito amoroso a educação das filhas para que não se repetissem os padrões com os quais viveu limitada. Sem deixar de honrar seus pais, com os quais também passou por perdas especiais e profundas transformações.

 Quando a vida lhe dá oportunidades tão generosas como poder acompanhar de perto experiências semelhantes, não se necessita de estatística para confirmar a validez do trabalho diário. Cada uma dessas situações atua como impulso ou trampolim para acompanhar muitos outros, com mais confiança, com mais compaixão, com uma sabedoria que não é a sua, mas destilada de muitos outros, que, por sua vez, saíram de purificações individuais em busca de sentido e amor. Você se sente parte de uma cadeia de vidas, mulheres, crianças, famílias, que se apoiam e que não se resignam apenas a repetir roteiros recebidos. Que têm coragem de reescrever o próprio roteiro.

 Na transcendência de quase todas essas experiências estão mais uma vez as feridas da infância, os abandonos emocionais ou completos, as carências e as divergências profundas com os antepassados. Por esta razão, o trabalho de cura envolve também uma cura da relação com os mapadres e muitas vezes a levará mais longe, até ao seio da família ou do sistema transgeracional. Portanto, deixo o fim deste capítulo com as palavras do pai da psicologia transgeracional:

> Portanto, no caso de uma criança difícil, não olhamos apenas para os pais, mas muito mais para trás. A partir daí obtemos a bênção e a força que precisamos para ajudar aquela criança. Com a sua ajuda, a nossa ajuda e o nosso amor, eles poderão chegar ao seu destino.
> Cada um de nós somos seus pais. Os carrega dentro dele. Portanto, a melhor maneira de honrar os pais é honrar os pais dentro de si. Depois de honrar o pai e a mãe dentro de você, se sentirá bem consigo mesmo. Não precisa de um golpe de liberação. Ele está bem consigo mesmo. E se os pais morreram, pode dizer a eles: querido pai e querida mãe, em mim continuam vivendo, e eu vivo de tal maneira que você pode ficar feliz. Isso é dar honra. Para o filho isso tem um efeito curativo e bom. E para os pais, vivos ou não, há paz.[35]

---

[35] htpp://www.2.hellinger.com/es/home/portal/ayud-para-la-vida-actual/abril-2011/ninos-con-un-destino-dificil7.

9

ALGUMAS "PONTAS SOLTAS", DO INÍCIO AO FIM DA VIDA. EXPERIÊNCIAS A RESGATAR. TRANSTORNOS DE ATENÇÃO? HIPERATIVIDADE OU A PONTA DO ICEBERG?

> *O caminho do amor não é uma trama sutil. Sua porta é a devastação. Os pássaros desenham grandes círculos no céu com sua liberdade. Como aprenderam isso? Eles caem, e à medida que caem, ganham asas.*
> *Rumi*

Existem inúmeras histórias que podem ser resgatadas neste feliz caminho de acompanhamento...

Histórias dramáticas, trágicas, heroicas, ternas, assustadoras e maravilhosas que me fazem pensar repetidamente como é possível que os seres humanos sobrevivam, resistam e sejam capazes de reconstruir, reiniciar e recuperar uma e outra vez.

Chamam isso de resiliência. Eu simplesmente chamaria de milagre.

A grande maioria permanecerá na minha bagagem de vida. Aquilo que é indissociável da profissão que "me escolheu". Impossível compartilhar tudo.

Algumas dessas histórias nem sequer é possível transcrever. Por isso, entre outras coisas, ou escrevo diretamente sobre alguns deles, tentando extrair o que me parece mais útil, ou compartilho as fases mais esperançosas, depois de longos túneis e desertos secos quase intermináveis.

Essa é a intenção deste capítulo: tentar transmitir como, no meio da devastação mais desoladora, podemos contemplar o ressurgimento de uma humilde semente ou o mágico desdobrar de asas, até então invisíveis. Testemunhar esses eventos justifica uma vida inteira.

Como a saúde e a vida na idade adulta são colocadas em sério perigo por causa da menina ferida

Esta é uma das experiências compartilhadas mais especiais, por vários motivos. Por muitas razões. Porque confirma uma das ideias centrais deste livro: não existe tempo na memória celular, nem na memória emocional. Confirma que os acontecimentos da infância podem parecer superados e reaparecer inesperadamente e ferozmente em nossa passagem para a maturidade, sem que entendamos, sem ajuda para compreender que a origem não está no que acontece aqui e agora.

Porque, sem ser psiquiatra, e contra todas as probabilidades, acompanhei este processo com resultados mais que satisfatórios, com a colaboração de um colega psiquiatra receptivo à desmedicalização prudente, enquanto substituíamos a medicação farmacológica por remédios homeopáticos, e também com a intervenção pontual de uma colega psicóloga. Esse processo mostra como a homeopatia também pode funcionar em casos de doenças mentais e intoxicações farmacológicas crônicas.

Porque confirma que a capacidade de regeneração humana é tão imprevisível quanto comovente. Porque é uma verdade irrefutável que o mito da fênix responde a uma realidade da alma humana. Em suma, é mais uma vez impossível colocar em palavras o milagre de um processo de renascimento e transformação.

Seu diagnóstico e seu prognóstico foram fatais — devido à biografia familiar e pessoal —, tanto do ponto de vista da saúde mental quanto da sobrevivência, incluindo diversas tentativas de suicídio, antes dos 30 anos, sua idade naquela época. Oscilou durante muitos anos entre ataques de depressão profunda, ansiedade crônica, surtos psicóticos, comportamentos bipolares e afogamento em drogas psicotrópicas. Somente a presença constante do pai e o apoio de um amigo foram suficientes para retomar sua caminhada rumo à vida.

Durante aquela viagem — que durou muitos meses — deixou para trás seu emprego, seu ofício conhecido, sua casa, seu ambiente tóxico, sua família, sua cidade, suas crenças, quase todas as referências conhecidas até então. Mergulhou em percorrer o caminho com leves bagagens em direção a outros horizontes que a levaram a uma vida adulta plena e satisfatória, tão trabalhosa quanto a de qualquer outra pessoa, mas cheia de esperança, criatividade, acompanhamento saudável e amoroso e aprendizados que a ajudaram. Eles continuam a fascinar e a transformar ainda hoje, depois de muitos anos. Acima de tudo, suas depressões e todos os seus supostos transtornos mentais crônicos, com toda a sua escuridão, ficaram para trás para sempre.

Estas suas palavras calorosas e generosas, escritas alguns anos depois, a centenas de quilômetros, ainda ressoam em mim. Compartilhá-las é um compromisso e uma honra:

> *Olá, bruxinha, como vai tudo nessas terras? Já terminei o curso, meu primeiro ano como professora, estou aprendendo muito, esse caminho é árduo, mas muito gratificante.*
> *No caminho, quase esgotada, encontrei você e foi com suas mãos pequenas e seu coração grande, que, baseada no amor, modelou o que me tornei hoje. Eu sei que às vezes diante do meu estado você só conseguia olhar para cima e confiar. Mas essa confiança e esse reconhecimento de mim mesma fizeram com que eu conseguisse caminhar até o fim do túnel que tive que percorrer. Existem acontecimentos dolorosos na vida que são indeléveis, mas podem ser curados com amor e aceitação, pode-se permanecer vitimando-se ou aceitar que isso aconteceu por algum motivo. Hoje, todos os dias a vida me dá estar ao lado do que há de mais sagrado, os filhos; e te encontrar no meu caminho para recuperar minha dignidade de menina e mulher, para me ensinar a manejar os cavalos das minhas emoções, para que eu pudesse colocar em ordem os pensamentos, os sentimentos e a vontade, você me ensinou a dar e receber, a respeitar e ser respeitado. Você me ensinou — quando eu nem era eu — que continuou confiando em mim e perseverou até me ver transformado em crisálida, você foi fonte de sabedoria, compreensão e amor.*
> *Obrigada, María, por ter sido, por ser e por tudo que você oferece a todas as mulheres que vêm até você. "Estou com saudades de você, bruxinha".* (Patrícia).

Assim como Patrícia, que me procurou já adulta, muitas criaturas que vi e observei de perto e não tão de perto sofrem situações familiares que ferem sua alma infantil, sem que ninguém perceba. E certamente haverá muitas ocasiões em que ninguém virá em seu socorro. Não entrarei no significado que isso pode ter para cada ser. No caso que vou contar, um professor e um pedagogo foram perspicazes e compassivos o suficiente para tentar. Sua família, na medida do possível, respondeu. Não estamos em condições de calibrar os resultados da história que se segue, mas considero que vale a pena partilhar o processo, porque pode ajudar a compreender muitas outras famílias de criaturas e talvez lançar mais luz sobre algumas vidas.

    A história é esta: uma criança de apenas 13 anos. O mais velho de dois irmãos. Chega através do responsável pela orientação escolar do seu centro, que o encaminha para mim, com base em informações de uma das professoras, que observa em seu rosto vestígios de possíveis lesões. É um caso clínico complexo e extenso para detalhar numa obra destas características; mesmo tentando resumi-lo, é longo: sete anos de *via crucis* de psiquiatras infantis, psicólogos, internações hospitalares que duraram meses, psicotrópicos muito potentes. Atualmente, sofre de vômitos persistentes, o que torna a vida escolar quase impossível, e dificulta muito a vida pessoal e familiar, crises de ansiedade recorrentes e diagnóstico clínico de *fobia escolar e TDAH*. Em tratamento atual, com psicotrópicos muito potentes, corticoides e antieméticos.

    Família de classe socioeconômica média baixa. Mãe dona de casa. Pai trabalhador da construção civil. Ambos com pouca formação acadêmica e maturidade muito limitada.

    Após investigar cuidadosamente a família, surge um quadro bastante complexo: depressão materna crônica, com uso de psicotrópicos, pai ausente emocionalmente com idade de madurez adolescente. Eles recorrem alternadamente à violência e a presentes desproporcionais, dependendo do comportamento, dos sintomas e do próprio humor. A infância e a educação são caóticos em termos de presença emocional, cuidado, orientações e normas de convivência, apoio escolar e emocional. Impossível descrevê-lo em detalhes.

    Quando tento entender como uma criatura daquela idade, com tamanho sofrimento, assim como o de sua família, chegou até aqui, sou obrigada a retroceder em sua vida. Começo uma história médica — anamnese, dizemos em medicina — que é quase mais uma ação de detetive, dada a atitude defensiva dos pais e a dificuldade de ligação com eles. Tenho que fazer isso aos poucos, em dias diferentes, armando pequenas "armadilhas"; às vezes com a mãe sozinha, outra com os dois, ora com o filho, e com o apoio de uma terapeuta que "brinca" com ele. Pequenos pedaços de verdade de sua vida curta, intensa e difícil vão aparecendo. É a coisa mais próxima de um diagnóstico real que eu poderia fazer. Tento resumir, em pequenas frases, com todo o meu respeito, a minha compaixão por ele e pela sua família e com o alívio de saber que agora se tornou um jovem com uma vida normalizada:

- Aversão à escola, ativada desde o nascimento do irmão. Transtorno de atenção e hiperatividade.
- Vômitos violentos, frequentes e abundantes, principalmente durante a semana, diminuem ou desaparecem nos fins de semana.
- Quadro de ansiedade, piores desde o diagnóstico de possível lesão cardíaca: sopro. Assintomático. Ouviu acidentalmente a conversa com o cardiologista.
- Desconexão com a mãe e mau relacionamento.
- Graves conflitos familiares. Violência parental.
- Depressão materna crônica.

Quando concentro todas essas informações, sou forçada a ir mais longe. Algo que explique a origem de tudo isso, ou pelo menos da maior parte.

Apareceu a "arqueologia" de cada ser humano, como pode acontecer em qualquer um de nós se nos colocarmos nela, até onde podemos ir, e claro que não é muito longe. Mas com o que consegui foi o suficiente para entender uma coisa e começar o trabalho:

Criação e primeira infância

Amamentação no primeiro mês. Começa a vomitar, nas primeiras mamadas. Diagnóstico pediátrico: intolerância à lactose. Tratamento: desmame materno. Leite de soja adaptado. Vacinações correspondentes às 35 doses habituais até aproximadamente os 3 anos de idade.

Ao longo do primeiro ano: bronquites recorrentes tratadas com corticoides — Atrovent, Ventolin —, gastroenterites recorrentes com vômitos repetitivos e abundantes. Tratamentos antieméticos e antibióticos. Ele passa os primeiros anos pré-escolares assim, embora a bronquite seja espaçada um pouco.

Isto me responde a algumas perguntas e, claro, me leva a uma parte da "cascata iatrogênica perinatal", então continuo "rastreando", até o trabalho de parto, em que aparece, como já podemos deduzir do que já sabemos, mais algumas pistas, que exponho a seguir.

Indução (infusão com hormônio ocitocina sintético, para provocar contrações) agendada após monitoramento eletrônico nos controles do protocolo das últimas semanas de gestação. "Devido a contrações" na 39ª semana. Aqui somos obrigados a acrescentar: "cascata iatrogênica obstétrica" e suas consequências. Falhou, após nove horas, como é habitual para a maioria, mostrado no esquema da cascata intervencionista gravidez e parto dos primeiros capítulos. Epidural, hipertensão, como consequência, e febre baixa e sinais de sofrimento fetal.

Cesariana, com necessidade de reanimação da criança. Vacina contra hepatite B. E protocolos para recém-nascidos: vitamina K e colírios oftálmicos. Incubadora. Sepse (infecção sanguínea generalizada, muito grave). Treze de estado crítico. Internado sem a mãe.

Um próximo passo torna-se essencial: como seus pais chegaram até aí?

Gravidez

Desejado e planejado.

Mãe: aborto anterior. Depressão crônica desde a gravidez. Tentativa de suicídio. Ameaça de aborto aos três meses. Repouso absoluto por "placenta prévia". Aqueles meses de descanso, sozinha a maior parte do tempo. O estado depressivo começa. Hipertensão arterial.

Histórico familiar

Avó paterna: Parkinson. Sempre mal. Doenças "nervosas". Vários tios e tias maternos e paternos: doenças "nervosas" inespecíficas.

Pai: ataques de ansiedade recorrentes. Traços de personalidade infantil. Ansioso. Compulsivo.

Mãe: depressão crônica e encoberta.

Após esta reconstrução daquela curta vida, e quase em paralelo, vamos retirando lentamente os psicotrópicos em sincronia com o tratamento homeopático, o apoio psicoterapêutico com os pais, a arteterapia para a criança. Destas duas últimas terapias, muito poucas sessões foram possíveis, por falta de capacidade, empenho e motivação dos pais, especialmente do pai. Terapia homeopática para a mãe.

Apesar disso, e em estreita colaboração com o conselheiro escolar, num período de quatro meses, verifica-se uma mudança muito significativa da situação. Do colégio confirmam a sua evolução como muito favorável.

Interessado pelos estudos, melhora seu desempenho escolar, tornando-se cada vez mais popular entre os colegas, tem uma postura muito boa e inicia a informática e o futebol.

A mãe está saindo da depressão. Começa a trabalhar. Eles passam a estabelecer regras mais claras para ele, a apoiá-lo, sem punições. Eles experimentam ataques de vômito com mais calma e são muito raros, no máximo um dia por mês, algumas horas. A violência física desaparece e a psíquica vai diminuindo. Ele continua sua vida normal.

Ao longo dos quatro meses de terapia, aparecem suas experiências como: "Eu não deveria ter nascido", "Eu deveria ter morrido", "Meus pais não aguentam comigo", "Nunca tive isso" — referindo-se a uma imagem de mãe-filho numa atitude amorosa-protetora que ele mesmo construiu em suas sessões terapêuticas.

Também aparecem experiências parentais como: "Gostaria que ele tivesse morrido", "Me sinto culpada pelo que acontece com o filho".

Não vamos fazer uma análise exaustiva de toda a história — deixarei ao critério da intuição, do interesse e da capacidade de cada um. Claro, sempre com o intuito de que cada um se possa ver, quer como filhos, quer como mapadres, em diferentes graus ou como profissional, e aprender com isso.

Em nenhum caso, com intenção de julgar ou criticar.

Porém, vemos nesta história algumas coisas que nos obrigam a insistir na importância de aprender a olhar para cada criatura com dificuldades de forma holística e compassiva. Quando conseguimos fazer isso, o que geralmente encontramos é uma complexa e emaranhada teia de circunstâncias, de cascatas familiares, sociais, iatrogênicas, antigas, próximas, presentes, passadas. Um quadro que somos obrigados a, antes de mais nada, evitar ao máximo — isso é a prevenção! E, segundo, acompanhar, cuidar e curar com os recursos à nossa disposição, sem esquecer o *primum non nocere*, primeiro, não fazer mal. Sempre segundo nosso objetivo amplo: curar os sintomas que causam desconforto e curar o sofrimento profundo que esses sintomas estão expressando. Novamente, e nas palavras de Hanneman: "não apenas remover o sintoma, mas colocar o paciente numa posição onde ele possa realizar os objetivos mais elevados de sua existência".

Não sei se esta pequena pessoa, hoje transformada em homem, se identificaria com essa afirmação. A vida só me permitiu saber o que aconteceu naquela época e alguns anos depois. O resto, tive que deixar nas mãos compassivas da vida.

Quatro meses após o início do tratamento, estes foram os resultados: O quadro psicofísico cedeu em 80%. Na família, embora algumas coisas tivessem melhorado, ainda havia muito trabalho a fazer. Indicou-se o acompanhamento com a terapia para antecipar possíveis recaídas, mas, acima de tudo, ajudá-lo a continuar o processo de adolescência da melhor maneira possível. O pai desistiu, após duas consultas, do tratamento ("Não preciso de nada") — apesar de ter sérios problemas de hierarquia, comunicação no relacionamento, comunicação com os filhos, autocontrole de impulsos. A mãe saiu da depressão (fez tratamento homeopático e foi desmedicalizada). Compreendia parcialmente a situação, mas não queria e/ou conseguia ir mais longe. Eles abandonam a terapia sem alta.

O colégio confirmou seis meses depois que permanecia estável. Durante vários anos, todos os vestígios dele e da família foram perdidos. Mais tarde, encontrei-o na sua escola, por acaso, no meio de uma aula em que tive que intervir como professora de atividade complementar. Ele me confirmou que estava muito bem. Observei-o como um dos alunos mais focados, medianamente normal.

Quando questionei os professores, eles confirmaram que o seu desempenho e atitude estavam dentro da normalidade. Era um adolescente do ensino médio na época. Aqui deixa nossa história.

Não vou ser redundante. Neste contexto, o que foi dito é suficiente, e a conclusão que quero enfatizar é a relação e a cadeia de muitos fatores:

- A história de sofrimento crônico na mãe e ansiedade no pai;
- A história da gravidez com medo de perder a mãe;
- A cascata iatrogênica obstétrica e neonatal, com risco e experiência de morte;
- Falha e ausência de amamentação;
- Abandono emocional e físico da mãe no pós-parto e na infância;
- A reativação do medo da morte, quando escuta o cardiologista sobre seu suposto diagnóstico (sem que ninguém esclareça que não é grave);
- A reativação do abandono afetivo após o nascimento do irmão;
- A iatrogenicidade dos psicotrópicos presentes na mãe e nele desde muito jovem;

- As condições do ambiente familiar.

Se não abrirmos o "zoom" do nosso olhar, do presente para o passado, do local para o geral, do físico para o psíquico, do pessoal para o familiar, do familiar para o social, é impossível entender qualquer coisa.

E esta é talvez uma história muito extrema. Mas sem dúvida possui muitos recursos que reúnem partes de muitas outras histórias. Muito frequente. Só que, nesse caso, quase tudo o que é possível está concentrado em um. Por isso eu a escolhi.

A outra mensagem ainda mais indispensável para resgatar: nunca devemos dar nada nem ninguém como perdido. De uma pequena semente, em cuja proximidade cai água e há um mínimo de comida, uma árvore frondosa pode crescer. E pelo menos sua adolescência, pelo que sabemos, foi muito melhor que sua infância. É de se esperar que também tenha tido uma idade adulta jovem e com maiores expectativas.

A resiliência tem muitas formas. Outra dela se manifesta nesta linda história. Citarei apenas um antecedente anterior: a protagonista sofre uma doença muito dura, com abandono emocional de ambos os pais, um conflito sério e prolongado entre os pais ao longo da infância, incluindo um divórcio traumático. Vários anos cuidando sozinha de um pai gravemente doente, a quem acompanha até a morte. Tudo antes dos 18 anos. Apesar disso, ela sustenta o pai, continua a formação, termina os estudos, constrói uma vida como uma jovem adulta poderosa e comprometida e uma mãe consciente e poderosa. Aqui temos sua primeira experiência como mulher-mãe.

Do desejo da maternidade consciente

Chegou um momento da minha vida, quando eu tinha vinte e oito anos, em que quis ser mãe. E queria fazê-lo de forma consciente, presente e o mais saudável possível. Então deixei a cidade grande onde morava, fui para o campo e reduzi bastante todas as atividades que normalmente ocupavam minha vida. Queria me encontrar, me conhecer um pouco mais sem tantos entretenimentos com os quais me identificar e dar sentido à minha vida. Queria "conectar-me com meu vazio", lembro-me de dizer a mim mesma depois de interromper meu processo terapêutico naquele momento. Pare de se esconder em disfarces. Queria encontrar a parte mais real possível de mim, com suas luzes e sombras, para parar de fazer isso freneticamente para não deixar de sentir o vazio. Eu

queria "avançar" para a parte mais adulta de mim que pudesse alcançar para me lançar na maternidade. E bem, em grande parte consegui me conectar com uma parte do meu vazio, e com várias das feridas primordiais que me acompanhavam nas sombras desde o início da minha existência: abandono, falta de carinho materno, abusos... E ao mesmo tempo que acontecia aquela conexão com aquelas feridas escondidas até aquele momento, uma nova vida se formava dentro de mim: minha filha K. Provavelmente uma coisa facilitou a outra, ou pelo menos não voltei a viver com aquela clareza de lembranças e sensações da minha primeira infância. Será a ligação com a própria sombra que vários autores afirmam que ocorre com a maternidade.
Não esperava o que aconteceu quando minha filha nasceu. Amava-a profundamente. A sensação de desejo e proteção que senti quando olhei para ela, cheirei-a, abracei-a e amamentei-a me dominou. E ao mesmo tempo, ficar sozinha com ela por longos períodos de tempo me deu algo semelhante a uma alergia, como umas pontadas na barriga, e uma grande preocupação. Queria conhecer outros adultos, mesmo que fossem estranhos em um parque, isso já me ajudava a não sentir que, por dentro, iria explodir em mil pedaços. Ficar sozinha com ela em casa me deixava ansiosa. E me fez sentir uma péssima mãe que, depois de desejá-la tanto, não conseguisse ficar sozinha com ela em calma. Depois de ter sido mãe de tantas pessoas de uma forma tão fluida, sentir-me incapaz de ser mãe da pessoa que eu deveria ser mãe, minha própria filha, finalmente, foi muito difícil. Eu não entendia o que estava acontecendo comigo e nenhuma outra mãe havia me contado algo semelhante antes. Eu me senti uma mãe ruim e esquisita. E, acima de tudo, sobrecarregada, porque cada vez que tinha que ficar sozinha com ela, ficava angustiada.
Então encontrei Maria. Ouvi-la atentamente por longos períodos, tanto nas sessões de grupo de mulheres como nas consultas, ajudou-me a desvendar o complexo emaranhado de fios que estava por trás daquela sensação angustiante que se manifestava nas curtas distâncias da minha maternidade. E teve muito a ver com todas aquelas feridas que surgiram durante a gravidez. Com o meu sentimento internalizado da minha própria gestação e nascimento de não ser desejada, de não ser abraçada, de não merecer amor. Tinha muito a ver com as necessidades sobre as quais a garota que eu era tinha que manter silêncio. E com o tampão grosso e doloroso que construí ao redor durante toda a minha vida para não ouvi-los. María me deu a pista: quando estava sozinha com meu bebê, sua presença vulnerável e terna me colocou em contato direto com a dor vivida pelo meu próprio bebê

interior, aquele que eu era, aquele que não teve contato, o carinho ou a proteção que eu precisava. Aquela que foi concebida, nasceu e cresceu acreditando que não merecia amor. Essa dor foi o que ferveu em minhas entranhas quando fiquei sozinha com minha filha. Aquela dor bloqueada era o que eu não suportava sentir. A cura abençoada estava prestes a chegar até mim graças a essa maternidade e ao trabalho pessoal que pude realizar com ela, graças a Maria. Com sua escuta, suas perguntas, sua dinâmica e a homeopatia, por volta do primeiro ano da minha filha, esse sentimento foi aliviado. Agora eu poderia ficar sozinha com ela sem desejar que mais alguém chegasse. Aos poucos consegui até gostar de ficar sozinha com ela. Não creio que alguém que não tenha passado por isso possa imaginar a profunda felicidade que senti ao alcançá-la. Hoje, seis anos depois, tendo continuado o trabalho pessoal, sou mãe de uma filha viva pela segunda vez e desde o primeiro momento tudo foi diferente. Eu já era outra. Me organizei com antecedência para poder estender a autorização de trabalho pelo maior tempo possível. Coloquei todas as minhas economias à sua disposição. Queria ficar com minha filha o maior tempo possível, curtir seu corpo quente junto ao meu, seu cheiro, sua ternura, suas mudanças dia após dia... Me emociono agora escrevendo isso e vendo em perspectivar minha jornada pessoal, ver as diferentes maternidades que pude vivenciar e o grande dom de autoconhecimento e cura que minhas filhas me deram (as duas vivas e as duas que se foram). Desde que tomei consciência de toda o peso da maternidade (e digo deliberadamente, já que na maioria das vezes atribuímos a nossas criaturas por pura por ignorância), não consigo parar de contar à todos os interessados, para que se ouça mais que existem tantos tipos de maternidade quantas são as experiências de vida possíveis. Que "não se pode dar o que não se recebeu" tem muita verdade, e também muito erro na minha opinião: não pude dar a minha presença à minha primeira filha porque não a tinha, mas assim que dei ela voz àquela menina que não teve, pude abraçá-la já adulta, aí tudo mudou. Pode-se receber de si mesmo tudo o que precisa para curar a ferida, pelo menos até um lugar muito mais profundo, alegre e amoroso.
Como disse o sábio Adrien Rich: "Carregamos a marca desta experiência por toda a vida, até a morte. No entanto, uma estranha falta de elementos nos impediu de compreendê-lo e utilizá-lo. Sabemos muito mais sobre o ar que respiramos ou os mares que atravessamos do que sobre a natureza e o significado da maternidade". Compartilho isto hoje porque estou convencida de que saber mais sobre a complexa teia que tece e liga as maternidades

entre si, e lançar corajosamente cada uma de nós para investigar a nossa própria, tanto quanto podemos e queremos, nos ajudará a ter maternidades mais alegres e apreciadas por nós e nossos bebês. E aí começa o desenvolvimento da saúde pública e da paz no mundo, acredito. (Sandra).

Ao não desejo de desapego. E a decisão consciente de fazê-lo. Entregando as crianças à Vida

No dia do casamento do meu filho li, entre outras, estas palavras: "Antigamente, quando um filho se casava, o entregava à vida e os pais desde então podiam descansar. Houve até quem dissesse que poderiam morrer em paz quando casassem o último dos filhos, porque já os tinham deixado todos "encaminhados". Obviamente, os tempos mudaram. E esse "encaminhamento" tem um significado diferente e muitos altos e baixos. Vocês já compartilham suas vidas há algum tempo porque decidiram fazê-lo (e corajosamente ousaram fazê-lo). E então decidiram oficializá-lo. Mas para mim a cerimônia de hoje simboliza, meu filho, sua entrega pública à vida. Eu já te entreguei há anos atrás, quando você saiu da minha casa ainda adolescente efervescente. Era o que você precisava naqueles momentos e eu facilitei, para o seu bem. E hoje, do meu papel de mãe-madrinha, oficializo isso e demonstro meu orgulho em ver o homem que você se tornou.

A jornada para chegar até aqui não foi fácil. Meu filho está agora com trinta anos, seu pai e eu nos separamos quando ele tinha apenas cinco anos. Uma separação de acordos comuns, mas com as tensões subjacentes, obviamente, na forma "como nos comunicamos com nossos filhos". Tem muita coisa que se transmite sem nem precisar falar, só com atitudes. Dos dois. E as crenças que cada um de nós tem, os julgamentos sobre nós mesmos surgem e nos controlam sem que percebamos, manipulando nossas vidas à vontade. Até tomarmos consciência, é claro.

A homeopatia regulou meu corpo e sempre acalmou meu espírito. Não são apenas as bolinhas que tomamos, é a consideração global como pessoa, vendo-nos como um todo em nós mesmos e em relação ao ambiente.

Lembro-me que a primeira vez que María sugeriu que eu mandasse o menino para a casa do pai — quando ele era rebelde, na adolescência, para que ele pudesse tê-lo como referência, porque ele poderia ser o que precisasse naquele momento — eu disse que ela estava louca, como eu ia fazer isso, depois de tudo que eu sofri, como eu ia "entregar" meu filho para o pai dele. Bom, quando fiz isso, depois de um tempo (acho que hoje, num ato de absoluta

> "iluminação"), fui acusada de ter expulsado o menino de casa e foi assim que ele e sua irmã mais nova vivenciaram também. No momento em que ele saiu, senti que era possível que ele não voltasse a morar comigo, como realmente aconteceu. Mas pensei que era isso que eu tinha que fazer. Tem sido difícil, mas considero o maior ato de amor que já fiz na minha vida: ficar sem ele — ele não era minha propriedade! — para que ele pudesse ter a si mesmo. E seu pai o ajudou nisso. Foi uma sorte.
> Minha filha ficou comigo e combinamos turnos para que eles pudessem se encontrar nos finais de semana, obviamente. Não percebi então o que significava para ela estar "sozinha": muita dor, raiva e incompreensão. Eu me escondi na minha dor e fiquei cega para a dor da minha filha. Aos dezoito anos ela também foi para a casa do pai. E pensei que morreria. Ainda hoje estamos em processo de reencontro, de tomada de consciência. E agradeço à vida por todas as oportunidades que ela me dá.
> Uma amiga me escreveu sobre o meu texto do casamento: "Que lindo! Quantas experiências e sentimentos essas palavras encerram, e já testemunhei muitos deles, de lágrimas e risos. Sinta-se orgulhosa deste filho porque você está nele, naquele amor que você deu aos dois, apesar de tudo, apesar da dor e apesar, às vezes, deles mesmos. Que alegria você deve guardar em seu coração neste momento! Obrigado por me fazer participar dessas palavras é como ter estado lá um pouquinho". Certamente, guardo muita alegria no meu coração. E eu quero compartilhar para dar ânimo e esperança àqueles que possam passar por situações semelhantes. E aproveito esta oportunidade que me é dada para devolver também parte da ajuda recebida. É bom compartilhar e fazer rede. Nós nos apoiamos uns nos outros. (Angelines).

Outros sentimentos das mulheres

Minha experiência com o grupo de mulheres me levou a traçar algumas metas para mim mesma, para melhorar meu ser, meu fazer, meu ser. E estes foram:

> Conhecer-me para ser feliz comigo mesma. Antes eu estava sempre irritada e triste. Conhecer-me melhor é um caminho que iniciei quando conheci María em consulta e que ampliei com vocês neste magnífico grupo. E me resta uma vida inteira para segui-lo. Esse caminho em direção a mim mesma está me deixando mais feliz. Descobrir a raiva e a fúria contidas. Consegui eliminar muita coisa, embora alguns permaneçam lá no fundo. O importante

é que não o acúmulo novamente, estou tentando canalizá-lo e eliminá-lo antes que seja armazenado.
Minha maternidade. É algo que me propus fazer e aqui estou, carregando um bebê, que espero que se pareça com o pai. Estou animada preparando-me para isso.
Pensar primeiro em mim e depois nos outros. Ouvindo meu corpo e minha mente. É algo que está me ajudando muito a não adoecer e evitar acumular raiva. Às vezes é difícil para mim, fico muito tempo pensando na mesma coisa, mas depois me sinto bem quando faço o que quero, quando quero e não o que eles querem que eu faça e quando eles querem. Quando digo isso, quero dizer minha mãe e minha irmã que sempre gostaram de controlar minha vida e organizá-la para mim como se não tivessem o suficiente com a delas.
Cumprir esses objetivos está me ajudando a confiar mais em mim mesmo e a ser uma pessoa mais firme em minhas decisões e isso me faz sentir bem comigo mesma. (Elena).

Pertencer ao grupo de mulheres desde 1999, então na Delegação Feminina da Câmara Municipal de Jerez, significava, naquela altura, conhecer uma médica que falava e fazia coisas "quase proibidas" com mulheres do interior, simples e ao mesmo tempo fortes, sofrendo por "ser mulher". Nunca pensei que aquele grupo de mulheres (quase todas muito mais velhas que eu) pudesse me ensinar tanto. Desde então, pertencer ao grupo de mulheres significou para mim continuar a descobrir-me através dos outros, aprendendo com os sinais do meu corpo para curar a minha mente, para me fortalecer e trazer à tona o que está escondido, o que é proibido, o que é silenciado... Ajudou-me a libertar-me de alguns vícios ocultos, a descobrir alegrias e tristezas e a partilhá-las, a cuidar do meu corpo e da minha mente e a aprender muito com cada um de vocês. (Ana).

Como o desejo de transmissão é transmitido a outras. Efeito cascata de conhecimento, experiências e consciência

Este capítulo corresponde a uma das facetas do meu trabalho: a transmissão. Estas são algumas das reflexões de alguns dos profissionais que receberam formação no nosso método, destinado a liderar grupos de mulheres e de saúde, parentalidade e saúde.

Faz parte das atividades que tenho desenvolvido para dar expressão à minha vocação e convicção: a melhor prevenção é levar os instrumentos de autocuidado e conscientização à população.

Das dezenas de grupos que foram criados ao longo dos anos, este corresponde ao mais recente, o que chamei de formação para Agentes de Saúde.

> *Minha primeira motivação para participar do grupo Mulher e Saúde veio de uma "preocupação profissional". Queria saber mais sobre o trabalho que a Maria faz com as mulheres neste espaço. Sinto-me atraída pela sua visão holística e feminista/feminina da saúde e juntei-me ao grupo para aprender e beneficiar-me do seu conhecimento e prática.*
>
> *Encontrei no grupo e nesta experiência luzes e chaves que me enchem de força e desejo, que iluminam a minha esperança e a minha ilusão de que existem formas de abordar a saúde que são a favor da vida, de que é possível construir espaços autônomos a partir do qual praticar e construir saúde nesta linha. Encontrei força, desejo, esperança, coragem e muita esperança em María e em todos os colegas do grupo.*
>
> *Estou totalmente convencida de que para acompanhar outras pessoas com qualidade "profissionalmente" é importante saber acompanhar-se; que para desenvolver o olhar compassivo que exige um acompanhamento de qualidade é necessário aprender a olhar para si mesmo de forma amorosa e compassiva, que o que foi vivido e vivenciado, o que atravessou o seu ser, seja transmitido e compartilhado de uma forma diferente do que não foi vivenciado. Então para mim o profissional não pode ser separado do pessoal. Acho que essa separação serve de base, uma de tantas, para a desumanização da assistência sanitária, o autoritarismo e as relações de poder na abordagem à saúde.*
>
> *Na verdade, meu interesse por uma visão holística e feminista da saúde vem da minha própria experiência pessoal de agressões e do relato de quem sofreu com o modelo biomédico-cientista. Parte das minhas próprias dores, dos meus choros. De raiva por não ter encontrado o cuidado e a escuta necessários. Sem empatia. Sem amor. Nem compaixão, nem confiança. Sem esperança. Tendo encontrado desinformação, prognósticos fatalistas, diagnósticos rígidos e fechados, desconfiança na vida, falta de sensibilidade, palavras vazias de coração e de esperança.*
>
> *E parte da minha experiência pessoal desde meu corpo feminino. Um corpo colonizado e atacado pela dicotomia de gênero. No caminho da busca pela minha saúde, pelo meu bem-estar, pela minha liberdade, precisei compreender e perdoar para descons-*

truir dentro de mim a masculinidade definida pelo patriarcado e me reconciliar com o masculino; dores por vezes realizadas através de "homens de carne e osso" (meu pai, meu irmão, amigos, amantes homens, ex-parceiros homens, homens desconhecidos) e outras vezes mais sutis, estruturais (o poder do público, o racional, a ciência, o profissional). E também precisei transformar a feminilidade definida pelo patriarcado: desenterrar e recuperar o valor do feminino (cuidado, emoções, corpo, espiritualidade, intuição...), aprender a priorizá-los e atribuir-lhes um espaço importante na minha vida. Necessitei resolver conflitos em relação à forma como fui ensinada e aprendi a cuidar das outras pessoas e de mim mesmo. Necessitei e preciso recuperar e reapropriar-me do meu centro (e do meu norte, do meu sul, do meu leste e do meu oeste). Eu precisei e preciso transformar minhas dependências e amando minha autonomia e minha solidão.

E por tudo isto foi e é fundamental habitar e colonizar o meu próprio corpo, olhar para dentro de mim, praticar a auto-observação e percebê-lo, aprendendo a ouvir o que meu ser me diz através de suas diferentes linguagens, aprendendo a confiar na sabedoria da vida que me habita. Me conheça. Me compreende. Aceite minhas luzes e minhas sombras. Enfrentar os medos pela confiança que a conexão com meu corpo me proporciona. Reconhecer a respiração como uma ferramenta para me conectar comigo mesma e me levar a estados de calma. Entenda, perdoe e aceite algumas pessoas. Limpe e organize o passado para libertar o presente.

Tenho conseguido tudo isso graças à participação em espaços coletivos protegidos, como "Mulheres e Saúde". Espaços de cuidado onde a livre expressão de sentimentos e emoções, a escuta interna, a escuta amorosa, confiança, acompanhamento de amor e compaixão, o movimento livre, risos e gargalhadas, choro, informação crítica e de qualidade, chaves de autoajuda, confiança na sabedoria da vida.

Um caminho de cura, de saúde, de vida, que me permite ser cada vez mais livre, mais autônoma, ter mais confiança em mim e na vida. Viver cada vez com mais segurança a vida que desejo, aquela que me faz bem, de forma plena e intensa a partir da tranquilidade e da calma.

Um caminho de cura, de saúde, de vida, que me coloca em equilíbrio e bem-estar comigo mesmo, que se expande para fora e transforma e contagia o que me rodeia. Uma transformação pessoal que atinge o todo, o coletivo, o social.

Coisas concretas e úteis que aprendi:

Exercícios práticos e concretos para relaxar diferentes áreas do corpo: diferentes tipos de alongamentos, danças livres, visualizações, respiração.
Entender com mais clareza como funcionam as emoções e os problemas relacionados a elas.
A música como ferramenta para trabalhar as emoções.
A relação entre comida e emoções.
Sobre a linguagem corporal: como os conflitos se materializam nos órgãos que desempenham a função em que há conflito.
Que o sintoma não é o problema, mas sim o começo da solução.
Exercício de consciência do eu a nós.
Que as histórias e fábulas são uma boa ferramenta para transmitir coisas.
Usar o zoom para analisar integrando o micro e o macro.
É preciso permitir que a mente e a emoção desenhem novos mundos que ainda não existem e explorem novas possibilidades de realidade. (Ana).

O que aprendemos: a saúde está em tudo que vivemos. O que é valioso: a ferramenta de prevenção é muito importante. O que chama a atenção: a enorme simplicidade do método. Sua grande utilidade. Extremamente prático. A motivação da aprendizagem: a força da transmissão.
Como já contei para vocês, hoje dei uma palestra simples sobre amamentação, para um grupo de mulheres grávidas. Adorei a experiência. Poder compartilhar algo que aprendi na minha formação, mas, acima de tudo, desde o amor do ao filho, tem sido muito bacana. O conteúdo foi simples: muita ênfase no contato pele a pele, contato precoce, sob demanda. E passamos algum tempo desmontando falsas crenças e tem sido muito produtivo porque houve várias mães com falha na amamentação por má informação e várias futuras avós com muitos mitos para desmascarar. Como você sempre diz, é apenas uma semente. Mas eu plantei com amor e generosidade, então se alguém der abrigo para a plantinha brotar, ótimo. Me dei conta que a amamentação deve ser trabalhada, tanto com as grávidas como com a geração mais velha, e espero que possamos continuar a fazê-lo. (Míriam).

Descobri que promover a saúde de uma população específica está nas nossas mãos. Não há necessidade de ser médico, nem estar atualizado com os fármacos. Basta conhecer a fundo os fatores que afetam e criam saúde. Transmitir isso, proporcionar um ambiente de respeito, e um espaço com condições para o grupo se encontrar, se reconhecer, sentir o corpo, relaxar, se divertir, acreditar em sua sabedoria e habilidades pessoais. Com esses *ingredientes misturados com muito amor, algo acontece: o grupo aprende o que pode fazer para melhorar sua saúde, sua vida. Eles aprenderam vivendo isso. Já não está esquecido.* (Sandra).

Não consigo resumir em poucas palavras o que estes dois anos de formação significaram para mim. Aprendi outra nova forma de aprender. A mudança não ocorre apenas com palavras, tudo acontece através do corpo. O grupo é vital num processo de mudança. Tudo fez sentido. Minha saúde está em minhas mãos.
Tem sido como dar sentido a tudo, me empoderar, acreditar que a mudança é possível. Tenho quarenta anos e há quinze anos que treino e trabalho como psicóloga, formadora, com grupos de pessoas... mas faltava alguma coisa. Neste treinamento eu descobri algo. Tem que ser profissional, sério, saber o que está falando, mas tem que trabalhar a partir do corpo. Sempre trabalhei exclusivamente com a cabeça. Você me deu a oportunidade de provar a mim mesma que posso fazer diferente e que funciona. Muito obrigado por me ter oferecido participar nesta formação, que para mim foi reveladora, deu sentido a tudo o que foi dito antes e abriu-me um outro mundo no local de trabalho, que com certeza irá emergir aos poucos, porque também me deu a oportunidade de trabalhar com um grupo humano e profissional maravilhoso. Muito obrigado por compartilhar seu conhecimento e sua metodologia. Você é a mestre que sempre lembrarei. (M. Jesus).

Ao longo da minha vida fui uma buscadora, antes mesmo de saber disso conscientemente, um conhecimento oculto em mim me deu sinais de insatisfação, não se acomodar, não adormecer. Depois de muita caminhada começo esse treinamento com vontade e entusiasmo, finalmente poderei colocar em prática tudo que aprendi, junto com algumas companheiras de viagem e com a mão de alguém em quem confio, tudo aponta para bons presságios. Desde o início a formação nos deixa perplexos, é uma nova forma de aprender de outro lugar, ou melhor, de todos os lugares, acostumados ao conhecimento racional, esta nova forma de conhecer confronta cada uma de nós consigo mesma e com a nossa relação com os outros e com o mundo... quase nada! Aos poucos, cada uma do grupo se define nesse novo papel, descobrindo-se, no eterno exercício de entrar e sair, eu e nós, nós e o mundo.
É um aprendizado profundo e contínuo que me deu a liberdade de abrir as asas que milênios de sociedade patriarcal me escondiam, meu voo ainda não está firme, mas já começou. Não tenho mais nada a dizer: Obrigado à vida. (Marisa).

Hoje me sinto tricotada, me sinto tricoteira. Hoje me sinto semente e semeadora. Semeadora de um mundo mais saudável, mais humano, respeitoso com a vida, com o ser humano e seus processos. Mas o mais importante é que nada, absolutamente nada, pode ser mudado se não for feito coletivamente. O "nós" é poderoso. Temos um longo caminho pela frente, de trabalho e de semeadura, mas me deixa muito feliz semear um pouco de saúde, mas mais ainda: que seja com todos nós. Obrigado a María pela generosa energia de amor e sabedoria, por promover esta iniciativa e a todos e cada um por estar presente. Sinto-me feliz por estar aqui e agora com todas. Temos muito a contribuir para o mundo. Seguimos e continuaremos semeando, juntas somos mais! (Blanca).

Referindo-se a A. Machado: "Caminhante, não há caminho, se faz o caminho ao andar". Começamos o caminho a partir de nós, atingimos o primeiro objetivo a partir de nós. E entre ilusões, medos, cansaço, paradas, reflexões e recomeços. O maior aprendizado não foi andar, mas ser caminhante. A diferença está no que acontece sem você perceber, silenciosamente, com paciência, quebrando mitos e crenças, incorporando seus novos passos e só visíveis quando você os dá, como verdadeiras metamorfoses.
Já se passaram alguns dias desde que compartilhei com vocês uma de suas sessões no meu estágio de formação; e necessitava poder expressar minha sincera gratidão. Poder vivenciar aquela oportunidade foi um luxo, eu era apenas um par de olhos observadores, que estavam mergulhados com admiração em um encontro de mulheres cheias de sabedoria, vida, entusiasmo... Acreditem, pude presenciar um encontro pessoal/grupal trabalho muito poderoso, do qual não sei até que ponto vocês têm consciência. Não é todo dia que temos a oportunidade de viver, de sentir a magia dos nossos encontros, do nosso conhecimento, de simplesmente nos permitirmos e sentirmos o ser do outro. Obrigado a todas por caminharem ao meu lado, por algumas vezes guiarem meus passos, outras vezes pela humildade de deixarem guiar, e principalmente por caminharem acompanhadas... de nós. Essa dimensão que só as grandes sábias conhecem e transmitem como segredo para a continuidade da humanidade. Obrigado por ser uma mulher sábia. (Tamara).

10

VAMOS FALAR SOBRE AMAMENTAÇÃO. DE AMAMENTAR. DOS PRAZERES E DAS SOMBRAS DO ENCONTRO AMOROSO MAIS ÍNTIMO. DÚVIDAS COMUNS. ANGÚSTICAS FREQUENTES

> *"Foi a experiência mais agradável de toda a minha vida".*
> Frase repetida por muitas mulheres que amamentam

Vamos começar pelo começo. As primeiras dúvidas, as primeiras preocupações, as primeiras ansiedades... o que faço com isso? Como o alimento? Como cuido dele? Como posso curá-lo, se ele ficar doente? Como posso saber se ele está ou não doente? Os meios para ajudá-lo a crescer e viver em saúde, aqueles que só a família pode proporcionar no dia a dia, nos cuidados, nos hábitos, nos ritmos. O que realmente é a prevenção primária, segundo os epidemiologistas, ou a higiene da vida, como Hahnemann apontou há séculos. E então os remédios. O que os profissionais externos podem contribuir, quando, apesar dos meios, ocorrem distúrbios ou sintomas. Estas últimas, sem as primeiras, simplesmente não podem ser resolvidas, ou são resolvidas apenas temporariamente. Na homeopatia chamamos de remédios aquilo que damos para curar. Não medicamentos. Porque eles não são sintéticos. Eles não são produtos químicos. Eles vêm dos três reinos: animal, vegetal ou mineral.

Comecemos pelos meios, porque:

- É a primeira coisa que falo no consultório.
- Isto é o que todas as famílias deveriam saber.
- É onde há grande confusão, com falta ou excesso ou distorção de informações.
- É a base da infância, do cuidado e da saúde.

E o mais importante deles, a alimentação. Porque é o que entra em contato direto com a criatura com mais frequência. É o que vai projetar em grande parte o seu sistema imunológico e, portanto, o seu estado de saúde, que é o que gasta mais tempo, a origem de muitos distúrbios ou melhorias na saúde.

Este é um conteúdo que comecei a conceber e divulgar entre as famílias há mais de 25 anos. E ofereço-o aqui, porque, sem ser um tratado de nutrição, serviu e serve de orientação e apoio a muitas famílias. Somando-os a sua própria idiossincrasia e seu bom senso. Não estou falando aqui de amamentação, porque a base de amamentação para a qual as preparo ou recomendo é o modelo-padrão recomendado por todos os especialistas mundiais: são seis meses de aleitamento materno exclusivo, sob livre demanda. Obviamente, as mães — e também os pais — precisam de mais informações sobre este assunto, mas isso há uma infinidade de bibliografia atualizada e útil. É a que recomendo no dossiê informatizado que os ofereço[36]. A realidade é que 99% das famílias que chegam ao Centro Artemisa na gravidez ou no início da infância mantêm esse tempo mínimo de amamentação. Exclusivo. E uma média de lactância mista, de dois a três anos. E essa é uma das razões pelas quais os processos de saúde e doença são tão satisfatórios.

O tempo médio de amamentação para famílias que chegam depois de alguns meses, por problemas de saúde, é de aproximadamente 50%. E as causas disso encontram-se, como sempre, no que expliquei nos capítulos anteriores: a cascata médica intervencionista, a falta de apoio, o desconhecimento e as recomendações dos pediatras.

A marca deixada nos bebês pelo tipo de criação é tal que é comum conseguir detectar se a criança foi amamentada e por quanto tempo, após alguns minutos de estar com toda a família e ver a criança e suas inter-relações. Percebe-se: no tipo de contato corporal entre mãe e bebê, no vínculo, no comportamento entre eles, na atitude do pai, na maneira como a criança se move e se comporta, na vivacidade do seu olhar, no toque e na luz de sua pele, o cheiro... é tão claro.

Por outro lado, o processo de amamentação é tão emocionante e tão revelador que posso assegurar que, na minha experiência, houve poucas coisas comparáveis a ele em termos do que me mostrou sobre a natureza humana. A natureza das relações básicas e primárias nas pessoas, dos vínculos, conflitos familiares, medos, dedicação, culpa, generosidade. Um imenso mundo de revelações sobre a alma humana, seus entrelaçamentos mais sutis e, ao mesmo tempo, a complexa estrutura de como se constroem os vínculos e os jogos em família. Muitas vezes, compreendi muitos dramas, conflitos, sofrimentos e sintomas de muitos adultos, com

---

[36] www.artemisalud.blogspot.com.

base nessas observações e acompanhamentos da primeira fase da vida. Nenhum livro, nenhum treinamento me ofereceu tanto conhecimento ou despertou tanta compaixão.

Entre muitas outras coisas, ajudou-me a compreender a razão de tantas preocupações maternas com o tema da alimentação, de tantos conflitos das crianças com a alimentação, de tantas patologias adolescentes ou não tão adolescentes a ela associadas. E tanto sofrimento ligado às relações humanas íntimas.

Vou apenas lançar algumas ideias sobre isso.

Aspectos biopsicossociais da amamentação

Fala-se muito sobre as vantagens da amamentação para o bebê. E é fantástico, porque há muitas e temos que continuar insistindo nelas quanto for necessário. Mas vamos refletir por um momento: se essas vantagens existissem, e tendo em conta que a grande maioria das mães deseja apaixonadamente o bem-estar dos seus bebês, seria lógico que todas as mães amamentassem pelo menos durante os primeiros seis meses! (Além disso, esta é uma recomendação de todos os especialistas e instituições de proteção à saúde e segurança à infância a nível global).

Então, por que isso não acontece?

Sabemos que todos os estudos realizados até o momento indicam que os fatores mais determinantes para o sucesso ou fracasso da amamentação são de natureza social. Acrescentaria que, na medida em que o social está intimamente ligado ao psicofísico, eles também são de natureza biopsicossocial.

Segundo esses estudos, o fator estatisticamente mais significativo de influência no desenvolvimento da lactância materna é a intervenção do sistema sanitário em todas as suas formas, seguido da influência dos grupos de apoio à lactância, das amigas e da família.

Isso significa: a cascata intervencionista já mencionada nos capítulos anteriores, a falta de apoio e informação reais e úteis ao longo de todo o processo de gravidez, parto e parentalidade, e as consequências dos protocolos médicos.

Tudo isso leva a: bebês hipotônicos, dificuldades de vínculo e de adaptação, aumento da depressão materna, insegurança materna, solidão na parentalidade, cuidados de saúde insuficientes e inadequados, falha na amamentação.

A enorme influência das mensagens mais frequentes que as novas mães ouvem, como: "Também não precisa forçar tanto, todo mundo se cria bem com mamadeira".

Também não há informação, reconhecimento ou aceitação de que amamentar e criar é um trabalho! E trabalho duro, que deve ser aprendido! Cada trabalho tem vários componentes:

- Aprendizado. Informações extensas, realistas e desdramatizantes. Completa. Sobre gravidez, parto, pós-parto, amamentação, parentalidade. Com os dois membros do casal e, na sua falta, com um acompanhante. Em contato com outras famílias. Mais uma vez surge a necessidade de grupos de mapadres.

- Tempo. Normalmente são necessários pelo menos dois a três meses para assentar-se. E, durante esses meses, lembre-se de que há vários momentos de crises-reajuste; primeiros 3 dias aos 15 dias, às seis semanas e aos três meses. Falando de uma forma generalizada. Depois, há a história individual de cada mulher e de cada família. E tudo isso requer novamente: apoio, ajuda, paciência.

- Treinamento. Durante esse tempo, e com o aprendizado teórico, é preciso viver o dia a dia. Conhecer o bebê, ver os seus ritmos, adquirir competências, ajustar novas prioridades, localizar novas sensações... Aprendizagem, paciência, e, mais uma vez, mais paciência...

- Levar em conta as dificuldades. O reajustamento dos "novos organismos" leva tempo e exige processos individuais. Realinhar o casal leva pelo menos o primeiro ano.

Não acreditar, não confiar no seu próprio corpo. Não se chega ao parto sem aceitação plena de si mesma: do corpo, dos seus processos, dos seus medos etc.

Não acreditar nas mensagens do bebê. Ou não os entender. Se ele chora, "pode ser porque seja caprichoso e quer que o segure em seus braços" ou "ele é viciado na mãe", ou "ele sabe muito e só quer ficar no colo"...

Fique de olho no relógio: se já se passaram 3 minutos, 5 ou 20.

Fique de olho na balança: talvez, em vez das 240 gramas regulamentares, "ele só tenha ganhado 210". Tanto o relógio como a balança não devem ser consultados nos primeiros três meses, salvo em casos excepcionais, diagnosticados como de risco.

Literalmente todo mundo tem uma opinião, do porteiro ao verdureiro! E, aparentemente, todos com uma autoridade que faz parecer que homens e mulheres dedicaram a vida à criação dos filhos e são mais especialistas em amamentação do que quem cria os filhos.

O conforto que prevalece nesta sociedade hedonista torna difícil aceitar que se vai passar em média oito a dez horas por dia à disposição da criança, nos primeiros seis meses de vida. É um grande investimento que valerá a pena, mas representa um trabalho árduo, que implica: horas sem dormir, sono interrompido, peito e corpo disponíveis, sem agradecimento, sem reconhecimento, sem salário, sem folga, sem aplausos!

Oposto: "Qualquer um pode dar a mamadeira", "Não é imprescindível que eu esteja sempre disponível". Falsas crenças: "A mamadeira será mais fácil".

Na nossa sociedade consumista, os benefícios são esperados de forma rápida e evidente. No entanto, pelo contrário, são investimentos de médio e longo prazo. A não ser que tenha tido outros exemplos com outros bebês ou mães que fizeram diferente. Ou você mesmo. Eles são espetacularmente claros. Mas eles não querem nem sabem olhar um para o outro. Quanto aos medos, cada mulher e cada casal tem os seus. Mas há alguns muito gerais: não vou conseguir, não vou saber, meu peito vai ficar prejudicado, minha vida sexual não vai funcionar, meu leite não é bom o suficiente, não vai crescer bem, "vai faltar alguma coisa", isso é muito cansativo e não vou resistir.

Os pensamentos de cada mulher: "O que é isso que sinto?", "Como vou saber se meu leite é suficiente?", "Se não consegui dar à luz ele, como vou conseguir criá-lo?", "Eu não vou conseguir", "Por que tenho que dar tanto?", "Se não me deram, por que tenho que dar?", "E, se ele continua a sua vida como se nada tivesse acontecido, por que haveria eu de sacrificar tudo?"...

Talvez, há algumas décadas eu não tivesse escrito o que vou escrever. Os anos, a experiência, as evidências e outras razões encorajam-me a fazê-lo: não posso acreditar que a única razão para que a promoção da amamentação artificial durante várias gerações, apesar de todas as evidências científicas, antropológicas e experienciais, tenha sido econômica. Já é ruim o suficiente que tenha sido apenas assim. Porque colocar em sério risco a saúde de várias gerações de seres humanos ao longo da vida é, no mínimo, perverso. Porque é a perversão daquilo que deveria ser o desejo natural de todo ser humano: promover o máximo e maior bem-estar para toda a humanidade, e o seu máximo e pleno desenvolvimento.

Há muito tempo sabemos que essa não é a única razão. A amamentação assim como o nascimento, o vínculo e a parentalidade respeitosa são geradores de algo muito poderoso e ao mesmo tempo muito incontrolável: pessoas com vínculos fortes, com muita confiança em si mesmas, na vida, com uma experiência emocional, sensório-sexual muito saudável, livres, confiantes na vida e sem vontade de viver com medo e submissão. É toda uma cultura de submissão, de criação de seres dependentes, tímidos, inseguros que está por trás de todo este paradigma (Rodrigañez, & Cachafeiro, 2008). Ao mesmo tempo, é perverso gerar todo um sistema de alimentação que, além de pôr em perigo a sobrevivência e o pleno desenvolvimento da espécie, torna-o extremamente dispendioso, torna-o mais difícil, dependente do sistema econômico, e resulta em maiores prejuízos ambientais, poluição e uma economia mundial insustentável.

Por fim, e diretamente relacionado com esta razão sociopolítica, existe um componente que, sem ser em si nenhuma dificuldade, representa uma compensação maravilhosa, mas é um tabu.

Todas as dificuldades só seriam equilibradas com isto, embora não seja a única compensatória, se pudesse ser reconhecida e revelada. De forma suspeita, nunca se fala sobre isso.

As vantagens do bebê já estão claras. Todos os estudos conhecidos confirmam que praticamente todas as doenças existentes têm incidência infinitamente menor em pessoas que mamaram na primeira infância. E é lógico: o desenho do sistema psico-neuroimunoendócrino é feito nessa fase. Mesmo que não se vejam imediatamente, verão em breve. E conhecem-se.

Mas as vantagens para as mães são muito mais silenciadas: o circuito neuro-hormonal do prazer e do orgasmo é o mesmo do parto e da lactação. Todos esses processos são fundamentalmente regulados pelos chamados hormônios do amor ou da felicidade: endorfinas, oxitocina e prolactina.

Todos eles visam converter os processos reprodutivos em fonte de prazer, bem-estar e comunicação profunda e amorosa entre mãe e bebê.

É a razão pela qual a espécie não foi extinta e porque, quando confrontadas com um conflito com o parceiro, as mulheres frequentemente optam pelo bebê. É uma questão quase animal. E de sobrevivência da espécie.

Mas ainda temos o prazer e a sexualidade muito confinados no padrão patriarcal de: homem-mulher-aquecimento-relação sexual. Ainda não foi internalizado e dificilmente se sabe que o prazer e a sexualidade são experiências muito mais amplas, que adquirem diferentes expressões ao longo das diferentes fases da vida, e revelam diferentes aspectos de nós mesmos e dos outros.

Continuar a reforçar a mensagem bíblica de dar à luz com dor provocou uma crença muito poderosa, que levou a grande maioria das mulheres ocidentais atuais a identificar tudo o que tem a ver com a maternidade com sofrimento, e esvaziou-o do conteúdo de comunicação, contato, descoberta, prazer, amor e conhecimento inerente a qualquer experiência de vínculo humano. Talvez por isso não seja por acaso que, entre todos os protocolos de atenção perinatal, aquele que persiste com maior peso e graves consequências é o de evitar, quebrar ou adiar ao máximo a criação do vínculo. E uma das razões mais prementes para continuar a insistir na melhoria da assistência atual ao parto e nascimento: recuperar o que há de humano no parto e nascimento é recuperar a sua componente libidinal e de prazer. É criar vínculo, assentamento e comunicação. É potencializar a nutrição não só do leite, mas sobretudo do prazer amoroso. É lançar as bases para um modo de vida saudável. E, nas palavras de W. Reich, é a base mais poderosa para a prevenção contra o desenvolvimento subsequente do câncer (Reich, 1987).

Mas, para potenciar tudo isto, não sejamos ingênuos, devemos conversar, informar, alertar, preparar as mulheres e as famílias para as dificuldades. Não basta continuar a entoar louvores ao leite materno. É preciso despertar, revelar, desvendar, desinibir as mentes, os corpos, individuais e coletivos, para a conexão, o vínculo, a proximidade, a ternura, a comunicação, o prazer e a alegria. E transfira isso para a cultura. Ao educativo, ao assistencial. Para a assistência sanitária.

Escutemos a experiência de uma nova mãe que reconhece quão crucial foi o apoio em vários momentos antes e depois do parto, para poder iniciar e manter a amamentação. Apesar de sua história sugerir, por motivos diversos, biográficos, médicos e obstétricos, que a amamentação seria frustrada, já que ela sofreu parte da cascata intervencionista, aqui verificamos mais uma vez que, mesmo nesses casos, é diferente estar sozinha ou acompanhada, informada ou não, apoiada ou não, motivada ou não. Muitas daquelas mulheres que me dizem "Não amamentei porque meu leite não saiu" ou "porque ele não pegou". A grande maioria das mulheres passou por alguma destas situações.

> *Maria, gostaria de compartilhar minha experiência e aprendizado. Não sou uma boa escritora, tenho dificuldade em escrever, mas vamos ao que interessa! Desde que te conheci aprendi tanto*

que sou uma pessoa diferente, e tenho muito a agradecer pelo trabalho que você faz! Porque ele é único. Lembro-me que na primeira vez que fui à consulta, cheguei muito desanimada e triste porque já tinha problemas de estômago e cansaço há vários anos, mal conseguia comer porque tudo me fazia mal, fiquei com medo da comida porque não "Não sabia como reagiria". Naquela época viajava muito a trabalho, preferia não comer para ficar bem e sabia que se não encontrasse uma solução acabaria muito mal. Fui ao hospital geral e lá fizeram todos os tipos de exames gástricos, alergias, etc., mas segundo o médico que me tratou, eu estava saudável, não tinha nada, me recomendou alguns antidepressivos porque isso "ajudava a aguentar melhor as digestões". Jamais esquecerei aquele dia, saí da consulta chorando, ele me disse que minha digestão seria assim para sempre e que seria melhor eu me acostumar (eu nem estava trinta anos ainda!).

Agora tudo isso passou, porque graças às suas recomendações aprendi a me cuidar e a me conhecer perfeitamente. E entre isso e os tratamentos homeopáticos, tenho me saído cada vez melhor. Claro, não precisei de antidepressivos. Gosto muito de cozinhar e aprender o que cada alimento me proporciona e o que preciso nos dias em que estou sem energia. Me sinto segura e feliz.

Mais tarde, outra das minhas melhores experiências foi ser mãe e tive a sorte de ter frequentado e participado em cursos de parentalidade e de ter tido apoio e preparação para o parto durante a gravidez, parto e pós-parto. Porque, sendo iniciante, tive mil dúvidas e questionamentos, também tive medo porque ouvi muitas experiências ruins de mulheres próximas e não queria que acontecesse o mesmo comigo. Por isso precisei de muitas informações, e com você e toda a sua equipe me senti forte para poder tomar decisões que eram muito importantes para mim, como decidir onde dar à luz apesar das minhas circunstâncias. Apesar de minha filha ser pélvica, queria muito um parto normal. Mas nesse momento, nos hospitais onde eu obtive informações, não faziam partos pélvico, então tive a ideia de que seria uma cesárea, porque como você me ensinou, temos que deixar fluir e se deixar levar às vezes, quando você já fez tudo que era possível, as coisas são como são, e foi isso que eu fiz. Lembro-me do dia em que minha filha nasceu como um dos dias mais felizes da minha vida, pois escolhi onde e como e quais equipamentos me deram tranquilidade e onde respeitariam meu plano de parto. Isso é super importante, pelo menos para mim foi. Também tenho muito a agradecer à Sandra (doula) pela preparação para o parto e pelo acompanhamento que fez por nós. Foi muito importante se sentir compreendida, apoiada, cuidada. Porque às vezes nos sentimos sozinhas e nem a própria família consegue te entender. Lembro que teve momentos que eu tive dificuldade, foi quando me levaram para a sala de recuperação pós-cesárea, minha filha não parava de chorar porque estava com fome, e eu tinha em minha mão direita o acesso venoso para a medicação e não podia segurar bem minha filha apenas com a mão esquerda, fiquei muito nervosa e me senti impotente, meu marido eu fiz o que pude e a enfermeira obstétrica era adorável, mas também não pôde me ajudar. Foi questão de minutos porque Sandra chegou imediatamente e me ajudou a me posicionar e minha filha segurou meu peito e nunca mais soltou. Agora ela está com oito meses e acho que, se a Sandra não estivesse ali naquelas primeiras horas, tão importantes para mim, com certeza eu estaria contando outra história, diria que não poderia amamentá-la porque ela não quis mamar, ou não sei... por isso penso em muitas mulheres-mães e fico triste porque há muitas que querem amamentar mas não conseguiram por falta de ajuda e informação. Milhões de agradecimentos. (Irene).

Irene passou por um processo, antes de decidir ser mãe, que a fortaleceu, que lhe deu confiança, que lhe ensinou que havia nela habilidades ocultas que ela poderia amplificar. Ela aprendeu a ouvir mais a si mesma e às suas necessidades, a buscar apoio e ajuda para situações que considerava difíceis. Isso permitiu que ela passasse por uma gravidez e um parto que não foram isentos de dificuldades. Mas ela soube integrá-los de forma saudável, acolher a filha para criá-la como quisesse. As dificuldades estão aí, outras surgirão, mas cada um desses passos lhe deu forças e recursos para o seguinte. E esse é um dos caminhos que constroem a trama fina e complexa de se tornar mãe e se completar como mulher.

Neste contexto, talvez seja o momento de uma pequena reflexão sobre um fenômeno que tem ocorrido nas últimas décadas: o surgimento da figura da "doula". Sempre me perguntei qual era a diferença entre parteira, obstetriz e doula. Não vou citar o nome de "matrona", porque é um termo que me recuso a usar. Historicamente, a matrona era a esposa-mãe do *pater familias romano*. Então não é uma figura de referência que me inspire, nem o nome é fiel, nem é fiel à função que entendo que deveria ser a de parteira. Comãe, comaternidade, coparteira ou, se procurarmos em outras línguas próximas: *sage-femme* ("mulher sábia"), *obstétrica* (em italiano, obstétrica vem de *obs tare*, observar ao lado"), *midwife* ("com a mulher"). Vamos continuar. A priori, o papel da doula é cuidar ou servir à mulher. Estritamente. Mas isso pode ser reduzido ou ampliado dependendo do que se entende por cuidar da mulher durante o parto, o pós-parto e a amamentação. A parteira que fui, assim como a maioria das minhas colegas de então — e creio que de agora —, não se limitou a fazer o trabalho estritamente técnico que cabe à parteira que assiste aos partos no domicílio. Nós também nos ocupamos de *cuidar dela, do bebê e às vezes do pai*! E, até duas horas após a saída da placenta, a perda de sangue é normal, o bebê mama normalmente na primeira meia hora, e tudo e todos estão bem, nós não desaparecemos de cena. Além de continuar 24 horas por dia por telefone e/ou disponibilidade emergencial nos 40 dias seguintes. Incluindo três visitas domiciliares, de uma a duas horas cada, para realizar um acompanhamento real, eficaz e suficiente da recuperação psicofísica da mãe, do estabelecimento da amamentação e da situação de apoio familiar. É claro que este é um modelo peculiar: o do grupo de parteiras que realizam partos domiciliares. Semelhante ao de muitos outros colegas na Europa e no resto do mundo. Aquela que responde às necessidades que, segundo todos os especialistas perinatais afirmam, possuem a unidade mãe-bebê, tem nesses momentos, para que tudo se desenvolva da melhor maneira possível.[37]

Mas não deveria ser muito diferente se o parto ocorrer no hospital. Ou em casas de parto. Conhecemos muitos locais com essas características em nosso estado, e em outros, que funcionam de forma muito semelhante.

Talvez a dificuldade resida no fato de, tal como muitas outras funções relacionadas com a saúde, a de comadrona dever ser redefinida, tal como a sua formação. Tal como também devem repensar os seus poderes, responsabilidades e papel tanto num centro hospitalar como num centro de cuidados primários. Da mesma forma que deveriam ser contratadas comadronas suficientes para atender às reais necessidades atuais em todo o estado.

Toda a situação atual implica que há uma série de necessidades não satisfeitas em todo o processo da maternidade — desde a gravidez até a quarentena, pelo menos, e que, portanto, é necessária uma figura que substitua e amplie a função da maternidade. Seria a doula.

Esta é seguramente a razão do aparecimento desta figura, que, em nossa cultura anterior à era industrial e até a década dos 70, cobria o ambiente feminino imediato da família extensa, incluindo as vizinhas. Desde a década de 70, até ao aparecimento das doulas, procuramos que estas abrangessem os companheiros masculinos, e o próprio grupo de

---

[37] htpp://nacerencasa.org/.

preparação para a parentalidade, com o grupo de amigos-familiares próximos. Acredito que o desenvolvimento histórico natural do movimento social, da cultura do nascimento e da parentalidade respeitada fez com que esta figura aparecesse e crescesse. E, como qualquer figura nova, ainda não completamente definida, nem reconhecida para todos os efeitos, presta-se a confusões e também às suas luzes e sombras.

A melhor coisa relacionada ao aparecimento massivo de doulas foi a expansão das demandas por maior respeito pelo processo perinatal. Com ele, a sensibilização social nesse sentido. Além do benefício da sua presença, como é o caso nestas situações. Agora, não posso deixar de referir, em benefício da função das mulheres, das crianças e das famílias, que a figura da doula também tem contribuído para o aumento de uma espécie de "inflação em muitos casos, de figuras técnicas opinativas" nesses momentos, sem refletir na melhora dos cuidados. Frequentemente: recomendações, opiniões, teorias, bibliografias, mais que ajudar, podem confundir. Porque é hora de: olhar, acariciar, lavar, tocar, massagear, organizar, reforçar a confiança, sorrir, segurar de uma forma *muito prática, muito corporal, além de emocional.*

Não porque não saibam ou não possam ter o direito de informar ou ampliar a informação, mas porque muitas vezes o fazem como substituto do trabalho mais urgente e prioritário: cuidar. Se fizermos uma comparação: é como uma mãe ou uma sogra — vamos com as avós! Em vez de perguntar do que você precisa, você começa a dar recomendações, conselhos que não foram solicitados, mudar as coisas ou fazer o que é menos importante para a mãe. Mas elas não escutam, não ligam, não respeitam que talvez do que você mais necessita seja o silêncio, ficar sozinha, ou de trazer furtivamente uma panela de comida e ir embora. Um apoio pode ser emocional sem falar de psicologia, nem dar conselhos: basta lavar a roupa, perguntar se necessitam que leve o irmãozinho mais velho por um tempinho, passar o aspirador, fazer a compra, ou sentar-se ao seu lado e perguntar: Como está? Enquanto escuta.

Essa parte ainda falta em grande parte na situação pós-parto. Supostamente, com a licença médica do pai, algo mais deveria ser coberto. Mas não é real. Porque geralmente não estão realmente preparados para cuidar. Porque eles têm que lidar com muitas tarefas ao mesmo tempo, principalmente se houver outras criaturas. Porque eles estão em processo de aprendizagem. E, por fim, ela acaba sendo quem sofre com essa inexperiência e ignorância. E ambos sofrem as consequências. Novamente, abrindo o zoom: há motivos mais "macro".

Porque na nossa cultura o cuidado está colocado em primeiro lugar nas mãos das mulheres/donas de casa/mães de família há milênios. Uma figura que ou não existe mais na realidade, ou está completamente superada, porque ela "teve" que vestir esse papel, além de ser um elemento produtivo equivalente ao de seu parceiro masculino. Portanto, o cuidado tanto desta fase como dos idosos, dependentes e doentes está simplesmente sendo abandonado nas mãos de supostos especialistas — cuidadores profissionais. E escrevo conscientemente *abandonado*. Não questiono a capacidade dos cuidadores profissionais, nem a intenção de quem decide contratá-los, mas antes questiono o negócio obscuro e perverso que as empresas privadas baseadas na ganância estão a fazer do tema do cuidado. Em suma, é entrar num outro capítulo onde não podemos expandir. Mas muito importante. Portanto, no que diz respeito às doulas e à sua função necessária: existem várias abordagens essenciais para resolver esta questão e a da assistência perinatal.

- Definir e normalizar a formação de doula e introduzi-la no sistema público de saúde.
- Reformular a profissão de comadrona desde a formação.
- Reorganizar os serviços de maternidade nos Centros de Atenção Primária e Hospitais, no que diz respeito ao número de comadronas, funções, serviço domiciliar.
- Abordar finalmente, por parte dos serviços de saúde pública, a necessidade de financiar casas de parto e partos domiciliares.
- Introduzir na formação e na cultura, a todos os níveis e em todas as áreas, cuidados e autocuidados, no centro da vida e para todos os gêneros.
- Continuar apostando por um ano de licença-maternidade, e manter a licença-paternidade — ou permitir que cada casal ou família a negocie.

Voltemos ao "micro". Outras mães, como a seguinte, apesar de não ser novata, ser profissional de saúde, estar bem-informada e ter o apoio do companheiro, necessitaram de outro tipo de apoio para conseguir superar dificuldades que apontavam para o fracasso ou uma amamentação muito difícil. Nesse caso, ela descobriu apoio e conseguiu salvar a amamentação, livrar-se do sofrimento e aproveitar essa fase. Mas, novamente, foi uma falta daqueles que acabamos de analisar no parágrafo anterior. E mais um caso em que a cesárea poderia ter causado uma falha na amamentação, que, graças à ajuda recebida, permaneceu apenas uma dificuldade.

> *Depois de dar à luz meu primeiro filho por cesariana, tive um pós-parto muito difícil, tanto física quanto emocionalmente. Durante dois meses sofri com dificuldades na amamentação, com fissuras e mastites. Depois de ter tentado várias coisas, fui à sua consulta e a verdade é que mudou a minha vida. Não só fisicamente, melhorando muito os problemas com a amamentação (que desapareceram passados alguns dias e nunca mais reapareceram), mas também a nível emocional e relacional com o meu filho. Percebo mais conexão com ele e comigo mesmo.*
> *Por isso recomendo a todos que experimentem soluções que considerem a pessoa como um ser completo, tendo em conta ao mesmo tempo o terreno físico, emocional e individual. A homeopatia me ajudou muito e pode ajudar muitas pessoas. Isto é o que está a acontecendo em muitos países e Espanha deve continuar a ser um deles. (S.).*

Porém, apesar de tantas dificuldades, a ternura, a comunicação, o leite(!) e o prazer abrem caminho e podem fazer da amamentação uma das experiências mais gratificantes da vida sexual de uma mulher. E direi mais: sobre a vida espiritual de uma mulher.

Deixemos que a experiência direta de uma mulher que decide amamentar e, além disso, desfrutá-la, leve-nos a essa fronteira entre o biológico e o espiritual, entre o mamífero e o humano, entre o que pode ser dito ou só pode ser vivenciado.

Ama-mantando

> *Esta noite, aqui na cama ao lado dela, estou chorando com todo o corpo. Como tantas outras noites, mas cada vez sentindo que é um momento único e especial, uma onda de emoções sacode todo o meu esqueleto. Agora entendo o que significa "estar no presente". K. me convence com sua existência. Não consigo imaginar um momento mais gratificante na minha vida do que este agora. Não consigo imaginar felicidade maior que o toque de sua mãozinha, prazer maior que a carícia sutil de sua pequena mão, tão pequenininha... Sua mão tem cinco dedinhos, com cinco*

buraquinhos e aí o pulso é apertado como com um fio, por trás do qual emerge com presença o seu braço gordinho... todo o seu braço ocupa menos de um palmo do meu, e a imagem me inunda de lágrimas. Deus! Estou cheia de gratidão à vida, à natureza, à minha vontade de me libertar dos medos e me lançar na maternidade: Obrigada, mãe vida, por me fazer mãe! Obrigado por fazer de mim o destinatário preferido dos seus carinhos, do seu amor, da sua necessidade de abraço. Espero que você aprenda a administrar essa predileção de maneira saudável! Espero que minhas deficiências não a machuquem! Agora eu percebo a quem me corresponde, por genealogia, cuidar. E é tão lindo, tão difícil e lindo! Quando olho para seu corpinho, quando sua vulnerabilidade se abre diante do meu olhar, minha alma reverbera. Algo no fundo do meu ser clama ao céu, ao lugar de onde todos viemos... que nada o prejudique, pelo amor de Deus! Aqui, agora, não há espaço no meu ser para a certeza de que a dor gera crescimento, que viemos para esta vida para aprender, e isso às vezes acarreta sofrimento. Não, agora eu a comeria se necessário para protegê-la com todo o meu corpo. Como é difícil aceitar que não haverá mais útero para ela, que ela nunca mais estará tão protegida como nos primeiros meses nesta terra... Só que ela é tão pequena, tão preciosa... tão preciosa. Sua beleza me faz chorar tantas lágrimas quanto o leite emana de meus seios. E ao mesmo tempo sei, porque sinto, percebo perfeitamente, que por trás de sua aparente vulnerabilidade, bate a força de um ser muito antigo e sábio, de um coração autêntico, saudável, poderoso, enérgico e amante da vida. Eu sei que minha filha não é tão vulnerável quanto parece, mas... ela é tão pequena... tão preciosa! Até esta noite eu não tinha percebido o que significa amamentar... de repente me veio a imagem: quando eu "ama-manto" minha preciosa filha (não quando ofereço o seio, mas quando a ama-manto), há uma reciprocidade, uma troca brutal (pelo menos no meu coração não deixa nada no seu lugar), o amor flui nas duas direções, e não só isso, mas o que acabei de perceber é que esse amor nos rodeia, nos cobre como um manto e se expande além. Amamentar a partir de hoje, para mim, é gerar um manto de amor que se conecta com o além, e com outras mães-bebês que amamentam. Minha filha me amamenta tanto quanto eu a amamento... e com tanto prazer, como o clitóris poderia ficar calmo? O amor o expande também, e sinto-o latejar por toda a vagina... Na próxima semana ela fará seis luas fora de mim, seis luas me embalando nas águas do seu amor e dos seus mimos... como não chorar esta noite, e ontem, e amanhã se minha filha já entrou na minha vida? (Sandra).

Talvez Sandra, assim como outras mulheres e outras doulas, principalmente aquelas que já vivenciaram parte da maternidade, tenha aprendido e crescido bastante, para que a amamentação fosse a fonte de um dos momentos mais gratificantes da sua existência. Talvez essa seja uma das razões pelas quais elas também conseguiram se tornar alguém que pode acompanhar eficaz e generosamente outras mães em dificuldades. Este é um dos bens mais importantes na saúde e na vida: a transmissão direta, a partilha da experiência, do sentimento, da necessidade de oferecer aos outros parte do que foi recebido e/ou aprendido. Lembre-se, assim como na lactância-infância, de que somos seres diferentes e, ao mesmo tempo, semelhantes. Que "aparecemos" como seres separados, mas fazemos parte de uma unidade. E é tão paradoxal nossa natureza humana que é precisamente trabalhando e entregando-nos a essa unidade que reconhecemos mais claramente a nossa própria individualidade. Por mais estranho que seja que um matemático e cientista fale sobre isso nestes termos:

> O ser humano faz parte de um todo, que chamamos de Universo, limitado tanto no tempo quanto no espaço. Ele experimenta a si mesmo, seus pensamentos e sentimentos como algo separado do resto, como uma forma de ilusão de ótica de sua consciência. Essa ilusão é como uma prisão para nós, limitando-nos aos nossos desejos pessoais e ao carinho de algumas pessoas próximas. A nossa tarefa deve ser libertar-nos desta prisão, expandindo o nosso círculo de compaixão para abranger todas as criaturas vivas e toda a natureza, em todo o seu esplendor. Ninguém é capaz de alcançá-lo completamente, mas fazer um esforço nesse sentido já faz parte da libertação e é a base da nossa segurança interior. (Albert Einstein).

Para ampliar a parte mais prática, consulte os anexos finais:

- "Anexo B. Do prazer de amamentar à alimentação, passando pelo desmame tranquilo dos bebês para que a vida deles, e a sua, seja mais saudável e feliz".
- "Anexo C. Alimentação para a saúde. Nutrindo-nos para a vida".

11

RESSIGNIFICANDO O CONCEITO DE DOENÇA, DIFERENCIANDO AUTORREGULAÇÃO E DOENÇA. O QUE É IMPORTANTE E URGENTE

> *Nós, como médicos, não podemos fazer muito mais do que consertar canos ou trocar peças que se soltaram. As pessoas estão com o coração muito doente. Um bebê não está doente porque tem otite. Ele tem otite porque está doente.*
> Dr. J. Lamothe

Há países à nossa volta, como a Holanda, onde há pediatras somente nos hospitais. As crianças são atendidas em centros de saúde por médicos de família. Somente os casos que necessitam de especialistas pediátricos são encaminhados para centros hospitalares. Não deve ser por acaso que se trata do mesmo país onde não se encontram especialistas em obstetrícia nos partos fisiológicos, nem nos partos domiciliares — que continuam a representar pelo menos um terço do total. Será que compreenderam que os especialistas sabem exatamente disso, da sua especialidade, das patologias "especiais"? E a única coisa que as criaturas que acabaram de chegar ao mundo têm de especial é que são únicas. O que é suficiente. Portanto, devem ser tratadas como tal. Isto implica o oposto do que normalmente se faz: submetê-los a protocolos uniformes e não respeitar a sua individualidade.

Na realidade, a maioria das alterações nas crianças nos primeiros sete anos de vida não pode ser considerada doença (Mendelsson, & Berthoud, 2006). Vou explicar esta afirmação.

O bebê costuma ter grande vitalidade. Traz consigo cargas genéticas próprias — na linguagem atual, "informações" —, que o condicionam a certos tipos de tendências no modo de adoecer, o que levamos muito em consideração na homeopatia (Sanchez Ortega, 1992). Isso pode nos ajudar na prevenção, como homeopatas, desde a gestação à infância. Mas existe o que é chamado de "programa de sobrevivência das espécies". Vários autores, especialmente aqueles orientados para a medicina natural, ou para a compreensão holística da vida (Zur Linden, 2016) e da pessoa, interpretam as chamadas "doenças da primeira infância" como a tentativa natural do corpo de se livrar dessas tendências herdadas, e assim alcançar o que, em pura lógica, é o objetivo principal: melhorar a carga genética, as possibilidades de sobrevivência da espécie. Tudo o que favorece este processo poderia ser considerado no campo da epigenética: a possibilidade de modificar e melhorar o material genético, o DNA, ao longo da vida. Relaciona-se com a ideia de que as doenças e os transtornos agudos na infância são aqueles que nos permitem desenhar e fortalecer o sistema imunológico.

Com base na minha experiência clínica, tenho observado, assim como meus colegas, que existem sintomas que aparecem de forma geral. Nos primeiros meses, há aqueles que se manifestam nos emunctórios (intestino, rim, vias respiratórias superiores, pele e mais partes externas) e partes mais externas do corpo. Os sintomas, quase sempre, ligados a traços constitucionais, como tendências hereditárias.

Também podem estar incorporados a um certo estresse da gravidez — e do nascimento —, como vimos até agora.

Com esses fardos, uma criatura também traz grande vitalidade. Intacta. Ou o mais intacta possível. Ou seja, uma enorme capacidade reativa contra a toxicidade. Ou, em outras palavras, uma grande capacidade de autorregulação da sua homeostase, uma grande capacidade de autocura.

Tudo isso se traduz numa grande capacidade de gerar "crises de cura espontânea", para se livrar de tudo isso o mais rápido e da melhor maneira possível.

Vamos somar, à carga genética e ao que vivenciamos durante a gravidez e o parto, as sobrecargas que podem vir de diversas áreas: alimentação, estresse dos mapadres, poluição ambiental, falta de sol, ar puro, medicamentos, vacinas ou seus adjuvantes etc. Tudo isso gera um certo nível de toxemia, que a própria vitalidade do bebê tende a rejeitar espontaneamente por meio de canais naturais. Estes estão organizados para expulsar esta toxicidade para o exterior da forma mais suave e eficaz possível, sob a forma de: erupções cutâneas, muco, diarreia e vômitos.

Frequentemente, esses processos são acompanhados de febre, pois sem dúvida o mecanismo de defesa que é a própria febre tem, entre outros, o objetivo de metabolizar essas toxinas, ativar o sistema imunológico e facilitar essa descarga para a autoproteção do organismo.

Consideramos aquilo que comumente chamamos de "doenças infantis", cuja grande maioria está ligada a processos eruptivos, febris ou de secreção mucosa, são *crises curativas*. Crises de autorregulação, que, se devidamente respeitadas e cuidadas, passam em poucas horas, ou dias, com um mínimo de distúrbios e uma grande melhora na vitalidade da criatura. Como é do conhecimento geral, elas geralmente precedem as chamadas "crises de crescimento". Após cada uma dessas crises, as criaturas crescem e dão sinais de progresso em seu processo de maturação. Este princípio existe na tradição hipocrática desde tempos imemoriais. Tem um valor imenso e uma grande eficácia: permite às famílias vivenciar qualquer um destes processos com maior confiança, menos medo e maior autonomia. Os *mapadres* costumam atuar com grande capacidade, bom senso e responsabilidade nesses momentos. E o que é mais importante: depois de cada uma destas crises, emergem reforçados na sua capacidade de *mapadres* atenciosos e de considerarem o seu bebê como uma pequena pessoa forte e capaz de superar com sucesso as crises. Tudo isso sem recorrer a medicamentos, centros de saúde ou médicos. Acima de tudo, de forma mais racional, seletiva e justificada. Estas são as medidas que ajudam nestas situações:

- Deixe as vias de eliminação livres. Sem medicamentos supressivos, como antitérmicos, antibióticos, corticoides, paracetamol, a priori.

- Facilitar a transpiração, em caso de febre. Certifique-se de que não esfriem, mas não os esmague debaixo dos cobertores.

- Compressas de água fria nas panturrilhas, caso a temperatura incomode muito.

- Desde que não ultrapasse os 40 graus, que não dure mais de 24 horas e não tenha convulsões, não há motivo para preocupação.

Lembremos que, entre a subida e a descida da temperatura, costuma ocorrer naturalmente um processo de, no máximo, cinco dias. Muitas vezes apenas algumas horas. Enquanto isso, vamos garantir que a criatura beba bastante líquido. Se é um lactente, oferecer leite materno quando solicitado. Se for mais velho, água, sucos, caldos. E não sofra. Se houver dor, insônia, grande inquietação, certamente será necessário intervir com ajuda médica. Caberá a vocês decidir se vão usar homeopatia, medicina natural ou levá-lo ao pediatra. É muito importante a atitude de tranquilidade e confiança dos *mapadres*, além de dar segurança à criatura. Caso isso não seja possível, é preferível se colocar nas mãos de um profissional.

Se conhecermos e observarmos a criatura, e compreendermos que às vezes ela pode tentar "falar-nos através do seu corpo sobre outros tipos de distúrbios ou dificuldades que está enfrentando, podemos aprender a ler a doença de uma forma menos angustiante e mais reflexiva". Podemos aprender algo novo sobre ele e até nos ajudar a mudar algo em nossas atitudes, relacionamentos etc.

Não devemos esquecer que o bebê às vezes manifesta conflitos parentais em seu corpo. Mais claramente, da mãe. Novamente, a criatura é a "ponta do iceberg", ou o espelho no qual nem sempre é confortável nos olharmos. O que os "sistêmicos" chamam de "sintoma do sistema familiar".

Para dar um exemplo gráfico: sua sogra ou sua mãe chegou e você teve um confronto, um acesso de raiva para o qual não encontrou nenhuma solução. Você aguenta, fica quieta, por vários motivos, ou mantém ativo com seu parceiro. Algumas horas ou minutos depois, a criança tem "dores de barriga", ou um aumento repentino de febre ou vômito...

Situação típica: férias, Natal etc., quando geralmente ocorrem reuniões com as famílias de ambos, e nem sempre de forma fluida ou fácil. Nos últimos dias, ou só quando acabam e você volta para casa, vem febre, gastroenterite, gripe, bronquite, a descarga de todo o "mal digerido" e mal resolvido.

Frequentemente, o único remédio de que a criatura necessita não é precisamente um remédio, mas atenção, dedicação e carinho sem reservas. Adicionado à tranquilidade. O simples fato de tê-la em contato corporal por várias horas ou dias pode ser milagroso e também enriquecedor para nós mesmos.

Acompanhe-a na sua tristeza, na sua fraqueza, na sua vulnerabilidade. Talvez sem fazer nada. Apenas sendo. Estar muito presente. O que não é pouco! Às vezes é necessário contato pele a pele. Quanto menor e maior o distúrbio, maior o tempo de contato corpo a corpo. Sem efeitos colaterais. Eficiência máxima. Sempre disponível. Livre!

Não se esqueça de que a creche precoce — antes dos 3 anos — será quase sempre seguida de uma frequência muito maior de tosses, constipações, bronquites, febres... e não é por causa das bactérias! Mas por causa da "perda de território" materno que a criatura sofre, e sua capacidade de adaptação ainda imatura. Se você não consegue encontrar outra forma de resolver sua situação familiar, basta tomar nota de que é assim e ter paciência naqueles dias de indisposição em que a melhor terapia são os braços, as carícias, a paciência, o descanso.

Não esqueçamos de Hipócrates: "O corpo tem capacidade própria de autocura", priorizar, "não fazer mal".

Ou o que costumo repetir muitas vezes: "Ouça o médico interno. Ele é quem mais sabe e quem cura melhor", quem tem sempre tempo disponível e é o mais barato!

Nestes casos, a informação e o apoio são essenciais e determinantes para o processo. Mas eles são apenas uma parte. Existe outro, que você tem que estar disposto a viver. Isso geralmente não é do conhecimento das pessoas ou da família, a priori. A prática diária da alopatia tem uma característica muito importante: o casal e a família não enfrentam dúvidas substanciais. Porque se repete algo típico do grupo humano: o que a maioria faz é dado como certo e bem-feito. Então, confrontos, decisões, dúvidas raramente aparecem, em geral. Supõe-se simplesmente que você está recebendo o melhor com os medicamentos recomendados pelo médico e, se isso não for suficiente, você será levado ao hospital. Quando se adota qualquer caminho diferente do comum, o conflito é muito mais frequente.

Mais um desafio a viver: passar pelas crises necessárias à cura, sem que os mapadres e os profissionais caiam nos seus medos. É difícil detectar qual é o limite em cada situação, em cada família, muitas vezes diferente entre a mãe e o pai. Os diferentes limites são muito marcados mais uma vez pelas diferenças de gênero, além das simples pessoas. Os pais — masculinos — estavam frequentemente ausentes. Ausentes fisicamente em momentos de crise, ou ausentes emocionalmente. Ou especialmente presente, para cobrar resultados: "Bom, já se passaram x horas e ele não melhorou, você está convencida de que temos que levá-lo ao pronto-socorro!?" Ou pior: "Sabe que, se acontece alguma coisa, você será responsável!" Ameaça e culpa, atrozes em uma situação que exige mais confiança e apoio.

Porque parte das dificuldades atuais, e mesmo provavelmente futuras durante muito tempo, é a grande insegurança em si mesmos, a desconfiança na natureza, na capacidade de autocura, no organismo da sua criatura, de que ambos sofrem, tanto mães como pais. Alguns são mais capazes de reconhecê-los e tomar decisões respeitando os seus próprios limites; outros ousam ir um pouco mais longe e confiam na sua intuição ou experiências próximas; outros, com sérios conflitos entre o que a mente lhes diz e o que sentem e acreditam. E tudo isso deve ser parte necessária do processo terapêutico no acompanhamento da criança e da família. Porque não basta dar o remédio homeopático para uma criança febril ou em crise brônquica. É preciso muito mais: acima de tudo, são necessários uma mãe e um pai que saibam estar presentes. E eles podem. E eles querem. Que proporcionam serenidade, confiança, proximidade, tranquilidade, além de cuidado. É necessário tempo!

Se estão presos em seus medos, conscientes disso ou não, não é possível. Porque muitas vezes a origem dos distúrbios nas crianças está nas disfunções da mãe, do pai ou do relacionamento entre os dois. Em outro capítulo já abordamos o papel da família nestas situações: como apoio e/ou boicote. É um mundo inteiro.

Nessas situações sempre senti falta de uma infraestrutura que fosse poderosa o suficiente para que outros *mapadres* os fornecessem suporte. Porque essa é uma das ferramentas mais eficazes e úteis que já conheci, e recomendo calorosa e insistentemente a quem tiver oportunidade. Por sua vez, foi uma das necessidades que me levaram a criar grupos de amamentação, pós-parto e parentalidade. Muito difícil em áreas geográficas tão extensas como a província de Cádis. Mas tem sido um dos recursos de maior sucesso. É o que, hoje, considero sem dúvida a melhor alternativa ao atual *Programa de Puericultura*. Muito mais barato em recursos. Mais efetivo e com maior alcance. Muito mais satisfatório para as famílias. Também para profissionais. Para o sistema sanitário. Para o país.

Na realidade, estes grupos seriam o substituto — atualizado, melhorado e ampliado — daquilo que foram as famílias alargadas até a primeira metade do século XX. Quando o cuidado da saúde dos pequenos não estava tanto nas mãos dos profissionais de saúde, mas nas mãos das mães e avós.

Essa cadeia de conhecimento foi perdida. Aquela corrente de confiança. Frequentemente, há conflito entre o que sabem as avós e as opiniões dos profissionais.

A população atual tende a acreditar mais no profissional e também confia na natureza e nos recursos do lar. E bom senso.

Não imagino que minha mãe questionasse a amamentação prolongada, nem que recomendasse levar o bebê ao pronto-socorro por uma febre ou tosse, ou que parecia mais confiável dar à criança "papinhas" prontas do que um prato de legumes ou fruta caseiros. Não sei para onde foi a memória mais básica. Nem como isso aconteceu tão rapidamente. Em toda a população, e independentemente do seu nível cultural e académico.

São inúmeros os casos resolvidos pelas próprias famílias, ou com a minha ajuda por telefone ou e-mail. Não esqueçamos também que o modo de vida atual torna a população muito mais viajante. De repente, uma família encontra-se do outro lado do mundo, com pouco acesso a serviços médicos. Para estas situações, conhecer a criança, a dinâmica familiar de forma regular, ter fomentado a capacidade de autonomia dos pais e a existência de redes é uma bênção. A seguir, vemos alguns desses casos:

> *Minha filha K. tinha dois anos e meio. Passamos um total de quatro semanas na África do Sul. Na segunda semana apresentou febre de 40 °C. Alugamos uma casa com outras pessoas e, entre outras, tinha uma pediatra e ela nos recomendou ir ao hospital. Foi isso que fizemos. Lá nos trataram muito bem e nos deram Paracetamol para baixar a febre. Demos para ela e a febre baixou. Pensei: que ótimo, é isso! Mas algumas horas depois a febre voltou a subir e desta vez ainda mais. A amiga pediatra nos disse que deveríamos continuar dando paracetamol para que a febre baixasse. Pareceu-me realmente ultrajante tratar assim a febre de uma menina de dois anos e meio e liguei para a Dr.ª María F. Ela me disse que eu deveria fazer uma diluição com um remédio homeopático e dar em colheres de chá a cada dez minutos. Dê-lhe banhos quentes e fique com ela. E assim foi. A febre baixou. Mas depois de um dia subiu novamente. Passei mal e liguei novamente para María. Ela me disse que eu deveria continuar e mudou o remédio. Segui suas instruções e a febre baixou novamente. Ficamos assim por alguns dias. Em contato constante com minha filha e María. Minha filha estava bem e calma, e eu também. Durante esses dias a febre baixou, seu estado melhorou, até que todo desconforto desapareceu completamente. Agora minha filha tem doze anos. Ela nunca teve febre superior a 38 °C, nem nunca ficou doente, e sinto que ela recebeu o valioso aprendizado de curar sozinha a febre ou seus pequenos distúrbios comigo ao seu lado e de superá-la sem Paracetamol ou outras drogas.* (Y).

Este é um dos casos que nos lembram que há algo simples, mas essencial para estes primeiros anos de parentalidade: a possibilidade de os pais acudirem facilmente ao profissional que os apoia e acompanha nesta fase. Porque na maioria dos casos nem a visita nem os medicamentos são necessários. Apenas lembrar-se das informações básicas, ouvir, tranquilizar-se, fazer sugestões úteis. Às vezes, basta ouvir com calma e transmitir confiança. Na verdade, é o medo da família que deve ser tratado, muito mais do que a doença ou distúrbio que a criança sofre.

Perguntemo-nos o que a criatura nos pede com a sua atitude, sem cair na culpa. E considere, quanto antes, quais situações e atitudes externas e/ou internas estão gerando excesso de tensão, preocupação, cansaço, rejeição... Elas tendem a ser um termômetro muito mais confiável do que a nossa enorme capacidade de autoengano em nossas análises mentais pessoais. Às vezes, se as nossas próprias preocupações nos sobrecarregam demais, seria essencial buscar "alívio" fora. Explicar a alguém como nos sentimos, passear, chorar etc. Sem perceber, às vezes medicamos o bebê para acalmar a nossa angústia, e não para curá-lo. Muitas vezes costumo dizer-lhes meio brincando: "Tome um chá de camomila ou um Valium se quiser usar drogas, e deixe-o se acalmar, porque do que ele mais precisa não são drogas". A escuta empática e a confiança têm os mesmos efeitos e não têm efeitos colaterais!

Este é um caso claro de crise de autorregulação e cura, típico de uma pessoa pequena que vive uma situação "estranha", fora do seu ambiente, dos seus ritmos habituais e cuja mãe, embora não muito consciente, também está sujeita ao estresse. Aliás, estas são as situações mais frequentes, no acompanhamento habitual como médico de família.

No entanto, existem outras que devem ser consideradas uma doença. Em que as repetidas tentativas do corpo de se autorregular foram suprimidas repetidas vezes por drogas, cada vez mais poderosas e em maiores quantidades. E, finalmente, levaram a uma doença crônica.

Posteriormente nos aprofundaremos neste tema. Estas famílias constituem o maior grupo que vem à minha consulta, e acredito que para todos meus colegas homeopatas ou médicos naturopatas. Porque infelizmente a situação atual do sistema de saúde, o modelo de vida que se impõe às crianças e o tratamento sintomático e farmacológico que prevalece estão gerando um aumento alarmante destas doenças crônicas na infância. Cada vez são mais as famílias que observam, refletem e percebem que medicalizar cada vez mais a criança não está ajudando a curá-la, e que se vê cada vez pior, cada vez mais dependente do sistema médico.

Esta é uma dessas situações em que não só foi possível ultrapassar a situação desta cronicidade e dependência farmacológica, mas também a mãe resolveu parte da origem da situação e realizou todo um processo de empoderamento e autonomia que seis anos depois mantém e desenvolve:

> *Maria me ajudou a tratar meu Enzo. Desde os dois anos de idade ele teve um problema nos brônquios. Muitas vezes tinha bronquite ou dermatite e geralmente ficava desanimado. Os médicos sempre o trataram com antibióticos, antipiréticos e corticoides ou Ventolin. Eu não queria mais continuar dando tantos remédios porque todo mês ele tinha uma recaída e voltava a ser o mesmo, e cada vez usava mais remédios. Não parecia nada saudável para ele. Nada de útil.*
> *Ela nos ajudou muito. Acima de tudo, algo que nunca esquecerei: uma vez me disse que eu deveria abraçar, segurar Enzo e respirar com ele se ele tivesse um acesso de tosse, falta de ar e muito catarro, e que isso ajudaria a evitar que eu tivesse que levá-lo ao hospital. Eu duvidei muito. E para ser sincera, nem sempre tive fé que isso iria ajudar, mas com o apoio dela fiquei cada vez mais calma, e a boa experiência de cada vez que acontecia ajudou ainda mais. Com meu segundo filho também percebi a influência de nós, as mães, de como a calma e a segurança de que tudo vai dar certo é enormemente eficaz; e abraços e respiração com a criança ajudam muito. Não tinha essa segurança porque nunca tinha aprendido e tenho certeza que não teria encontrado sozinha. Graças às conversas nas consultas com a médica, me afastei de tanto uso e abuso de medicamentos, aprendi cada vez mais a acalmá-los e a me acalmar, a ignorar comentários alarmantes de outras pessoas e a ouvir meu filho e conhecê-lo cada vez mais e observar como reagia. Hoje o Enzo tem oito anos, está muito saudável, muito ativo, nunca fica doente, nunca vai ao médico — nem mesmo a Maria e não há palavras de agradecimento suficientes... graças a Deus ela estava lá e me ajudou com meus problemas.* (Janine).

Esta é mais uma das situações em que a vivência da mãe marca profundamente a evolução do filho. Ela veio de outro país. A vivência da maternidade sozinha, o sentimento de falta de apoio, de não se sentir compreendida no modelo de parentalidade, de não poder confiar suficientemente em ninguém, nem no tipo de atendimento médico que aqui era oferecido, também se manifestou na criança. Assim, à medida que ele se curava, ela tomou consciência da sua própria situação, diminuindo o seu nível de ansiedade e procurando uma forma de se adaptar e aceitar melhor a sua decisão de vida. Lembremos que a criança frequentemente atua como um "termômetro" da situação materna e familiar (Jung, 1982). Ou simplesmente manifesta no corpo o que nem mesmo o seu psiquismo consegue elaborar, explicar ou manifestar senão por meio do corpo, como no caso de Isabel:

Nossa filha, a mais nova, estava no jardim de infância aos quatro anos. Embora a professora tivesse mudado naquele ano, ela parecia entusiasmada e feliz. Um dia, durante o recreio, ela tropeçou e caiu no chão. Recebeu um golpe em uma das maçãs do rosto, resultando em um ferimento e leve derramamento de sangue. Durante vários dias teve um hematoma que desapareceu rapidamente, por isso não demos muita importância, pois não reclamava e não havia marcas em seu rosto. Porém, depois de pouco tempo começou a ter dificuldade para se levantar, não queria ir para a escola e, se ia, era com relutância e com lágrimas.

Perguntamos à professora e ela nos informou que nada havia acontecido com ela na aula que fosse de seu conhecimento e que seu comportamento era normal, exceto no recreio, que ela passava segurando a mão da professora.

Observamos também que nos dias de chuva toda a sua ansiedade desapareceria e ele voltava para a escola feliz como antes.

Preocupados com sua atitude, decidimos consultar a Dr.ª María F., na época, nossa médica de família.

Ela, depois de reunir de todos nós as informações que pôde, ficou sozinha com nossa filha e através do diálogo e dos desenhos, soube que o golpe que havia recebido há algum tempo não lhe deixara nenhuma consequência física, mas nos explicou que, inconscientemente sua psique não havia superado o trauma que nossa filha associava ao recreio. Por isso que nos dias de chuva, quando não se podia sair para o parquinho, não tinha aquele medo de ir para a escola.

Lembro que lhe enviou uma dose de arnica de alta potência. Embora já tivéssemos experiências anteriores de cura de bronquite crônica e asma de nossas filhas com homeopatia e com o mesma médica, nunca teríamos acreditado no que aconteceu: a partir do dia seguinte ela nunca mais teve medo de ir à escola, nem de sair para brincar no parquinho. (Fran e Mercedes).

Recursos de ajuda em tempos de crise

Paralelamente ao tratamento homeopático, costumamos colocar à disposição das famílias algumas "fichas de ajuda" que venho desenvolvendo ao longo dos anos e experiência, com recursos naturais e simples, para as enfermidades mais frequentes ou crises agudas.

Na realidade, com a informação que lhes é enviada na primeira consulta — dossiê digital, instruções no blog, recomendações nutricionais, as fichas e o bom senso, além do apoio escrito e/ou telefônico —, resolve-se a maior parte dos problemas em processos agudos. Apenas uma pequena proporção também necessita de homeopatia. Principalmente, quando há crises na dentição ou em processos crônicos. Porque a minha convicção, como a do Dr. B. Jensen, é: "É melhor educar do que medicar".

Não vamos compartilhá-los todos aqui, pois são excessivamente extensos. Mais os principais, comuns e eficazes.

Mais uma vez, o objetivo mantém-se: por um lado, que sintam que dispõem de recursos eficazes para ajudar seus filhos. Por outro lado, evitar que esses recursos sejam sempre fármacos. Por último, que os tenham à mão ou apenas a um toque, por telefone ou e-mail.

Para quando precisarem de ajudas práticas, consultar o "Anexo D. Recursos simples para doenças comuns. Kit de emergência de homeopatia e recursos naturais".

12

O QUE A ABORDAGEM HOLÍSTICA E A MEDICINA HOMEOPÁTICA APORTARAM AO MEU ACOMPANHAMENTO A FAMÍLIAS E CRIANÇAS. DE QUE PODEMOS PROTEGÊ-LOS? QUE PORTAS PODE ABRIR PARA A SAÚDE DO PRESENTE E DO FUTURO?

> *As doenças agudas da infância devem ser tratadas com cuidado e não suprimidas com medicamentos químicos, pois o perigo é que se transformem em processos inflamatórios subagudos, desencadeando uma manifestação de predisposição genética e expressando doenças crônico-degenerativas.*
> Vithoulkas e Carlino

O texto que Vithoulkas e Carlino desenvolvem neste artigo sobre "Continuum da teoria unificada das doenças" é uma daquelas revelações que aparecem, depois de descobri-las em primeira mão, a partir de tropeços, buscas, confusões, intuições e da longa solidão do autodidata. Ao longo destes anos, tentei comunicar isso aos *mapadres*, de todas as maneiras possíveis, e senti que eles compreendiam. Muitas vezes, com um pedaço de papel na minha frente, onde sempre desenho diagramas, flechas, que ficam borradas; e no fim consulta quase sempre me perguntavam: "Posso levar comigo?"

Passei muitas horas tentando comunicar a ideia central desta lei. Porque nunca tive a intenção de que as famílias *usem homeopatia*. Na verdade, alguns decidem não dar. Minha intenção, acima de tudo, sempre foi que compreendessem. Que entendessem que tudo tem uma gênese, um mecanismo, alguns caminhos, tanto para atingir a doença como para recuperar a saúde, ou preservá-la. Se você entende isso, o resto é questão de caminhos, ritmos e formas. Secundário. Porque assim conseguirão o mais importante: não se deixarem sequestrar pelos próprios medos ou que causem o menor dano possível. Assim, estarão realmente preparad@s para acompanhar as crianças ao longo da vida, nas crises vindouras disfarçadas ou não de doenças. Também poderão tomar decisões mais tranquilas sobre temas tão delicados e polêmicos como: ir ou não à creche? Quando? Como? Vacinar? Não vacinar? Ou usar algumas vacinas. Todas? Quando? Antipiréticos? Antibióticos? Quando? Como? Vamos ao médico? Ao posto de saúde? Ao hospital?

Mais um longo etc. que não terminará nas enfermidades típicas dos primeiros três anos, nem na área da saúde física. Porque não nos tornamos mapadres de bebês ou de criaturas, mas daqueles que estão crescendo e continuarão necessitando de apoio, de decisões serenas, de ajuda, cuidados, proteção, confiança, ao longo de muitos anos.

Muitas vezes, nessa tentativa de fazê-los *compreender*, fui também forçada a tentar compreender. Compreender situações, doenças, sintomas, que nem sempre aprendi na universidade, nem na formação complementar. E a partir daí fui me aprofundando em minha "pesquisa clínica". Que me ensinou muito mais do que qualquer livro ou tratado médico.

Porque meu material de estudo tem sido a vida, os meios: observação cuidadosa, escuta ativa-receptiva e respeitosa, retroalimentação entre os mapadres, eu e, às vezes, os colegas que completaram o tratamento; o monitoramento rigoroso do progresso após o tratamento. Sem parar de estudar, de me atualizar, de contrastar com outr@s colegas, de me perguntar.

Por último, e sobretudo, tentar manter a todo custo o princípio médico de *primum non nocere*. E talvez um dos recursos mais valiosos, mais raros, para se ter em mãos: o valor incomparável dos grupos de infância. Em que as famílias partilham as suas preocupações, as suas experiências, os seus recursos, os sintomas que experimentam ou sofrem, os recursos que utilizam, as suas reflexões e as suas próprias buscas. Nunca direi isto em alto e bom som o suficiente, nem com clareza suficiente: o material que se move em grupo com intenção terapêutica e de apoio mútuo é mais valioso que ouro. É a epidemiologia na sua forma mais pura, é a auto análise baseada na reflexão do outr@, é ansiolítica, é um impulso de confiança e de esperança, é reveladora de dores esquecidas ou escondidas debaixo do tapete, é... vida! A vida em estado de ser observada com atenção, comunicada com a intenção de melhorar e cuidada com a intenção de curar.

Certamente, desde o início da minha prática clínica, segui as recomendações aprendidas durante a minha licenciatura em Saúde Pública e Medicina Preventiva Primária. Nunca compreendi por que se dava tão pouca importância a esta questão fundamental e transcendente, na medida em que todas as pesquisas confirmam que, se as suas recomendações fossem aplicadas, seríamos capazes de parar, curar e/ou prevenir a maioria das doenças atuais (Piedrolas et al., 1991). Além disso, deu-me impulso para seguir outras leis hipocráticas — muito mais antigas e experientes — que aprendi fora da faculdade: as leis da medicina natural, especialmente a da *Natura Vix Medicatrix*. Ou seja, a capacidade de autocura do ser vivo, que regula o equilíbrio homeostático do organismo.

Isso me ajudou muito a confiar nos processos agudos, a acompanhar com calma e serenidade, a acalmar muitos mapadres e a ver como essas crises foram resolvidas de forma feliz e satisfatória na grande maioria dos casos. Naquela época, com o meu modelo de trabalho, isso era acompanhado em 99% das situações, de bebês amamentados, que vivenciaram uma gestação e um parto respeitados fisicamente, emocionalmente e no cuidado. Ou seja, gestações não medicalizadas, partos domiciliares seguros ou partos hospitalares não medicalizados e respeitosos, pós-partos e infâncias bem amparadas. Isso geralmente estava ligado a um perfil de alto nível cultural e nível socioeconômico médio, e a famílias com alto nível de motivação, autocuidado, autorresponsabilidade, questionamento de padrões estabelecidos, informação ou abertura.

Mas tudo tem um significado diferente e uma forma diferente de abordar, dependendo do contexto em que acontece. E aquela primeira etapa, vivida em Catalunha, numa grande cidade, teve características próprias, muito diferentes das que encontrei no Sul, nas montanhas e na província de Cádis, anos depois, numa zona rural, com grandes distâncias, com um nível socioeconômico e cultural diferente. Isso me levou a adaptar minha atenção às famílias de outra maneira. Apesar de oferecer-lhes os mesmos recursos e explicações, eles sempre me diziam: "Não indicará mais nada?", "E se ele tiver febre, o que fazemos?" Ou seja, tinha que *dar-lhes algo mais!* E não estávamos em Barcelona. Eu não poderia encaminhá-los ao homeopata especialista em criaturas. Na melhor das hipóteses, e se pudessem pagar, esse profissional estaria a uma hora e meia de distância.

Mais uma vez mergulhei nesta nova aventura de conhecimento, a medicina homeopática, *por necessidade. Pela necessidade das criaturas e de suas famílias que acabaram me pressionando.* A minha necessidade de saber, de aprender, de descobrir, de seguir em frente, que sempre existiu, mas sempre foi impulsionada pelas pessoas que me procuraram em busca de ajuda, de qualquer tipo: parto, doença, gravidez, regulação da concepção... Mas sempre com meu toque pessoal.

> Procuro uma outra forma que seja menos agressiva que a habitual, mais respeitosa, que dê mais autonomia e con-

fiança, e que esteja em sintonia com as minhas e nossas necessidades de crescer como pessoas e família e, sobretudo, para que não nos cause danos desnecessários.

Eu resumo assim. Nem sempre foi tão explícito. Nem tão consciente. Mas é a essência daquilo que buscavam a maioria das pessoas que me procuraram como profissional neste recanto perdido da serra de Cádis.

Naquela época, no colégio de médicos de Sevilha, existia um curso de pós-graduação de três anos para médicos em Medicina Homeopática, em colaboração com a Escola Mexicana de Homeopatia. Essa foi a minha primeira formação nesta especialidade, que já conhecia há anos, e vivenciava como paciente, mas nunca havia estudado a fundo. Na verdade, durante anos hesitei entre a Medicina Tradicional Chinesa, que tive oportunidade de estudar durante algum tempo, a medicina antroposófica, que também estudei, e a homeopatia.

Finalmente a vida falou e de alguma forma decidiu por mim.

O que estava relativamente próximo, de qualidade, confiável e estruturado com certa garantia era a medicina homeopática unicista.

Fiz isso com apoio, supervisão, treinamento e orientação de profissionais especialistas nesta medicina centenária. A partir daqui, meu agradecimento a todos eles. Pelo que me mostraram e me ensinaram. Alguns deles deixaram um rico legado de ensinamentos e escritos. Não posso citar todos, por razões óbvias, mas posso citar alguns, e neles, todos os demais: Dr. P. Moya, Dr. V. Romero, Dr. L. Llamas, Dr. J. Encina, Dr. Pr. Sánchez Ortega, Dr. Lamothe, Dr. J. Baur...

Fui a primeira a ficar surpresa ao ver que, além de usar outros remédios caseiros eficazes e não agressivos, com a homeopatia conseguimos reduzir a febre de 39 ou 40 graus em uma criança de meses e conter razoavelmente em minutos ou horas, com algumas doses de um remédio homeopático. Ou que um abscesso nas amígdalas iria desaparecer sem antibióticos em alguns dias. Ou que a bronquite desapareceria em dias, sem outro remédio além do homeopático. E assim por diante, dezenas de doenças agudas e crônicas que aos poucos ousei tratar. Sempre com o apoio e supervisão de colegas mais experientes e mapadres informados, e dispostos a partilhar conscientemente a responsabilidade do cuidado. Incluindo logicamente dúvidas, insegurança, incertezas e medos.

Quero parar em um tema quando se fala em homeopatia e, portanto, necessário de abordar. Claro que também usamos placebo na clínica médica homeopática! E tanto os médicos quanto os farmacêuticos que nela atuam conhecem o assunto. Às vezes usamos, e ajuda em muitas outras ocasiões. Mas o que normalmente damos *não é um placebo*. Como poderiam ser justificadas as curas de centenas e milhares de crianças com meses de duração de doenças agudas que desapareceram tão rapidamente se apenas o placebo fosse administrado? Na matéria médica homeopática, *existem mais de 2 mil remédios, preparados, descritos e testados ao longo de mais de 200 anos,* com princípios ativos dos três reinos da natureza: animal, vegetal e mineral.

Com o passar dos anos, meu espanto nunca cessou. Foram resolvidas situações nas quais eu não teria acreditado anos atrás. Muitas crenças caíram ao longo do caminho. Crenças de incurabilidade, de cronicidades previstas "para sempre", crenças sobre diagnósticos que cada vez mais detecto como "modas": refluxos gastroesofágicos, alergias... à água, ao ar, a dezenas de alimentos, transtornos de hiperatividade, asmas crônicas. Eu experimentei isso com muitos conflitos às vezes. Como fazer para que as famílias que acreditavam até esse momento nos especialistas não se confundissem com os diagnósticos definitivos?

Ainda me lembro de uma das primeiras famílias que vinham de uma cidade pequena da serra, eram universitários e profissionais liberais: quando abordamos o tema do tratamento farmacológico, contaram-me que o pediatra havia receitado Singulair, e que os havia advertido que se deveria usar diariamente, para sempre! Como a criança era asmática, se não fizessem isso, ela poderia "se afogar". Enfim. É claro que isso não aconteceu! O Singulair e todos os outros medicamentos foram retirados e, com cuidado e homeopatia, curou-se em poucos meses.

Houve tantos comentários desse tipo e pareciam tão ameaçadores que percebo que sair desse condicionamento exige uma dose extra de coragem. Também não me basta compreender os critérios dos profissionais que enviam estas mensagens, nem a sua intenção, nem até que ponto têm consciência do alcance das suas palavras, para além das suas ações. Prefiro pensar que a intenção deles é boa. Então pude entender a confusão ao ouvir que talvez fosse possível reverter o processo, curar e parar de tomar remédios por anos ou pelo resto da vida. Sem que isso signifique colocar a vida do filho em perigo. Pude e consegui entender que dar esse passo significou continuar com uma longa e rígida cadeia de condicionamentos, conscientes ou não. Sair do "trilho" de mapadres responsáveis e sérios.

Mais confusão porque, muitas vezes, quando chegam crianças com diagnóstico de cronicidade ou incurabilidade, geralmente já consultaram mais de dois ou três médicos especialistas.

Sempre senti e vivi que a parte mais difícil do meu trabalho diário não é apenas curar, mas abrir uma lacuna no sistema de crenças da família/pessoa, explicar de forma compreensível e simples como funciona um organismo humano, na saúde e na doença, quando eu mesma procuro compreendê-lo dia após dia. E ainda me considero longe de entender cem por cento.

Quando eu mesma tenho que enfrentar continuamente meus próprios condicionamentos, inseguranças, medos e assumir a responsabilidade, na primeira pessoa, por decisões que afetam a vida dos outros. Sem nenhuma instituição para apoiar meu trabalho.

Difícil, porque tenho consciência de que, sem desvalorizar os sucessos e resultados desta maravilhosa ferramenta, ainda sou um bebê. Tal como esta disciplina, que também desapareceu — ou permaneceu na Espanha em hibernação — durante a ditadura. Portanto, ainda há muito para recuperar, estudar, estruturar, aprofundar e investigar. Isso faz parte da tarefa pendente.

Difícil, porque — voltando à experiência dos macacos e das bananas — o condicionamento coletivo nos prendeu a tal ponto que, justamente em nome da ciência, ainda não entendemos o verdadeiro significado do que queria dizer uma das referências científicas mais importantes da nossa história: "Mais que um corpo com energia, somos energia em forma de corpo" (A. Einstein).

Figura 20 - *Campo eletromagnético humano. Corpo etéreo*

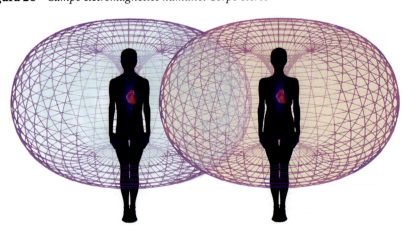

Nota. Acervo da autora.

Um breve parêntesis sobre ciência e consciência

Estamos em um momento complexo e *crítico* da história. Emocionante, porque é uma oportunidade de abrir muitas janelas e deixar entrar ar fresco. Mas, se nos inspirarmos no duplo sentido do ideograma *crise* — em chinês —, além daquelas *oportunidades* que as crises trazem, com suas possíveis mudanças, também aparecem *perigos*.

Um dos perigos mais graves que vejo neste momento é o vazio de referências que o secularismo e a liberdade religiosa nos deixaram como sociedade, somado a uma cultura materialista e consumista focada em fazer e ter; é um vazio que deixa muitas pessoas sem referências sólidas. Referências indispensáveis em momentos difíceis, dolorosos, de decisões importantes que transcendem a si mesmos. Quando a minha geração estava crescendo, essas referências eram o padre, a professora, o pai, os av@s e, em última análise, Deus. Aos poucos, quase sem nos darmos conta, tudo isso foi apagado — pelo menos em parte — para ser substituído por: informação, TV, medicina e, sobretudo, bem-estar material, a "segurança", a "ciência". Ou isso que popularmente se conhece como ciência. Porque essa é outra história. Seria necessário mais de um capítulo para abordar qual é o significado autêntico dessa palavra. Atualmente se usa a palavra "ciência" quase como um curinga, para demonstrar que aquilo é irrefutável. É *verdade*. Se antes recorríamos a "isso é pecado", ou "segundo os mandamentos", "o Papa, ou a Igreja o diz" etc., agora dizer que está "cientificamente comprovada" é sinônimo de "indiscutível". Se mencioná-la como evidência científica, dado estatístico, uma referência bibliográfica de revista reconhecida como "séria" no mundo médico-científico, então será como a palavra de Deus. Em suma, é a nova forma que adotaram os dogmas de fé atuais. Dogmas que grande parte da população ainda exige e acredita necessitar. Provavelmente têm uma função, mas ao mesmo tempo tornam-se extremamente perigosos. Porque tornam as pessoas e o grupo "menor de idade" necessitados de magia, o que os impede ou dificulta de pensar por si próprios ou desvalorizar as próprias experiências e intuições em relação ao que é supostamente científico. É, em suma, um novo "ismo". Tem sido chamado de cientificismo, o que, do meu ponto de vista, é um exagero. É a crença de que a ciência é a única possibilidade de conhecimento e a única fonte de esperança. É paradoxal que seja uma crença que tenta sustentar um conceito que, em última análise, deve ser utilizado na experimentação objetiva. Mais uma vez, o perigo é como os humanos utilizam esta tendência. A ciência nada mais é do que o método, ou um dos métodos, por meio do qual a comunidade humana tem tentado ao longo do tempo explicar a si mesma os chamados fenômenos naturais. Com o propósito de compreendê-los, compreender o mundo em que vivemos e, supostamente, administrá-lo melhor e a nós mesmos. Viver mais e melhor. Tod@s. Não vamos parar para analisar até que ponto a ciência tem sido utilizada para esses fins e com que nível de sucesso. É óbvio que nem sempre conseguiu. E que os níveis são muito díspares e discutíveis. Vários autores de importância mundial — *especialistas em métodos de investigação* científica — o expressam, alertam e denunciam. O que não tem sentido ou fundamento e provavelmente não tem futuro é fingir que a ciência pode explicar toda a existência. Proteger-nos de tudo ou quase tudo. Justifique tudo ou quase tudo. A espécie humana tem sofrido ao longo da história com a ansiedade quanto à sua própria extinção. Como indivíduos e como espécie. Tivemos que explicar mil vezes quem somos, de onde viemos e para onde vamos. E, ao mesmo tempo, tentar controlar! A obsessão dos personagens mais malucos e sinistros da nossa história, em suma, tem sido *controlar a vida*. E a morte. O sistema de poder de cada época sempre tentou. Por meio da magia, da guerra e da força, da ciência. Essa necessidade e essa busca por significado são legítimas.

Mas não devemos esquecer que a ciência deve estar *a serviço*. A serviço da consciência (múltiplos autores de várias ciências de renome mundial, 1979). A serviço da vida. Dos humanos, animais, plantas e minerais. Em harmonia e equilíbrio. A serviço da humanidade. Ajudando-nos a entender quem e o que somos, do que precisamos e como conseguir isso. No individual e no coletivo. Porque o bem individual é inseparável do bem comum. É indissociável que o que é bom para a espécie humana é bom para o planeta e vice-versa. Entendo a ciência, a serviço da evolução do *Homo sapiens* em direção ao *Homo* humano, ou *Homo* pleno. Rumo ao desenvolvimento do humanarcado. Compreender que a nossa evolução não pode ser apenas uma evolução tecnológica material e aumento de recursos. Mas tudo isto deve ser função do sentido da existência do próprio ser humano. Sua existência e desenvolvimento como ser biológico e ao mesmo tempo como seu ser transcendente. E como parte de uma comunidade que abrange todo o planeta e todos os ecossistemas.

Atenção! Atenção, porque as ditaduras tiveram muitas formas ao longo da nossa história: desde chefes tribais guerreiros, tiranos, imperadores, reis absolutos, poderes religiosos, ditaduras militares. Talvez a nova forma de ditadura que surge imperceptivelmente no horizonte seja a ditadura do *cientificismo*. Que, quando colocada ao serviço dos interesses econômicos das grandes corporações, pode ser muito poderosa. E muito perigosa. Porque alude e enfoca onde as ditaduras sempre atuaram: o medo. Se não fizer o que a ciência mostra que é certo e não der resultados aparentes, estará se colocando em perigo. E o que é pior, estará colocando outras pessoas em perigo. Se não fizer isso, não apenas será irresponsável consigo mesmo, mas também se tornará perigoso para a sociedade. É o argumento típico que se utiliza cada vez mais a cada dia para impor práticas como a vacinação obrigatória em massa. No dia a dia, no nível clínico, a aplicação massiva de protocolos ainda é uma expressão disso. Não está claramente explicado à população que ela tem a "opção de fazer ou não aquele exame ou aquele tratamento". Em vez disso, eles recebem a mensagem, direta ou subliminar, de que, se não o fizerem, estarão se colocando em perigo ou colocando em perigo a sua criatura, e até mesmo tod@s ao seu redor, quando sabemos que as chamadas "evidências científicas" não suportam mais de 11% dos protocolos atuais. O medo nunca pode ser um instrumento de cura ou prevenção. O medo viola a alma e deprime o sistema imunológico. O médico, que pretende ajudar a curar, precisa recorrer a outras energias. Energias sobre as quais muitos dos grandes nomes nos falaram, mas que permaneceram fora do campo da medicina. Porém, as ativamos continuamente na nossa vida e muitos bons profissionais, na sua prática diária: "Porque sem amor não é possível chegar a ser um verdadeiro médico, porque as maiores curas que são realizadas, não tem outra explicação do que o amor que põe o médico na prescrição dos seus medicamentos" (Paracelso).

    O momento atual obriga-nos, como nunca antes na história da humanidade, a questionar o nosso modo de vida coletivo. E revisar seu significado. Se quisermos sobreviver como espécie e preservar o nosso legado e patrimônio terrestre, somos forçados, como coletivo e como indivíduos, a respeitar, honrar e gerir o nosso habitat e os nossos modos de vida com cuidado e inteligência. Honrar a existência. Sacralizar a vida. Remover o sagrado dos espaços de poder das religiões. Colocá-lo em cada ato que promova a vida. Somos apenas depositários deste planeta. Para beber dele. Cuide dele e deixá-lo melhorado para as gerações futuras. Entretanto, coloque-o ao serviço da *família* humana, para o seu bem-estar, o seu desenvolvimento e a sua evolução. De toda a família humana. Não de um grupo de poder para colocar o resto a seu serviço. Mas para tod@s, para nos colocarmos a serviço da vida. Porque fazemos parte disso. Porque procedemos dela e voltaremos a ela. Mas, ao mesmo tempo, estamos destinados a transcendê-la. Porque, nas palavras do sábio, poeta e místico J. Rumi (1990):

> Eu morri como um mineral e fui um vegetal.
> Morto como um vegetal, tornei-me um animal.
> Comecei do animal e me tornei homem.
> Então, por que eu deveria temer desaparecer através da morte?
> Da próxima vez, morrerei e serei como os anjos.
> E então eu subirei além dos anjos,
> Em direção daquilo que você nem imagina... Isso será

Falando sobre medo e prevenção. Algumas palavras necessárias

A conclusão deste trabalho ocorreu ao longo dos longos e difíceis meses que devastaram o nosso país e o mundo inteiro. A pandemia do coronavírus. Não pretendo abrir um capítulo sobre o assunto. Excede em muito a intenção e as possibilidades deste trabalho. Mas também não posso silenciá-lo.

Uma infinidade de informações e contrainformações de todos os tipos inundaram a mídia, as redes, meu próprio computador e minha cabeça.

Uma loucura coletiva que tem sido alimentada de forma incompreensível desde a mídia oficial. Chamo de loucura informações que não ajudaram e não ajudam a população a entender o que está acontecendo, ou a aceitar com calma o que não sabemos. Não ajudam a cuidar de si e de seus entes queridos, desde o essencial: mais uma vez, correndo o risco de ser repetitiva: diante de qualquer tipo de ameaça infecciosa, o que deve ser mobilizado é o sistema imunológico. Sem esperar pelas vacinas. Sem delegar tudo às vacinas, como se fosse um novo messias.

Todos sabemos, embora nem sempre tenhamos consciência, como o sistema imunitário é fortalecido e ativado: ar puro, higiene básica, sol diário e moderado, exercício físico, uma alimentação equilibrada de origem orgânica sem toxinas, evitando aglomerações, minimizando o estresse, potencializando a alegria, o contato humano de qualidade, abrindo a esperança para o futuro, os carinhos, a confiança, o descanso, o carinho, os laços de amor.

É óbvio que o que foi potenciado foi a distância, o isolamento, o medo, a imobilidade, a desconfiança, a preocupação, a insegurança, o desemprego e as suas consequências, o estresse, a ansiedade em relação ao futuro, a incerteza como ameaça, a falta de ar livre e de respirar. Em nome da saúde, da prevenção e da responsabilidade.

Dessa enorme quantidade de textos escritos, escolhi aquele que vem justamente de uma das mais sólidas editoras e referências da medicina *científica* mais ortodoxa. Transcrevo-o porque acredito ser um tema de maior importância. Porque resume muito bem meus pensamentos e sentimentos, mesmo que seja em uma linguagem um pouco mais complexa. Porque é curto e claro. Porque combina as duas principais linhas da medicina em que acredito: a da prevenção e da saúde pública entendida como cuidado do indivíduo, do coletivo, do modelo de vida das pessoas e do cuidado social e ambiental. E que, sem esperança, não há saída. Sem se perder em detalhes ainda a serem pactuados, esclarecidos e aprofundados. Seu autor: Dr. R Horton. Editor-chefe da *Lancet*. Ele intitulou:

> **A COVID-19 não é uma pandemia**
> À medida que o mundo se aproxima de um milhão de mortes causadas pela COVID-19, temos de encarar o fato de que estamos adotando uma abordagem muito restrita para gerir este surto de um novo coronavírus. Consideramos que a causa desta crise é uma doença infecciosa. Todas as nossas intervenções centraram-se em cortar as linhas de transmissão e, assim, controlar a propagação do patógeno. A "ciência" que tem orientado os governos tem sido orientada por modelos epidêmicos e especialistas em doenças infecciosas, que compreensivelmente enquadraram a atual emergência sanitária usando termos seculares: pragas. Mas o que aprendemos até agora diz-nos que a história da COVID-19 não é assim tão simples. Existem duas categorias de doenças que interagem em populações específicas: uma infecção por coronavírus com síndrome respiratória aguda grave (SARS-CoV-2) e uma diversidade de doenças não transmissíveis (DNT) que se agrupam em grupos sociais que respondem a padrões de desigualdade profundamente enraizados nas nossas sociedades. A agregação destas doenças num contexto de disparidade social e econômica agrava os efeitos adversos de cada doença considerada separadamente. A COVID-19 não é uma epidemia, é uma "sindemia". A natureza sindêmica da ameaça que enfrentamos indica que, se quisermos proteger a saúde de nossas comunidades, precisamos de uma abordagem mais sutil.
> A noção de sindemia foi inicialmente concebida por Merrill Singer, um antropólogo americano dos anos noventa. Em 2017, ele escreveu com Emily Mendenhall e colegas no Lancet que uma abordagem sindêmica revela as interações

biológicas e sociais que são importantes para o prognóstico, tratamento e política de saúde. Limitar os danos causados pelo SARS-COV-2 exigirá uma atenção muito maior às DNT e à desigualdade socioeconômica do que tem sido feito até agora. Uma sindemia não é simplesmente uma comorbidade. As sindemias são caracterizadas por interações biológicas e sociais entre doenças e situações, que aumentam a suscetibilidade da pessoa para que seus desfechos de saúde sejam prejudicados ou piorem. No caso da COVID-19, abordar as DNT será um pré-requisito para um confinamento bem-sucedido. Tal como publicamos recentemente, uma "contagem decrescente" das DNT até 2030 mostrou que, embora a mortalidade prematura causada por DNT esteja diminuindo, o ritmo da mudança é lento. O número total de pessoas com doenças crônicas está crescendo. Enfrentar a COVID-19 significa abordar a hipertensão, a obesidade, a diabetes, as doenças cardiovasculares e respiratórias crônicas e o câncer. Prestar maior atenção às DNT não é uma agenda apenas para as nações mais ricas. As DNT também são causas negligenciadas de problemas de saúde nos países mais pobres. Gene Bukhman e Ana Mocumbi na Lancet Commission, publicada na semana passada, descreveram uma entidade que chamaram de NCDI-Pobreza, que acrescentou a um conjunto de DNT uma série de danos: doenças como picadas de cobra, epilepsia, doença renal e anemia falciforme. Atualmente, para os mil milhões de pessoas mais pobres do mundo, as DNTI representaram mais de um terço do fardo das doenças. A Commission descreveu como a disponibilidade, durante a próxima década, de intervenções acessíveis e com boa relação custo-eficácia poderia evitar quase cinco milhões de mortes entre as pessoas mais pobres do mundo. E isso sem levar em conta a redução do risco de morrer por COVID-19.

A consequência mais importante de considerar a COVID-19 como uma sindemia é sublinhar as suas origens sociais. A vulnerabilidade dos cidadãos mais velhos, de membros de comunidades negras, asiáticas e de outras minorias étnicas; e trabalhadores-chave, que geralmente são mal remunerados e têm menos proteções de bem-estar (auxílios, saúde, etc.) sinaliza uma verdade apenas conhecida até agora: que não importa o efetivo que seja o tratamento ou a proteção que proporcione a vacina, a busca por uma solução puramente biológica para o COVID 19 irá falhar. A menos que os governos elaborem políticas e programas para reverter a situação de profundas desigualdades, as nossas sociedades nunca estarão verdadeiramente a salvo da COVID-19. Como Singer e colegas escreveram em 2017: "Uma abordagem sindêmica proporciona uma orientação muito diferente à medicina clínica e à saúde pública, mostrando que a compreensão e o tratamento de doenças podem ser muito mais bem sucedidos do que simplesmente controlar uma doença epidêmica ou tratar pacientes individuais. Acrescentaria mais uma vantagem: as nossas sociedades precisam de esperança. A crise econômica que avança sobre nós não será resolvida com um medicamento ou uma vacina. Nada menos do que um ressurgimento dos cidadãos é necessário. Abordar a COVID-19 como uma sindemia irá convidar a uma visão muito mais ampla que inclui educação, emprego, habitação, alimentação e ambiente. Considerar a COVID-19 apenas como uma pandemia exclui uma proposta tão ampla quanto necessária (Horton, 2020).

Voltando à homeopatia

Após 30 anos de prática clínica homeopática, a primeira conclusão: é eficaz e rápida em crianças. Nem sempre, obviamente, mas na maioria das situações cotidianas. E o fato de não o ser ainda mais é ainda motivo para continuar a pesquisar, a estudar, a experimentar e a saber que há muito para aprender e muito para refinar. Claro que também tem a ver com a limitação de conhecimento de cada profissional, e com o que ainda temos que aprender para cada um de nós, e coletivamente.

Segunda conclusão: é fácil de aplicar — seja diluído em algumas gotas de água, ou em grânulos, para os maiores. Todas as crianças adoram! Não põem resistência.

Outra das enormes vantagens que oferece e uma das mais importantes: *não tem efeitos secundários!* E essa é uma das razões que, devo confessar, me tornaram mais incondicional na sua aplicação. Uma das minhas maiores angústias, como médica, tem sido não quebrar o princípio *Primum non nocere*. Nunca saberei se foi algo aprendido ou se simplesmente saiu das *entranhas*. Talvez intuitivamente soubesse que "na receita, é onde culmina o interesse da medicina, é onde, em geral, a medicina perde a sua dignidade como ciência" (Dr. G. Marañion, 2002, p. 14).

Acima de tudo, com os idosos, as crianças, as grávidas e as pessoas muito debilitadas. Meu bom senso, minha intuição, todo o meu corpo gritava comigo que não era possível aquele organismo não sofrer com aqueles miligramas ou gramas de princípio químico ativo que, a priori, nunca saberemos como fará cada indivíduo reagir. E é por isso que não tem feito parte da minha prática diária. Nunca confiei na capacidade de cura de um fármaco químico. Ou, para ser mais exata, acredito na utilidade de alguns, administrados corretamente e em casos precisos. Posso acompanhar e respeitar uma parte, quando esta for prescrita por outr@s colegas. Mas não confio nisso na maioria das vezes. Prefiro, caso se torne imprescindível, que seja acompanhado por alguém de confiança e com vasta experiência. Posso usá-los ocasionalmente. Mas prefiro ajudar a reduzi-los e prescindir deles sempre que possível nas doenças crônicas, enquanto os substituímos por cuidados de vida e remédios homeopáticos.

Aí estão os números: os fármacos são a segunda, terceira ou quarta causa de morte (dependendo dos países ou estudos) no mundo ocidental (Gotzsche, 2014).

Acrescentemos a isso o custo sanitário que tal situação implica e o custo econômico para cada país, para o nosso país e para os cidadãos e os seus impostos. Esta é uma das razões pelas quais uma "raiva justa" desperta dentro de mim, como diria um grande professor e amigo, quando a mídia, as redes e um pequeno, mas barulhento grupo de pressão, com interesses indizíveis, que se definem como "cientistas — e defensores da saúde da população —, acusam métodos terapêuticos antigos ou centenários, como a homeopatia, a medicina tradicional chinesa ou a naturopatia, de pseudociências. Porque chamar a ciência de uma prática mercantilista tão cruel, injustificada, desumana, ineficaz, sangrenta e cara como essa é, no mínimo, estúpido e, no máximo, simplesmente maligno. Por outro lado, é uma prática e um método que tem apenas cem anos e que muda constantemente e retira e coloca no mercado centenas e milhares de medicamentos a sua mercê. Assistimos constantemente à retirada do mercado de medicamentos que foram prescritos a milhares e milhões de pessoas durante alguns anos, porque foram relatados e descobertos que são ataques graves à saúde pública, e os danos são muito mais graves do que os benefícios que proporcionam. O Dr. Marañón disse, em meados do século passado, que o número de medicamentos realmente úteis para a cura foi reduzido para 15! No momento temos aproximadamente 15 mil no mercado!

A quarta e, do meu ponto de vista, a *mais importante, com o fato de reduzir ou desaparecer o sofrimento imediato*, é que *não suprime*. Isto deve ser explicado em detalhes.

É preciso recuperar uma lei — ou regra, dependendo dos autores — que existe há séculos na medicina: a cura vai de dentro para fora, do profundo para o superficial. E a doença vai de fora para dentro, e do superficial para o profundo. Analisar e compreender esta regra deve ser prioridade para qualquer médico e ainda mais para quem se dedica ao cuidado de crianças. Deveria ser objeto de mais pesquisas e estudos aprofundados.

Porque quem tem uma longa experiência basta observar e analisar o que vê para entender.

Figura 21 - *Dinâmica vital — movimento de cura. Lei de Hering*

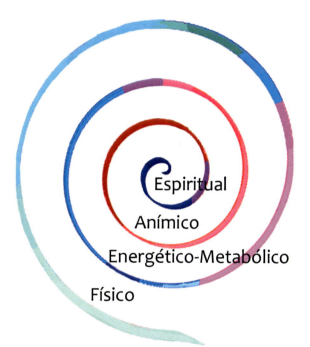

Nota. Elaborada pela autora.

Mais uma vez: as zonas mais frequentes onde se manifestam sintomas de alteração da saúde d@s menores são: pele, mucosas, vias respiratórias superiores e aparelho digestivo.

E isso tem uma lógica de *design do sistema imunológico*. Estas são as áreas de maior contato com o exterior e os possíveis impactos que poderão ser recebidos nesses primeiros anos. E são também as áreas mais distantes dos centros vitais do corpo. Portanto, também é lógico que sejam eles que o organismo escolha para poder se libertar de toxinas que, se entrarem em níveis mais profundos, poderão comprometer muito mais a sua sobrevivência. Existe uma hierarquia de órgãos e sistemas inteligentemente desenhada no organismo vivo, cujo objetivo máximo é a preservação da vida e a recuperação da homeostase quando esta é perdida. E é isso que define a chamada Lei de Hering. Isso é ciência e arte. Esse é o método científico. Porque já foi observado milhões de vezes, em situações semelhantes. Pode ser causado da mesma maneira. E tudo isso deve ser observado, registrado e verificado de forma objetiva. Não obstante deva ser olhado e interpretado individualmente em cada situação, pois, segundo o Dr. Carrel: "A doença expressa a adaptação do organismo a um agente patogênico, ou sua destruição passiva por este agente. A adaptação e a destruição tomam a forma do doente e o ritmo do seu tempo interior".

Esta lei é continuamente violada porque o desaparecimento das moléstias é priorizado acima de tudo. Seja febre, seja tosse, coriza, amigdalite ou erupções cutâneas. Isto obviamente responde a um estilo de vida e valores que priorizam cada vez mais o imediatismo, o conforto, a produtividade e o consumo. Às vezes, a criança continua frequentando a creche ou a escola. Às vezes, os pais têm que ir trabalhar e não têm com quem deixar o filho doente; às vezes, pela pressão de uma cultura hedonista, a de "sem desconforto, sem esforços, sem dor, sem dificuldades". Às vezes, simplesmente, as consequências e hábitos gerados por uma sociedade com uma medicina baseada mais nas leis mercantilistas e de consumo do que na saúde e no bem-estar.

Sem levar em conta que o tratamento para fazer desaparecer cada um desses sintomas não é apenas um tratamento sintomático, que não vai às causas, mas, o que é pior, é supressivo.

Isto significa que, quando o sintoma é suprimido, o corpo é impedido de seguir a sua lei de autocura e autoproteção e é forçado a encaminhar o sintoma para um órgão ou sistema mais profundo. Todos nós que nos dedicamos a isso, e também muitas famílias, conhecemos mais ou menos a sequência de: doenças de pele suprimidas, depois de alguns meses, mudam para doenças do trato respiratório, no início de vias altas (nariz, amigdalite, otite), e depois de algumas semanas, meses ou anos, doenças nos brônquios ou pulmões.

Tal e como muitos autor@s médic@s homeopatas advertem, esse é o caminho que se segue para que as doenças agudas, mais superficiais e menos perigosas, mudem e deem passo a um *continuum* biológico até as doenças crônicas. Isto explicaria que, há um século, a asma era uma entidade pouco existente e, atualmente, e principalmente no Ocidente, é uma das causas mais frequentes de doença crônica entre as crianças, afetando milhões de pessoas no mundo ocidental. É igual com outras doenças crônicas que eram praticamente inexistentes. Sem dúvida, existem múltiplas causas que podem se unir nesta situação. Mas, como investigadores, é nossa responsabilidade observar este fenômeno, analisá-lo e tentar compreendê-lo (Vithoulkas, & Carlino).

Sei que é muito difícil compreender e fazer com que as famílias compreendam este fenômeno. Não porque seja complicado de entender, mas porque representa uma informação nova. Um *"reset"* do que foi vivido, ouvido e recebido até agora. Ou seja, como se os caminhos neurais para a aprendizagem desse tipo de pensamento não estivessem abertos e fossem novos caminhos que devessem, literalmente, ser abertos. Isso não é fácil. Não leva apenas anos, mas décadas, séculos. Para muitos dos profissionais também é difícil entender e aceitar. No entanto, para mentes abertas, curiosas e dispostas a aprender, justamente as mentes mais científicas, é muito fácil. Porque é um método totalmente *científico*. Ou seja, é romper com crenças, hábitos, protocolos repetitivos. Envolve: aplicar na prática, observar e tirar conclusões. E assim por diante, quantas vezes forem necessárias.

É assim que a maioria dos meus colegas e eu o adquirimos como método. Além de tê-lo adquirido por meio de treinamento, estudo e treinamento. Pela força das evidências. E isso é *evidência científica*. Acima de tudo, é *experiência*.

O mais difícil é quando já houve supressões e o sintoma foi derivado para camadas mais profundas. Devemos então aceitar que a lei continua a ser cumprida inexoravelmente, desta vez, no sentido oposto: cura de dentro para fora, do profundo para o superficial, porque, quando uma dermatite atópica muito agressiva é suprimida, os pais logicamente não querem que os sintomas voltem, mesmo que por pouco tempo. Entre outros motivos, por não terem experiência, têm dúvidas, medo e insegurança. E, sobretudo, não costumam ter nenhuma referência externa, na sua família imediata ou no ambiente de saúde, que os apoie nesse sentido. E é preciso tempo, paciência e cuidado para finalizar o processo e, principalmente, curá-lo. Mas é possível. Já vi isso dezenas de vezes. Sempre me surpreendo com aquela inteligência biológica, que busca e encontra o caminho para restabelecer o equilíbrio, apesar dos obstáculos.

Compartilho aqui algumas das experiências. Porque é muito mais esclarecedor, e também falam dos diferentes níveis de compromisso que cada família pode assumir. E o papel que cada membro da família ocupa, para que isso seja possível. Como sempre, com um nome fictício, para proteger as crianças e a família:

> Raúl, tem cinco anos. Ele foi diagnosticado com bronquite recorrente nos últimos três anos. Tratada da forma usual: antibioticoterapia, Ventolin e corticoides em algumas crises. Mais o tratamento sintomático com Apiretal nas crises febris. Nos últimos anos ele passou praticamente metade do mês doente e a outra metade se recuperando. Acima de tudo, os nove meses do ano letivo.

A primeira coisa é coletar o histórico completo da gravidez e o histórico familiar, com detalhes. Ou seja: 60 a 90 minutos de coleta de informação. Escuta atenta, e começar a montar o quebra-cabeça.

> Vão aparecendo as cenas que cada vez mais aprendi a ver chegando. Neste caso, nada de surpreendente durante a gravidez e o parto, que ocorre no hospital por via vaginal e sem intervenções. Os primeiros dois meses, tudo bem. Mas, no terceiro mês, poucos dias após a segunda vacinação — a primeira foi no hospital quando o protocolo ainda indicava a vacina contra Hepatite B [38] começa com dermatite, leve no início, aumentando gradativamente. Quatro meses e meio depois, coincidindo com a segunda vacinação, ocorre o grave surto. Tratamento pelo pediatra da atenção primária com corticoides. Depois de algumas semanas, melhora até que o sintoma cutâneo desapareça. Mas, simultaneamente, aparecem os primeiros sintomas respiratórios. No início, resfriados e faringites. À medida que os sintomas são novamente suprimidos, com antibióticos e antitérmicos, surge a primeira bronquite, que se tornou recorrente nos últimos três anos.
> Naquele momento eles me procuraram em busca de ajuda, vendo que a evolução da criança estava piorando cada vez mais e ele estava tomando cada vez mais remédios.

---

[38] htpps://www.dsalud./reportaje/reprtajeusabel-bellostas-la-vacuna-la-hepatitisb-deberia-inmediatamente-retirada/.

Esta é outra das características de uma consulta de medicina homeopática: a maioria dos usuários vem por insucesso de outras terapêuticas ou por serem considerados incuráveis por outros colegas. É por isso que a afirmação de que "se trata apenas de placebos" é ainda mais absurda. Sim, um "placebo" que se aplica em casos desesperadores, crônicos, supostamente incuráveis, em crianças, adultos, animais e plantas — é emocionante mergulhar no mundo da medicina aplicada na medicina veterinária ou na agricultura. E com uma porcentagem enorme de melhorias e curas. Se for assim, eu quero placebos! Mas, se fosse um placebo, por que continuar estudando a vida toda? Congressos? Reciclagem? Conferências? Publicações? Não precisaríamos continuar estudando depois de 40 anos de trabalho e treinamento[39].

> Continuemos com Raúl. Após a primeira consulta, começo a ver o "quebra-cabeça da gênese da sua doença", a leitura que faço é a seguinte: tendência hereditária à doenças de pele, manifestação leve nos primeiros meses, agravamento após a vacinação — observamos e está descrito na literatura médica que essas criaturas têm vulnerabilidade especial às vacinas e seus componentes (Marín, Juan M, 2020) — supressão dos sintomas da dermatite por cremes tópicos de corticoides — "é só uma pomadinha", dizem aos mapadres -, encaminhamento do sintoma para camadas mais profundas — respiratórias -, supressão repetida desses sintomas e cronificação cada vez mais grave.
> O caminho de volta é claro: a homeopatia visa reverter o caminho: "a cura vai do profundo para o superficial, do crônico para o agudo, e na ordem inversa de como ocorreram os sintomas. Alimentos orgânicos que ajudam na purificação e na reparação de nutrientes. Porque, esse é outro capítulo, a enorme quantidade de toxinas que existem numa criatura dessa idade, desde uma dieta repleta de pesticidas, fertilizantes químicos, conservantes, antibióticos, corantes, alimentos refinados, desmineralizados e desmineralizantes. Alimentação baseada em comestíveis e não em alimentos, não em nutrientes.
> A maior dificuldade e a maior prioridade: ajudar a família a compreender o caminho que lhes proponho.
> Poucos dias após o primeiro tratamento, houve agravamento brônquico, que durou apenas três dias, desta vez superada com alegria. Sem antibioticoterapia, nem corticoides ou

---

[39] htpps://www.homepatiasuma.com/evidencias-cientificas/.

antipiréticos. Apoiado em remédios homeopáticos, naturais e caseiros, paciência e bom humor. Como estavam preparados, a família levou bem e seguimos o caminho.
Contato telefônico diário, obviamente. Frequentemente, várias vezes ao dia. Depois dessa primeira crise, conseguem o mais importante: a confiança na capacidade de autocura do corpo, quando dispõem de meios e condições. Diminuem: o medo, a sensação de impotência e desamparo. Já estamos na metade do caminho! Apenas tem que esperar pela próxima fase. Comunico à família: o próximo provavelmente será amigdalite. E assim acontece, às quatro semanas. Novamente, o mesmo circuito: homeopatia unicista aplicada ao momento e ao indivíduo, em doses repetidas ao longo do dia, dieta purificadora, cuidados naturais simples e caseiros, muita proximidade e tranquilidade. Disponibilidade de telefone, para apoio à família. Em três dias, crise superada. Sem antibióticos, sem antitérmicos, sem ansiedade, sem emergências. Aumenta a confiança. Nos preparamos para a próxima.
Em mais alguns meses, a bronquite e a amigdalite quinzenais não reaparecem mais. Dois meses e meio após o início do tratamento, começa uma crise mais dura: dermatite suprimida. Nessa altura já ganhamos uma dose de confiança na capacidade da criança, nos recursos terapêuticos e no trabalho de cada pessoa, o que nos permite enfrentá-la com força e recursos, com uma certa garantia de sucesso. Não foi uma crise única, foram três. Separadas por várias semanas entre elas. Ficando cada vez mais suave. Mas, especialmente a primeira e a segunda foram muito difíceis. A coceira intensa, uma grande erupção cutânea a tal ponto que a criança não conseguia se vestir, nem ir à escola, nem sair de casa. O ramo feminino da família trabalha muito e coloca toda a sua energia, com o meu apoio. Novamente, três remédios homeopáticos diferentes nas diferentes fases, ajudas caseiras naturais e sintomáticas, muito cuidado, muito conforto, motivação, incentivo... acontece o milagre. É um dos casos mais difíceis que acompanhei de perto: todo o corpo em erupção. Da cabeça, rosto às palmas das mãos e solas dos pés. Purulenta. Durante uma semana, cinco dias e três dias, respectivamente. Na verdade, foi um dos casos em que tive que consultar pediatras especialistas. Às vezes preciso de apoio e confirmação de que o caminho que seguimos é o melhor. As três crises acabaram para sempre com esta dermatite e, claro, nem a bronquite nem as inflamações do trato respiratório superior voltam. Seis

anos se passaram. Ele permanece assintomático. Exceto os resfriados banais de qualquer criatura, que são autolimitados, sem tratamento médico.

Este é um caso tão típico que milhares de famílias podem se ver reconhecidas.

Alguns vivem o processo de forma mais leve e rápida, outros mais lentos. Em outras, toda a família está envolvida, ou apenas a mãe, com o apoio da avó. Em outros casos, eles simplesmente não conseguem sustentá-lo. Porque acompanhar um processo terapêutico implica um grau de saúde mental e física, um grau de compromisso e solidez na família que nem sempre estão disponíveis. A pior das situações: uma parte da família empurrando na direção oposta.

Nesse caso, o pai não atuou, mas também não atrapalhou. A mãe e a avó estavam completamente envolvidas.

Impossível analisar todo o processo detalhe por detalhe, o que é maravilhoso, do ponto de vista médico, humano e de pesquisa. Difícil, do ponto de vista de quem sofre com isso. Mas não nos enganemos: esta dureza é *autolimitada*. Enfim, duas a quatro semanas neste processo (se somarmos todos os dias de transtornos nesses meses), de trabalho intenso, de apoiar e confiar, de cuidar e confiar. Viver o resto da infância, e certamente da vida, livre de tudo isso, livre dos fármacos e das cronicidades. O outro caminho, aquele que eles seguiam e que a maioria da população segue, é de uma dureza sem limites: anos de recaídas, faltas escolares, idas ao pronto-socorro, noites de insônia e preocupação, consumo de fármacos com seus efeitos colaterais. Tudo isso justificado com base no "não sofrimento". Vamos cortar a assadura para ele não sofrer, vamos cortar a tosse para ele não sofrer, vamos cortar a bronquite para ele não sofrer... É uma falácia. É um adiamento e uma multiplicação do sofrimento. Claro que se justifica com "fazemos tudo o que podemos", "apesar de fazermos tudo o que está ao nosso alcance, não melhora" ou "menos mal que pelo menos tenha este tratamento, caso contrário seria ainda pior"... Não seria mais honesto reconhecer: *"Dentro do nosso método terapêutico não temos mais recursos. Por que não procuramos outro?"* Não é verdade que seja incurável! A única coisa certa é que não sabemos curar com os recursos que temos ao nosso alcance.

E entendo bem o desamparo que se sente nessa situação, porque eu mesma obviamente, como médica de longa data, também sinto isso. Sinto diariamente: *"Não sei mais, não encontro o caminho, não sei mais nada"*... É um longo etc., e isso me coloca diante dos meus próprios limites e me faz olhar em outras direções; em relação a outros colegas com metodologia igual ou diferente. Mais especialistas ou com outros recursos, ou, simplesmente, quatro olhos veem mais que dois. Mas é injusto e desumano que alguém seja considerado a priori *incurável*. Isso só demonstra nossa prepotência como terapeutas ou nossa impotência, nosso orgulho, nossa ignorância, nossa falta de fé e humildade. *Não existem doenças, mas doentes.* É uma premissa da medicina ao longo da história. Esquecemo-nos dela? Cada pessoa é única, cada processo é único. Nunca poderemos saber antecipadamente a evolução de cada processo porque esse processo, aquela pessoa, nunca o vivenciou. Não podemos extrapolar dados, o que apenas nos dá uma aproximação das probabilidades estatísticas. Cada paciente é único! Não é um número estatístico.

Existem muitos mais casos de dermatite grave. Alguns, infelizmente, sem o mesmo desfecho. Outros, mesmo tendo avisado previamente a família da possibilidade de resolvê-los — dado o histórico familiar e tendo em conta o alerta de possíveis contraindicações já descritas —, caso seguissem determinados protocolos. Mas cada família também é única, tem suas crenças, seus medos, suas reservas, seus critérios e também suas divergências entre mãe e pai. Há que respeitá-los. É muito difícil ver a situação chegando e aceitar as decisões. Acompanhar as consequências. Porque nem sempre é possível reverter o processo. Ainda não consigo explicar o porquê de alguns casos sim e em outros não. Um dos muitos buracos negros do meu conhecimento, do nosso conhecimento. Porque, por mais que falemos de ciência, a medicina *não é estritamente ciência. Muito menos ciência exata.* É uma combinação peculiar de arte e ciência. E ainda não sabemos a proporção de cada uma delas. Um vencedor do Prêmio Nobel, Dr. A. Carrel, já o disse: "A medicina não é apenas uma ciência, mas uma arte, não se trata de fazer pílulas, mas dos processos da vida, que devem ser compreendidos antes de serem orientados".

Vale a pena relatar pelo menos mais um caso de dermatite que poderia ter sido igualmente virulenta, mas o curso seguido pela família mudou radicalmente o processo. Representa o outro setor da população e por isso vale a pena detalhá-la. Costumam ser famílias mais informadas do que a média. De nível cultural e acadêmico superior, com muito compromisso e motivação por uma cultura de nascimento e educação altamente respeitados.

> Bebê recém-nascido. Gravidez feliz e bem controlada. Parto consciente e respeitado, parto domiciliar. Nenhum fármaco, em nenhum momento. A história familiar de diversas doenças de pele nos coloca em alerta. Porque, se acompanho a gravidez, procuro abordar esta questão antes do nascimento: dependendo da história familiar anterior, podemos antever certas tendências, informar, advertir e tentar não ativar essas tendências. Algumas semanas depois, aparecem os primeiros sintomas leves de dermatite. Esta família, mapadres já experientes de outros filhos, decidiu não vacinar os filhos. Nem este. Levam-no ao pediatra local e, obviamente, ao vê-lo, e muito alarmado, recomenda corticoide imediato, e se não melhorar em alguns dias, recomenda internação. E claro, o prognóstico habitual: "esta criança é atópica, então terá dermatite crônica e depois asma crônica". Os mapadres ouvem com atenção, valorizam entre si e decidem trazê-lo. Desde o início começamos com o tratamento homeopático. Como era de se esperar, no início há piora do quadro de erupções, que também cobre quase todo o corpo, exceto a cabeça. Se deve seguir o tratamento homeopático. Em menos de uma semana a erupção cutânea retorna progressivamente, enquanto os sintomas de coceira são aliviados localmente, a amamentação exclusiva e o contato pele a pele com a mãe continuam. Dieta rigorosamente depurativa. Obviamente, ao longo dos primeiros seis meses, ocorrem algumas crises. Com características semelhantes, e sempre com acompanhamento semelhante, e resultados semelhantes. Antes de completar um ano, as crises desaparecem para sempre. Depois de cinco anos, segue curado. Ele nunca teve uma recaída. Ele nunca teve nenhum processo respiratório, além de um simples resfriado.

É óbvio que esta criatura pode ter tido algum tipo de erupção cutânea benigna, dada a sua genética, mas eles já aprenderam e experimentaram que é curável. Quebraram um condicionamento — vivido quase como uma maldição, que implica de um pensamento mágico, mas ouvido num contexto tido como científico — que pesa sobre milhões de pacientes-famílias: "disseram-nos que é atópico, e que será para toda a sua infância e talvez para toda a sua vida, é assim. É imóvel. E só podemos tratá-lo sintomaticamente porque ele não *pode ser curado*". E o mais importante: eles aprenderam, provaram e experimentaram que isso pode ser curado. Ou seja, não é necessário seguir o caminho da supressão. Economizaram meses de remédios, sofrimento, efeitos colaterais, preocupações, internações, consultas médicas. Porque, em todos os casos, é importante a valoração quantitativa: a média de visitas é de uma a cada dois meses, ou a cada três. Raramente, uma vez por mês ou ocasionalmente. Outra coisa: aprenderam a cuidar do sistema imunológico, a criar e ensinar hábitos saudáveis em curto, médio e longo prazo. Ou seja, proteger-se pelo resto da vida e confiar que esta é a melhor prevenção. Porque: "As doenças não as capturamos por acaso: construímo-las com a nossa forma de comer, de fazer, de sentir, de pensar e de viver" (Dr. B. Jensen).

Após a primeira consulta, grande parte do trabalho corre bem via telefone ou por e-mail, exceto quando for necessária uma visita presencial, obviamente. Porque conheço a fundo a história. Há disponibilidade telefônica. Os mapadres estão treinados e informados sobre o que observar e como cuidar, dispõem de um dossiê de informações e consultas muito extenso, enviado desde a primeira consulta, e um blog onde é ainda mais ampliado. O que implica, em geral, visitas trimestrais no primeiro ano e depois duas por ano são suficientes.

Sempre, e em segundo plano, a tarefa pendente: a recuperação do aleitamento materno exclusivo durante seis meses, essencial para construir um bom sistema imunitário. Continuamos a ter taxas de amamentação muito baixas: não atingimos seis meses — e estes são números generosos — a 50% na Espanha e, em média, na Europa ocidental[40].

Isto nos leva a outra área: a da economia. Se soubermos qual é o custo destes processos, a conclusão é simples: máximo 350 euros por ano em consultas. Máximo de 25 ou 40 euros por ano em remédios homeopáticos. Muita *presença* materna e/ou paterna, pouco absenteísmo no trabalho, pouco absenteísmo na escola, nenhuma ida ao pronto-socorro, nenhuma internação hospitalar ou pouco disso tudo. Isso deve ser contrastado com: antibióticos diários durante 15 dias de cada mês. Antipiréticos e anti-inflamatórios frequentes. Visitas semanais, quinzenais ou mensais ao pediatra principal ou outros especialistas privados. Várias visitas ao pronto-socorro, incluindo internações. Absenteísmo materno no trabalho, absenteísmo escolar. Estes são os números.

Ou seja: mais eficaz, mais rápido, menos medicamentos, menos efeitos colaterais, menos abusos inúteis dos serviços básicos e de emergência de saúde. Mais barato. Menos sofrimento. E isto não é um método científico? Isto é placebo? Isto não é sério? Isto é pseudocientífico, uma farsa?

---

[40] htpps://aeped.es/sites/default/files/.../201602-lactancia-materna-cifras.pdf.

Quando a cura não requer "substância", a consulta vai além do que você procura. Há o "encontro" como terapia.

Isso acontece em muito mais casos do que ousamos compartilhar, com os próprios profissionais e também com os usuários. Talvez o medo de que nos considerem "pouco séri@s", "supersticios@s", ou simplesmente o desejo de preservar a nossa própria imagem impedem-nos de reconhecê-la e nomeá-la.

Eu poderia citar muitos. Alguns até aconteceram por telefone; assim como em inúmeras ocasiões, muitos de nós recebemos ou oferecemos um acompanhamento e consolo por telefone ou carta, que muda substancialmente o nosso estado emocional. E, se isso aconteceu, é porque mudamos a bioquímica interna. Bioquímica que, por sua vez, atua pelas vias neurais e endócrinas nos sistemas, aparelhos, órgãos, tecidos e células. Isso pode acontecer em minutos, embora tenha um alcance definitivo ou, pelo menos, prolongado no tempo.

Este é um daqueles casos em que a protagonista se amou e teve tempo para compartilhar isso:

> Um casal jovem, com apenas vinte e cinco anos. Vão ao consultório pela primeira vez, no sexto mês após o nascimento de sua criatura. A bebê — vamos chamá-la de Alba — está sendo amamentada. Há dificuldades recorrentes na amamentação devido às mastites de repetição, que não se tornaram graves, mas têm causado muita dor, muita insegurança e angústia na mãe pela possibilidade de fracasso na amamentação. Eles são novatos, é o primeiro bebê e, portanto, são muito inexperientes. Eles moram em uma pequena cidade, a várias horas de distância. Seguem as consultas de rotina do bebê e não houve nenhum incidente a relatar.
>
> Continuamos com a história de Alba. Enquanto faço a anamnese, surge uma história difícil e dolorosa de ambos os mapadres de abandono emocional, observo algo que encontro regularmente: a criança, com mais de seis meses, nunca está no chão. A mãe sempre a carrega nos braços.

Este é um hábito de muitas jovens de hoje, muito convencidas da necessidade do contato pele a pele e da importância do apego e da presença materna: acabam o levando ao extremo. Amamentam seu bebê à demanda, carregam-nos em mochilas ou tecidos para esse fim durante muitos meses, acariciam e oferecem a eles a sua presença e praticam a cama compartilhada com seus bebês. Tudo isso me parece muito apropriado se for o que a mãe considera e o filho exige. Porém este tipo de criação muitas vezes parece esquecer que a criança também necessita de movimento, principalmente a partir do primeiro mês. Ser capaz de descobrir, movimentar-se, desdobrar o próprio corpo, ser capaz de movimentar-se fora do corpo da mãe, explorar o terreno, explorar e desdobrar suas lateralidades e, em última análise, usufruir de sua mobilidade e habilidades, ao mesmo tempo que os amadurece, construindo suas habilidades psicomotoras.

Situações como esta têm-me levado a refletir sobre a possível relação entre o fato de os cuidados parentais de apego serem levados ao extremo e as experiências de vida de pais com bagagem biográfica de abandono, abuso, solidão, pouco tempo vivido corpo a corpo em presença. Não é difícil compreender que pretendem oferecer aos seus bebês presença, corpo, carícias, dedicação compensatória por tudo o que sentem que lhes falta. Isso muitas vezes leva à superproteção, o que torna a criação dos filhos extremamente difícil. Porque o que nesse primeiro ano se manifesta como dificuldade de se separar fisicamente da criança, aos 2 ou 3 anos, pode se manifestar como dificuldade de estabelecer limites, de dizer não, de não agradar continuamente ou simplesmente de suportar a manifestação da frustração da criança. Aqui deixo para futuras reflexões e pesquisas:

> Após observá-lo e explorá-lo, confirmo que de fato o seu desenvolvimento psicomotor corresponde à evolução do terceiro mês. Ninguém lhes informou nada sobre isso, nem fizeram quaisquer observações na consulta de puericultura, há apenas algumas semanas.

Aqui, paro novamente para rever algo que todos os pais deveriam saber: a menos que haja um *atraso muito acentuado* que possam observar em casa — se estiverem atentos, na consulta de rotina, é muito frequente, que não observem. Parece, a experiência me tem demonstrado por meio de centenas de famílias, que, nestas consultas rotineiras, muitas vezes, limitam-se ao controle das vacinas, do peso, das medidas e, se houver alguma dificuldade na amamentação, fazem recomendação de "suplementação alimentar", ou seja, mamadeiras, exceto em casos de reforço real da amamentação — o que não é o mais comum.

Nunca se costuma falar de habilidades psicomotoras (Pikler, 2018), nunca se retifica quando apoiam o bumbum para se mover em vez de engatinhar, nem um engatinhar incompleto, nenhum dos traços que podem sinalizar que o desenvolvimento psicomotor está tendo dificuldades. Estes aparecem na grande maioria no primeiro ano, geralmente produto da cascata perinatal já descrita. E, embora as criaturas possam se adaptar para desenvolver-se no chão com certa normalidade e aprender a andar, elas indicam que há níveis de maturação e desenvolvimento cerebral que não estão ocorrendo. Avisam que existem prováveis bloqueios no corpo caloso. Portanto, a aprendizagem intelectual, que se baseia nas habilidades motoras, terá, por sua vez, dificuldades para se estabelecer. Quando um problema de visão, dislexia e/ou aprendizagem é diagnosticado anos depois, já é tarde demais. Esta realidade é extremamente importante. Por causa da sua frequência e alcance. Esta é a base de muitos dos chamados *transtornos de atenção e hiperatividade*.

> Mais uma vez, nas duas horas da primeira consulta, coletei as informações básicas do caso, fiz o exame, relatei. Ao longo desse tempo: observo, percebo, conecto e tento acompanhar os dois mapadres para "retroceder parte da biografia". Acima de tudo, a mãe. Inevitavelmente, em muitos casos, mergulham no seu mundo interno e às vezes no seu passado mais doloroso. Isso tem consequências. Às vezes no curto prazo, às vezes no médio e longo prazo. Depois de lhes dar as devidas informações (Ferré Veciana, J., Ferré Rodriguez, M. 2005), não apenas verbais, faço as recomendações pertinentes e a prescrição homeopática para evitar novas recidivas de mastite, e resolvo o que considero ser o núcleo do sofrimento — o que diríamos @s médicos homeopatas.

No dia seguinte, recebo isto:

> *Não resisti em escrever a você porque parece que a sessão de ontem foi mágica. Quando saí do seu consultório meu mamilo direito doía, mas também apareceu um caroço muito dolorido. Pensei "De novo não!" Minha cabeça doía e me sentia agitada. Quando chegamos em casa colocamos Alba deitada no chão e surpreendentemente e com algum protesto, ela conseguiu rastejar meio metro, algo que nunca tinha feito antes! Às oito da noite minha febre começou a subir com tremores impressionantes, pensei "será que pode ser mastite?" Mas o seio não estava vermelho, então presumi que fosse uma crise resolvida após a sessão. Trinta e nove graus de febre durante a noite e acordo me sentindo nova, aparece uma pontinha branca no mamilo e ao apertar sai um tampão, que alívio! Já não dói quando Alba mama, e hoje ela rastejou um metro, apoiando-se em sua barriguinha.* (Paloma).

É óbvio que, neste caso, o "gênio homeopático" que provocou a reação curativa foi a energia mobilizada dentro dela — e da criatura, por extensão — e entre nós, naquele encontro. Porque ela ainda não tinha tomado nenhum remédio. Está descrito e sabe-se: o relacionamento, quando é terapêutico, pode ser curativo por si só.

Quando se acompanhar o início da vida também pode acompanhar o fim. Desenvolvendo lutos

Nestes 40 anos acompanhando o movimento de doenças, de gestações, de novas vidas, o nascimento, as crises vitais, também houve experiências de perda, de morte.

É outra das graves deficiências da nossa formação como médicos ou profissionais de saúde: a preparação para a experiência da morte no nosso trabalho. Por outro lado, é tão provável quanto natural. É muito raro encontrar um profissional de longa data que não tenha vivido isso de perto. Não há treinamento para isso nem preparação na prática cotidiana. Quando se vive, seja repentinamente em um nascimento, num parto, seja quando se anuncia ao longo de uma doença, mais uma vez tudo se centra no "ato médico". Mas quem é o responsável pela forma como ela é vivenciada e como condiciona o profissional?

Para alguns, significou o abandono da profissão; para outros, uma mudança radical nas formas; para outr@s, o impulso necessário para mergulhar nas próprias sombras e emergir renovad@s. Para a maioria, endurecer-se, vivê-lo sozinho e agir como se nada estivesse acontecendo. Os números às vezes nos falam e também devem nos fazer refletir. A profissão médica é uma das profissões com maior índice de suicídio no mundo, bem como uma das profissões com maior número de drogas psicotrópicas e dependências tóxicas registradas. É necessário, ou melhor, *indispensável* estar capacitado para acompanhar as grandes crises do ser humano. Porque, apesar de todas as oportunidades que oferece e de todos os seus benefícios, não parece que seja grátis estar em contato contínuo com a doença, o sofrimento e a morte.

Acompanhar o descobrimento e a aceitação de que ela faz parte da vida foi um dos trabalhos mais difíceis e privilegiados que a vida me deu. A vivência, a elaboração e a integração das minhas próprias experiências de despedidas, mortes e luto têm facilitado as das pessoas que me procuram em busca de ajuda. Assim como as suas experiências enriqueceram e ampliaram as minhas. E todas elas, dos grupos em que, em algumas ocasiões, pudemos compartilhá-las e elaborá-las.

Um deles, o de Elena, era um dos mais valiosos e ao mesmo tempo difíceis. Seu bebê, Cristina, morreu no útero poucos dias antes de seu nascimento. Sem causas orgânicas que o explicassem — simplesmente partiu.

Ela viveu esse processo acompanhada do marido e apoiada pela sua doula, por mim e pelo nosso grupo de mulheres. Um dos capítulos aconteceu no dia em que ela compareceu à sessão, algumas semanas após o ocorrido. Ali, todas juntas cercando-a, massageando-a, cobrindo-a com um cobertor que suas colegas de grupo teciam há semanas sem que ela soubesse. Uma manta feita com retalhos de tecidos valiosos para a vida de cada uma de nós. Todas juntas contribuímos para acabar com o luto dela, ao mesmo tempo que ajudamos os nossos. Lutos passados, silenciados, conscientes ou não. É a isso que ela se refere quando nomeia abaixo os "quadros da manta":

> Obrigado, Maria, obrigado a todos pela presença contínua neste caminho. Parece que o tempo, como você diz, era o que tinha que ser. Até que chegou a hora, desde a última sessão de consulta na semana passada há dias em que acordo feliz e me dou conta que não pensei nisso há algumas semanas e menos ainda na sessão de outubro.
> Quando vejo as imagens, embora não tenha conseguido ouvir o som — o coloquei no celular — vejo minha evolução e sinto que toda aquela dor, estou transformando em amor. Eu abri um novo caminho onde me sinto muito capacitada para seguir em frente e mais consciente de todo o amor que me rodeia, tanto nas minhas ações e dos que me rodeiam.
> Agora os meus dias são mais focados no agora e só de vez em quando é que a dor e a memória me atravessam a alma, mas penso no rostinho lindo da minha filha, nos meses felizes que a carreguei dentro de mim, em ter conseguido dar à luz ela, nos minutos que estivemos juntas e que ela se foi para me mostrar algo muito importante que virá. Sinto um amor infinito e verdadeiro, algo que eu não conhecia.
> Nunca pensei que conseguiria chegar até aqui, mas aqui estou, com meus sentimentos contrariados, às vezes com minhas lágrimas, minha dor, minha tristeza. Mas feliz, querendo mais e com novos objetivos.

> *Obrigado mais uma vez, porque foi ótimo para mim desenvolver este ponto de vista e sentir essa dor de outra maneira. Obrigado a todas. Um beijo e um grande abraço a todas.*
>
> *PS: Tem alguns quadros da manta que não sei de quem são, no próximo dia levo e me contam alguns detalhes. Estou dormindo bem quentinha com ela e isso me dá muita paz, obrigada por esse presente imenso. Vocês são deusas!*

Uma semana depois, ela me envia isto:

> *Bom dia, María, faz uma semana que estou me soltando e me libertando. Desde que saí da sala comecei a ter muita congestão nasal, dores na orelha esquerda e muitos espirros, nunca tinha espirrado tanto, até domingo. A partir de segunda-feira a dor de ouvido desapareceu e os espirros também, só fiquei com congestão e comecei a tossir. A tosse aumentou a tal ponto que ontem tive que ir ao médico porque sentia meu peito fechando e a tosse não soltava o muco e fazia muito barulho. Colocaram uma máscara em mim com um remédio que não lembro qual era e tudo melhorou, mas depois de um tempo voltou a ser a mesma coisa em casa. Então nada, como não conseguia dormir comecei a fazer diferentes posturas e ginástica abdominal hipopressiva respiratória, que é como uma apneia expiratória e acertei em cheio: os brônquios abriram. Ah! Aliás, o diagnóstico médico foi: "o peito estava um pouco apertado", e me prescreveram muitos remédios para usar em casa. Eu não tomei nenhum. Tomei uma calda de vegetais e muito soro e dormi umas cinco horas, mas descansei. Percebi que o que me assombra nestes dias é o sentimento de culpa que às vezes me vem por pensar que deveria ter feito algo mais para que Cristina não morresse. Então, entre algo que encontrei ontem e o que escrevi agora, me sinto muito melhor. Já que estou me movendo mais e dou permissão ao meu corpo em desfrutar, me custa muito menos me desligar do que sinto ou deixar fluir melhor e algo que também sinto é que quem está ao meu redor está mais feliz. Também vou compartilhar com o grupo o que escrevi. Muito obrigado por me ajudar neste momento de vida e em outros muitos. Eu tento fazer o melhor que sei e posso. Um beijo.*
>
> *A Culpa*
>
> *A culpa, essa que aparece e logo se esconde entre as sombras e a escuridão me fazendo acreditar que foi embora, apenas para reaparecer. Aquela que me faz sentir tão mal por me fazer acreditar que Cristina se foi por minha culpa. Aquela que me faz perder o fôlego, que fecha meus pulmões para que não chegue oxigênio suficiente ao meu cérebro e começa a delirar. Bem... sabe o que te*

digo culpa? Isso não é assim, você não é minha, nem de ninguém. Não é minha culpa que Cristina não esteja aqui para nos dar a felicidade que esperávamos, nem é culpa de ninguém. Não há culpados, o destino dela era esse, chegar aonde chegou para nos mostrar o amor mais puro, intenso e verdadeiro, nos fazer ver que a vida não está em nossas mãos e às vezes nem nas mãos da medicina. Que viemos para esta vida para aprender e que temos que aproveitar e viver sem nos machucar, e sabe o que eu te digo, Culpa? Você me machuca muito e eu não quero você na minha vida! Quero uma vida livre, onde eu seja capaz de sentir emoções e sentimentos da melhor maneira possível, vivê-la, transitá-la e aproveitá-la sem fardos. Onde tudo tem um lugar no seu tempo. Quero continuar meu caminho com todos os seus solavancos, curvas, desníveis, às vezes precipícios, mas a você culpa, não te quero no meu caminho, não quero você ancorada aqui, embora invisível. Quero que você desapareça e não afete mais meu processo, pois já tenho muito com a tristeza de não ter minha filha aqui nem por um segundo para abraçá-la. Que nesses momentos fiz o que pude e o que sabia fazer, da melhor forma possível e com todo amor do mundo, e agora sabendo tudo o que aprendi com isso, tenho certeza que faria diferente, mas essa Elena de agora, não aquela do dia 17 e 18 de agosto, é melhor ainda. Então não me atormente mais, fiz tudo que pude. E reafirmo, a culpa não é minha. Cristina foi embora e a culpa não é minha. Quero minha vida sem culpa! Quero uma vida feliz. (Elena M.)

Após esse episódio e percebendo o pouco cuidado que teve no seu hospital de referência, Elena entrou em contato com outras mulheres que tiveram experiências semelhantes. A sua dor, a elaboração saudável do seu luto, o apoio recebido e a sua consciência sobre a morte, a morte neonatal e tudo o que envolve essa experiência foram o motor que impulsionou uma nova associação que já viu a luz e que realiza um trabalho necessário e muito útil: impulsionar nos centros de saúde que haja formação, capacitação e implementação de acolhimento e cuidados adequados a todas as mulheres que passam por isso e que o necessitem[41]. Quisemos abordar o capítulo do luto associando-o à morte física de uma criatura, tornando-o visível, porque, embora nomear a morte seja um tabu em si, é muito necessário. Ao longo de toda a minha carreira acompanhando gestações e partos, descobri e pratiquei a necessidade de abordar esse assunto de forma mais aberta e consciente. Qual melhor momento para revermos as nossas crenças sobre a morte, a transmissão da vida, a possibilidade

---

[41] https://www.facebook.com. Matrioskas. Associação de Apoio ao Luto Gestacional e Perinatal.

de perdê-la ou a perda da nossa criatura, enfim, sobre a tremenda fragilidade da vida? Por outro lado, qual o melhor momento para se preparar para o luto? Ainda surpreende a determinação de nossa civilização em viver de costas para tudo que possa significar morte, despedidas, perdas, rompimentos. Porém, paradoxalmente, a vida é uma eterna despedida. Somos obrigad@s a deixar para trás etapas, lugares, pessoas. Vivemos num contínuo "perder": relacionamentos, situações, para dar espaço aos outros. Quando mais deveríamos estar treinad@s na *arte do desapego*, é justamente quando estamos prontos para receber a Vida ao vivo, em letras maiúsculas, quando estamos prontos para recebê-la, transmiti-la. Porque, desde o momento da concepção, existe a possibilidade de perda. Porque dar à luz é um "parto". De partir em dois, parto de partir, de ir. Vai-se ou desaparece a mulher jovem que só aprendeu a viver para si mesma, para dar à luz a mulher-mãe, que terá a responsabilidade de incluir necessariamente a "outr@" em sua vida, ao mesmo tempo que continua a cuidar de si mesma. Pode ser a despedida mais radical de uma fase da nossa vida, anterior à morte física. Porque é a mudança mais profunda que um ser humano pode ter na sua vida. Grande parte das dificuldades e sofrimentos mais comuns da maternidade — em cada fase ela se manifesta de forma diferente — é justamente não ter aprendido a arte do desapego.

É necessário trabalhar arduamente para poder aceitar sem sofrimento adicional a saída dos filhos rumo ao seu próprio destino. Cada passo em direção à sua independência. Para uns, o simples fato de *deixá-lo* ir para nascer já é uma dificuldade; para outros, o desmame é uma tristeza; a primeira separação noturna, a primeira viagem, os primeiros dias de escola, as primeiras noitadas, a primeira viagem longa, a primeira casa longe do lar, as crises inevitáveis, uma doença grave. Em suma, cada acontecimento importante que aponta e confirma que *tem um destino próprio*, que deve percorrer sozinho. Você é apenas um mero acompanhante, às vezes um espectador, às vezes um coparticipante, mas *não é a sua vida, é a dele*. Parece tão óbvio, mas é um dos capítulos mais dramáticos, dolorosos e difíceis das relações humanas, amorosas e materno-filiais. Aprender por ambas as partes a manter o vínculo amoroso, com base no respeito e na liberdade. Desapegar-se: não tanto da pessoa, mas do vínculo de dependência, dos desejos, das exigências, das expectativas... até o ponto em que a dependência necessária e natural dos começos se transforme em interdependência humana livre e solidária. Provavelmente a jornada mais exigente rumo ao amor incondicional que a vida oferece.

Exatamente nos dias em que escrevo este capítulo, é o aniversário deste "nascimento entre o céu e a terra", como Elena chama esta experiência. E ela me manda outra mensagem:

> *FELIZ ANIVERSÁRIO, MINHA ESTRELA CRISTINA. Três anos se passaram desde o primeiro, último e único abraço que te dei, mas tive a sorte de te embalar na barriga durante nove meses. Três anos daqueles beijos que te dei pela primeira e última vez, depois de nove meses te amando com toda a alma. Três anos desde que cantei a última música para você, depois de cantar para você por nove meses. Três anos continuando a ser minha eterna pequena Peter Pan, como você era em meu ventre antes de nascer. Três anos desde o dia que deveria ser uma alegria por comemorar seu aniversário e o meu, são apenas lembranças horríveis que percorrem cada centímetro da minha pele todos os anos. Três anos como mãe entre o céu e a terra, porque para mim somos uma grande família. Três anos conhecendo o amor mais verdadeiro e puro que pode existir, pois desde aquele positivo do dia 22 de dezembro de 2015, eu já te amei com toda a minha alma. Três anos sendo essa nova mãe, essa nova mulher, essa nova guerreira que tenta fazer da sua perda uma mudança em muitas vidas e uma visão diferente sobre a morte gestacional e perinatal. Três anos como mãe de Cristina, embora ninguém além de mim e seu pai te conhecesse. Feliz aniversário minha estrelinha.* (Elena).

É maravilhoso e faz parte de uma experiência indescritível o que significa ser testemunha ocular desses processos. Processos de perplexidade, luta, negação, resistência, abertura, consciência, descoberta maravilhada, crescimento e, às vezes, transformação, com suas luzes e sombras. Com a dor humana à flor da pele, e também com a alegria profunda que se experimenta quando o amor se infiltra no que está próximo, na vida cotidiana, nos corpos e na presença de quem amamos, mesmo no paradoxo de vivê-lo no momento da morte de um ente querido.

É mais uma vez tomar consciência do que significa terapia: originalmente do grego *terapeia*, "fazer a obra de Deus". E, na obra de Deus, cada um deve autodefinir-se. Para mim, hoje, continua a ser o trabalho sagrado de acompanhar conscientemente a vida, desde a sua origem até seu fim, ao longo de todo o percurso por este planeta. Acompanhá-la desde o profundo respeito, desde a compreensão de si mesma, desde a compaixão pela fragilidade da nossa natureza humana, e também de sua grandeza. Ajudar a desenvolver-se em toda a sua capacidade máxima para que possa realizar o *plano original* que cada indivíduo traz consigo. E que possa deixar o mundo melhor do que o encontrou, com o mínimo de danos colaterais possível.

Estamos todos nesse caminho. Às vezes esquecemos. Talvez porque, em certas ocasiões, a vida nos coloca de um lado da cerca e, às vezes, do outro lado, como humanos, sujeitos às leis naturais de nascer, de viver e morrer. Às vezes, também como human@s que têm escolhido — ou sido escolhidos — para acompanhar outros como terapeut@s--médic@s. Continua a ser outro dos muitos mistérios intrínsecos a essa natureza humana até que ponto estamos sujeitos *apenas a essas leis* ou se há outras que não conhecemos, que nos levam a outras dimensões da existência.

Mas é *sempre* percorrendo esse caminho, primeiro intuindo — descobrindo o nosso projeto original-essencial e depois completando-o. Na medida em que a nossa capacidade, a nossa necessidade, a nossa busca nos permite. E cada pessoa terá que encontrar uma forma de seguir o caminho.

Cada terapeuta, cada médico, deve encontrar o seu lugar, o seu método, a sua forma, o seu ritmo, o seu momento. Respeitar as leis escritas e não escritas. E seja respeitad@. Como ser humano, primeiro, como profissional com uma deontologia definida; depois, como profissional de saúde; e, finalmente, como cidadã@ de um Estado de direito.

Por outro lado, na realidade quotidiana, há uma infinidade de carências: tempo, informação, capacidade, reconhecimento da própria capacidade, possibilidades, economia… Às vezes, a nossa condição de ser humano pode fazer mais por nós submetidos a crenças, preconceitos, medos, resistências e velhos espartilhos que a nossa intuição, a nossa responsabilidade de procurar além do que aprendemos, correr o risco de sair da nossa "zona de conforto". Em outros, não queremos nos expor a "Como é que os meus colegas vão me ver?", "Como vou questionar o que venho fazendo há anos?", "Como vou sair dos cânones estabelecidos, pelos estamentos médicos e científicos?". E às vezes olhamos em perspectiva. Parece-nos que "Não fiz o suficiente, cometi um erro, devia ter procurado mais, sido mais resolutivo, motivado mais ou me arrisquei demais", "Não sei o suficiente, não estou preparado o suficiente, talvez eu tenha dado uma dose a mais ou a menos ou deveria ter feito mais uma prova complementar ou não deveria ter feito as que fiz"…

Tudo isto evidencia algo que continuamente esquecemos e, no entanto, é a realidade mais contundente: *somos meros aprendizes. Aprendizes de brux@s*, vamos chamá-los de *brux@s* os médicos, terapeutas ou *curandeir@s. Porque, se formos honest@s, devemos reconhecer que há muito mais que não sabemos do que aquilo que sabemos com certeza sobre o ser humano, os seus mecanismos vitais, as doenças, a vida e a morte, o imanente e o transcendente.*

Essa é uma realidade que nunca deveríamos esquecer. Sábi@s de todas as épocas nos recordaram: "Nenhum tempo conheceu tantas coisas sobre o homem como o nosso. Mas, na verdade, o que o homem é nunca foi menos conhecido" (M. Heidegger). Portanto, não é a *obra de Deus* que se exige, mas fazê-la com a humildade de quem sabe que é ignorante. Só sei que nada sei, de Sócrates, é apenas um dos milhares de lembretes que os profetas e os homens sábios nos deram desde tempos imemoriais sobre essa realidade. Precisamos aceitar que a vida é incerteza, e seguir aprendendo e recordando que "o amor é a fonte de energia mais poderosa de todo o mundo, porque não tem limites" (A. Einstein).

Então podemos perguntar: Qual sentido tem o trabalho de médic@? A antiga sabedoria ancestral dos contos nos ajuda a procurar algumas das respostas possíveis.

De acordo com a tradição, Moisés perguntou ao Senhor de quem vinha a saúde e a doença.

— De mim — respondeu Deus.

— Então — respondeu Moisés —, o que o médico faz?

— O médico recebe seus honorários e mantém o doente bem até eu chegar e dar saúde ou decidir o contrário — disse Deus.

Da mesma forma, embora do outro lado, também nos mapadres encontramos o difícil labirinto mental das suposições, das culpas, nossas ou de nossos parceir@s, ficamos mortificados com ruídos mentais que confundimos com reflexões como "Não fiz o suficiente, errei, não fui calmo o suficiente, trabalhei muito, não estive presente o suficiente, não fui tolerante ou fui tolerante demais ou não estabeleci os limites certos ou estabeleci limites demais ou não fui bastante atento e presente no momento em que el@ precisava de mim, talvez eu pudesse ter evitado aquele remédio ou aquela cesárea ou poderia tê-lo levado a outros médicos ou poderia ter dado a el@ mais ou menos..." Todas essas possibilidades são a forma como nos criticamos por não termos sido melhores, mais perfeitos que os nossos mestres, por não termos conseguido levar a cabo o plano "perfeito" que desenhamos perfeitamente em nossa cabeça. Às vezes, a forma como a culpa — aquele inimigo silencioso e traiçoeiro de que Elena falou tão claramente, mais atrás — tenta nos prender, às vezes, a exigência excessiva, que é novamente a culpa disfarçada ou o ressentimento oculto e não resolvido para com os nossos antepassados.

O que fazer, o que pensar, como atuar, como aceitar serenamente que, em muitas ocasiões, por mais esforço que tenhamos colocado na nossa gravidez, nosso papel de mapadres, cuidadores, em muitos casos, houve problemas inesperados, desentendimentos graves no casal, doenças sérias ou inexplicáveis, mortes sem explicação racional, abortos que impediram que a mapaternidade se tornasse uma realidade, criaturas adotadas que levam sua própria "bagagem" para desfazer e seus traumas perinatais adicionais... ou qualquer outra situação que simplesmente quebrou as expectativas.

É um desafio. Por enquanto, é hora de deixar muitas destas questões sem resposta, aceitar que *não* sabemos e depositá-las numa base de *compaixão, confiança, serenidade, esperança e fé*. Porque são necessárias, porque não é real que tudo seja compreensível, racional, programável, porque é uma convicção e uma lei universal de que o *amor pode com tudo*.

Hoje, vamos simplesmente colocar isso nas mãos — ou nas palavras — de alguém mais sábio:

As bases de qualquer terapia são metade amor e metade compreensão. Se você juntar esses dois ingredientes, automaticamente desenvolverá uma atitude e uma técnica adequadas à pessoa e seus problemas.

O amor. Este elemento fundamental foi deixado de lado nas terapias, talvez por não conseguirem controlá-lo cientificamente, por isso decidiram não o utilizar. No entanto, é a diferença entre a vida e a morte (Sha, 1997).

Figura 22 - *Grupo de preparação de mapaternidade*

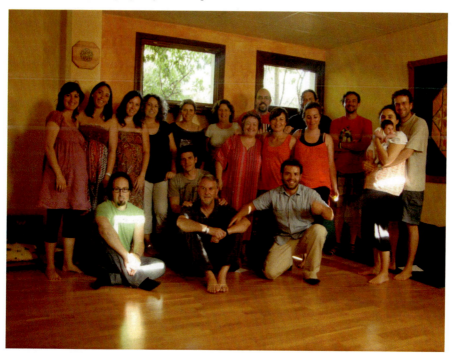

Nota. Acervo da autora.

ANEXOS PRÁTICOS PARA CONSULTAR

**Pequeno manual de sobrevivência para mapadres.
Como acalmar, cuidar e curar criaturas com poucos ou
nenhum medicamento, médicos ou hospitais**

ANEXO A

O PÓS-PARTO, A AMAMENTAÇÃO E OS PRIMEIROS MESES. TRÊS REGRAS DE OURO

Para a mãe

Descanse o máximo que puder. Depois do grande esforço que você fez, não desperdice sua preciosa energia com banalidades que outra pessoa pode fazer. Planeje seu pós-parto, pelo menos como fez no parto, ou melhor ainda, porque será mais longo.

Para o bebê

Dê atenção a ele. Use seus braços ou carícias para ele. Alimenta-se do seu leite, mas, acima de tudo, de carícias, calor, abraços, contato pele a pele, vozes carinhosas. Tudo isso é essencial.

Para todo o grupo familiar

Procure ajuda que fale pouco, seja eficaz e positiva. Isso permitirá que vocês aproveitem mais e melhor a "lua de mel", além de dar-lhes tempo para se adaptar a esta fase de mudanças e novidades, em que iniciam uma das etapas mais importantes de sua vida a dois.

Pode ser: uma boa amiga/mãe/tia/madrinha, a futura madrinha do bebê ou alguém remunerado e eficiente. Doula ou simplesmente uma pessoa de bom senso, discreta e eficaz. Cuidado! Não as doulas que dizem constantemente o que deve ou não fazer, mas sim que arregace as mangas e ajude nas tarefas da casa, na organização, que faça uma massagem ou os incentive a fazer isso um com o outro, ou ensine como fazer com a criança; cuidar um pouco dos filhos maiores, cuidar do períneo, se necessário; que facilite seu sono e descanso. Que fale pouco e faça muito. Pequenos conselhos, muito apoio. Muitas horas não são necessárias: duas por dia, durante pelo menos 15 dias, seriam suficientes. Entre os presentes que a família quer lhe oferecer, você pode considerar um cofrinho para pagar esse tipo de ajuda.

Recomendações e sugestões práticas para que o início da convivência e a futura convivência sejam mais alegres e menos cansativos

"Agora é quando o bom começa!" Com essa expressão, muitos casais comunicam a mistura de pequena avalanche e grande descoberta, desafios e prazeres que aparecem após o nascimento de seus bebês.

Como se cuidar nesse momento

1. Ganhe tempo durante a gravidez com uma pequena ou grande equipe de apoio com a qual você possa contar durante, ao menos, as três primeiras semanas pós-parto. Funções a serem cobertas: organização da casa.

   - Arrumação da casa.
   - Companhia.
   - Lavar a roupa.
   - Turnos para cuidar do bebê, se estão cansados.
   - Compras.
   - Comidas.
   - Apoio emocional.

2. É claro que isso não exclui que o pai da criança ou o acompanhante da mãe goze de semanas de licença ou férias. Todos vão precisar disso. E, em longo prazo, agradecerão.

3. A única obrigação e responsabilidade que você tem é descansar e estar disponível, aproveitando seu bebê. Ninguém pode fazer isso por você. Qualquer outra obrigação ou exigência, externa ou interna — preocupação com o trabalho, preocupação com outros filhos, companheiro, pais etc. — pode resultar em grande esgotamento, e em problemas de amamentação e do bebê. É uma questão de saber gerir a energia. Lembre-se: apenas o estresse e a desnutrição podem comprometer a produção de leite. Qualquer outra coisa pode ser adiada ou delegada. Exceto este. Só você pode fazer isso agora.

4. A sua recuperação, a sua saúde, a amamentação e o bem-estar do seu bebê dependem do seu bem-estar físico e mental.

5. Portanto: durma pelo menos oito horas ao longo do dia. Ou seja, devido à interrupção do sono noturno pela amamentação, deve adicionar algumas horas diurnas.

- Tire uma soneca durante o dia ou siga os ritmos de sono do bebê.
- Continue fazendo exercícios de relaxamento e recuperação com o bebê ou sozinha.
- Mantenha ou adquira o hábito de reservar um tempo para si mesma. Caso contrário, é muito fácil que o seu papel de mãe ocupe todo o seu espaço e tempo. Lembre-se: você ainda é uma mulher, com necessidades próprias que nem sempre coincidem com as do bebê.

6. Do que come dependerá muito: sua recuperação. Seus dentes. Seus ossos no futuro. A sua saúde e a dele. A quantidade e qualidade do seu leite.

Portanto: aplique da forma mais fiel possível o que você já sabe sobre alimentação saudável. Certifique-se de priorizar alimentos orgânicos. Aquele que não o é não só não irá nutri-lo, mas, em longo prazo, irá envenená-lo e será uma possível causa de doença.

- Pelo menos duas vezes ao dia, coma frutas da época (pelo menos 1/2 kg).
- Pelo menos duas vezes ao dia, coma vegetais crus e cozidos (em saladas e cozidos, inclusive batatas).
- Uma vez por dia, uma tigela de cereal (arroz, milho, cuscuz, aveia, trigo, cevada, milho — de preferência integral) ou legumes (feijão, grão de bico, lentilhas, soja...).
- Uma ou duas vezes por dia, frutos secos (amêndoas, nozes, avelãs...). Deixe uma tigela de frutos secos variados na mesa para petiscar ou leve-os na bolsa.
- Líquidos abundantes: sucos, caldos, leites vegetais.
- Horchatas sem adição de açúcar, infusões.
- Nada de café, nada de tabaco (cuidado com quem fuma por perto), nada de álcool, nada de fármacos.

- Se gosta de algo "quentinho": infusões de erva-doce, anis, cominho, malte.
- Se come carne, coma preferencialmente frango, grelhado, assado ou cozido, e no máximo duas vezes por semana.
- Se come peixe, é melhor o azul. Pequeno. Não mais do que duas vezes por semana.
- Ovos: pode comê-los de duas a cinco vezes por semana.
- Se não come carne ou peixe, preste atenção especial aos grãos integrais e leguminosas (que devem ser consumidos diariamente), nozes, tofu e seitan.
- Durante o período de amamentação, tome suplementos vitamínicos: brotos de soja, alfafa, trigo etc., uma ou duas vezes ao dia, e pólen ou geleia real, gomásio ou levedura de cerveja, uma vez ao dia.

Em geral, certifique-se de que é uma alimentação variada, saudável, orgânica, atóxica, com "carinho", não "pré-fabricada" nem "enlatada".

E cuide das compatibilidades alimentares. Eles podem se tornar uma causa de cólicas do bebê, prisão de ventre, gases, irritabilidade, sono ruim etc.

Como referência geral, você tem o quarto documento nos anexos finais, sobre a alimentação.

7. Lave os mamilos somente com água. Deixe-os secos o mais tempo possível. Dê-lhes ar e sol, quanto mais tempo melhor.
8. Lembre-se de que tanto o bebê quanto você têm que aprender a:
   - Conhecer um ao outro.
   - Captar as mensagens-sinais.
   - Compreender-se.
   - Amar-se.
   - Ele/ela: respirar, comer, dormir, digerir, viver.

E tudo isso, às vezes, não é fácil, gera ansiedade, angústia, confusão, solidão, desamparo, choro. Nem sempre quando ele chora é porque está com fome! Lembre-se de que aprender a ser um mapadre envolve: tempo, paciência e tolerância para:

- Detectar mensagens-sinais-necessidades do bebê, e saber satisfazê-las ou aceitar que algumas não possam ser satisfeitas.
- Acostume-se com a linguagem dos bebês: sons, gestos, choro. Não se assuste com o que você não entende.
- Descubra as peculiaridades do seu bebê, suas características pessoais e individuais.
- Tolere que nem ele/ela seja o bebê perfeito dos seus sonhos ou dos livros que você leu, nem vocês sejam os mapadres perfeitos.
- Aproveite quão real são e o que têm.
- Depois de algumas semanas e meses, tudo ficará muito mais suportável e fácil. Entretanto, não se deixem vencer pelo desânimo e pelo cansaço ou pelo desespero: paciência, paciência, paciência.

9. Não hesite em ligar para os profissionais que o apoiam, escrever um e-mail e pedir ajuda, caso tenha alguma dúvida ou ansiedade. Recorra a elas e a outras mulheres e amigas que passaram recentemente pela experiência e que podem encorajá-la. As redes de apoio à amamentação. A grupos de parentalidade. Verifique algumas vezes ao dia, durante os primeiros três dias, se o útero está contraído e abaixo do umbigo. Se não estiver, massageie vigorosamente até que fique duro sob suas mãos.

10. Perdas fortes de sangue (como uma dupla menstruação) não duram mais do que três ou quatro dias. Depois vão diminuindo até mais ou menos 20 ou 30 dias. Certifique-se de que eles não cheirem a "podre". Devem parecer e cheirar como a menstruação.

11. Se houver ruptura perineal, deve-se lavar com infusão de tomilho ou cavalinha uma vez ao dia. E faça curativos locais com tintura de calêndula: 30 gotas em 1/4 de litro de água, duas a três vezes ao dia.

Como cuidar do bebê?

1. Tudo que envolve cuidar de si, mãe, impacta diretamente nele. Quase tudo o que ele tem nas primeiras semanas e meses de vida são necessidades (não caprichos, nem chantagens).

- Comer. Não tem um ritmo criado, pelo menos nas primeiras seis semanas. Muitas vezes leva três meses. Às vezes, raramente, eles não têm nenhum. Esse é um motivo para consultas frequentes; não compreender é motivo comum para o fracasso da amamentação. Dê sob demanda.
- Dormir. Pode dormir entre 12 e 20 horas por dia, no total.
- Ser acariciado (não há perigo de overdose!).
- Ser segurado nos braços, perto do coração, quentinho, o tempo que queira e tolerarem com humor e amor.
- Brincar, receber massagens (Leboyer, 2012).
- Ser ouvido.
- Ser banhado.
- Passear, tomar sol e ar. Não em lugares lotados, nem barulhentos, com cheiro de fumaça e estímulos.
- Dosar os estímulos.
- Chupar, que não é o mesmo que comer, embora, ao sugar, as duas coisas se fundam e se confundam. Ele pode querer sugar, mas pode não estar com fome. Você vai ver isso, porque, quando você leva o dedinho aos lábios dele, ele se acalma, chupando. Se você está com fome, não se acalma.

2. Procure mergulhar no mundo do bebê, compreendê-lo, apreciá-lo, simpatizar com ele. Sem esquecer quem é o adulto e, portanto, quem apoia quem, quem suporta quem.
3. O umbigo geralmente cai cerca de uma semana após o nascimento. Você pode ajudar mantendo-o bem seco, ao ar livre e ao sol por alguns minutos por dia. Ou colocar pós de argila. Ou nada.
4. Se estiver irritado, chateado, nervoso, mais do que o habitual, ou por mais tempo do que o habitual, ou ainda tiver algum tipo de alteração física — prisão de ventre, diarreia, febre… —, depois de fazer as verificações habituais nas fraldas e na alimentação, verifique:
   - A sua alimentação (possíveis excessos, más combinações, doces, comidas picantes, legumes, açúcar, couves, couves-flores, alcachofras, alho, quaisquer toxinas…).

- Seu descanso (que deve ser sempre maior do que você está acostumado).
- Ambiente familiar (casal, avós, visitantes, ritmos, outros irmãos).
- Estado de ânimo, seu e do seu(sua) parceiro(a).

Frequentemente, são os radares que mostram a situação que existe no ambiente mais imediato. Não se culpem, nem minimizem, revisem, reflitam, comuniquem-se, reserve um tempo, tente aproveitar ao máximo e não corram para o médico. Às vezes são vocês que necessitam de tratamento, não eles. As emergências hospitalares estão cheias de bebês que não precisam de tratamento. Que correm risco de ser sobrediagnosticados e supertratados.

5. Se pendurar seu bebê no peito ou nas costas com uma mochila de maneira adequada, e sair um pouco diariamente (após os primeiros 15 dias) para o parque-campo-rua, você se beneficiará do ar e do sol. Evite ao máximo ambientes contaminados.

6. Para garantir uma boa amamentação, deixe-o mamar durante o dia, tanto quanto ele pedir, e não se preocupe com o ritmo. Aos poucos, vai adquirindo por conta própria seu próprio ritmo. Dê também à noite, se ele acordar, mas não o acorde expressamente para isso.

7. Coloque-o ao sol ou à luz do dia, que atinja todo o corpo, com exceção da cabeça, durante cinco minutos a partir do primeiro dia, mesmo que seja através de vidro, e protegido. Previne icterícia. Muito mais eficaz do que deixá-lo internado no hospital ou levá-lo para internação para que o ponham em uma máquina.

8. Se ele tiver secreção ocular (remela), lave os olhos com seu próprio leite. É o mais eficaz. Ou, simplesmente, infusão de camomila.

9. Certifique-se de que ele não perca calor (também não o sufoque!). E que ele faz xixi e cocô nas primeiras 24 horas.

10. O cocô pode ser de quase qualquer cor, mas na maioria das vezes é de cor "dourada", entre amarelo e marrom-esverdeado. Se você toma mamadeira, ele fica bem mais escuro, mais compacto e fedorento. Enquanto não haja marcas de vermelho sangue ou de branco transparente, geralmente não há motivo para preocupação. Os primeiros serão negros. Sua digestão depende muito do seu estado, dieta e descanso. E o seu leite é o seu melhor antibiótico, assim como o seu melhor alimento.

11. Pense no pediatra ou médico com experiência em bebês, antes de o bebê nascer. Consulte amigos, conheça profissionais de confiança, escolha alguém de acordo com seus critérios e que respeite seus pontos de vista. Claro, que seja a favor e especialista em parentalidade e amamentação. Se ele nascer em casa, deverá fazer a primeira visita nas primeiras 24 horas. A homeopatia é um recurso eficaz, sem efeitos colaterais, barato. Se é homeopata, deve ter experiência com bebês, infância e amamentação.

12. A necessidade de sugar dele é infinita. Nem sempre significa que está com fome. Comprove tentando consolá-lo de outras formas, com seu dedinho no dele, embale-o, passeie com ele, cante para ele, e, se pensarem em chupeta, tente esperar um mês e meio e dê-lhe uma anatômica. Se o seu mamilo não resiste, ou o seu espírito não resiste, é o melhor consolo. Mas pode ser contraproducente e muito desconfortável em longo prazo. Há pais que foram tão corajosos, curiosos e solidários que se depilaram e ofereceram os seus próprios mamilos, desfrutando assim de uma experiência muito especial. Se você tiver dois, três meses de paciência, ele sozinho aprende a se autorregular sem chupeta.

13. Após o primeiro mês, deve-se colocar no chão um tapete de lã ou manta grossa de algodão. Superfície dura, todo o espaço, 360º livre na sua visão. Com a barriga para cima. E você, é melhor sentar-se no chão. Aumente o tempo do bebê no chão todos os dias. A partir daí ele descobrirá seu corpo, o mundo, e suas habilidades psicomotoras serão organizadas e desenvolvidas de forma harmoniosa e saudável. No processo, desfrutará livremente do seu corpo e do movimento. Você pode fazer suas coisas por perto, enquanto descansa os braços e as costas.

Para o pai ou acompanhante mais próximo. Como ajudar de forma otimizada e, ao mesmo tempo, aproveitar?

Organizar a casa, a alimentação, as compras etc., nas primeiras semanas, ou garantir que outra pessoa o faça.

1. "Filtrar" visitas nos primeiros dias-semanas. "Proteger" o ninho de visitantes indesejados (incluindo mães e sogras), intrometidos e "conselheiros". Se eles vierem ajudar, e você

tiver concordado previamente, peça que façam exatamente isso: ajudem. O mais discretamente possível, e que os deixem em paz, se assim o desejarem. Imagine-se à porta da "caverna" com o escudo ou marreta na mão. Não é necessário usá-los. Apenas deixe-os percebê-los.

2. Tirar algumas semanas ou meses de folga no trabalho para curtir o bebê, a nova situação e a "lua de mel da nova unidade familiar". Agora acaba de sair a lei dos quatro meses de licença para o pai. Talvez seja melhor adiar até depois que a mãe terminar, se ela tiver que voltar ao trabalho. Você tem que estar lá nas primeiras semanas. Para apoiar. Para aprender sem estresse excessivo.

3. Permitir, sem angustiar-se, que ela expresse sentimentos de sobrecarga, tristeza, irritabilidade, cansaço, alterações de humor ou euforia. Tentando apoiá-la, mimá-la, cuidar dela. Lembrando-a de suas capacidades.

4. Durante os primeiros dias-semanas, até que a situação se estabilize, lembre-se de que a mãe precisa ser tratada com doses extras de mimos, ternura e cuidado.

5. Quando o bebê estiver nervoso, cansado, irritado, chorando, não saia correndo "discretamente" nem o entregue para a mãe amamentar. Pelo contrário, pegue-o no colo, afaste-o da mãe por um tempo e tente acalmá-lo e distraí-lo. Às vezes ele se cansa de estar sempre com a mesma pessoa, e a mãe também, mesmo sem se dar conta. Consolar uma criatura leva tempo para aprender. Acima de tudo, requer intenção, paciência, disposição para ajudar e tranquilidade. Use os métodos de relaxamento respiratório aprendidos durante a gravidez, ou aprenda-os, se não o fez antes. Obviamente, sempre concordando com a mamãe. Apesar de às vezes ter que tomar a iniciativa, quando ela estiver sobrecarregada. Não existem receitas fixas.

6. Se ainda não o fez, procure reorganizar as atividades da casa e do bebê, para que respondam da melhor forma possível ao descanso e às tarefas despreocupadas da mãe. Acima de tudo, nos primeiros três meses, poder dedicar-se à parentalidade, ao cuidado e ao bem-estar.

7. Tenha em mente que você deve desempenhar um papel duplo: por um lado, o de "cuidador amoroso e materno" com a mãe e o bebê. Por outro lado, conectando-a com a realidade da vida exterior, desdramatizando situações tensas, objetificando um pouco o subjetivismo e a introversão frequentes da mãe.

8. Embora tocar e lidar com um bebê às vezes possa ser chocante, delicado ou difícil, nada mais é do que uma questão de tempo e aprendizado, que, se você souber aproveitar, pode se tornar uma grande fonte de carinho e descoberta para você. Não deixe essa oportunidade passar!

9. Cuide-se!:
   - Reduzir o ritmo de trabalho fora (muitas vezes, pelo contrário, você fica tentado a fazer horas extras!).
   - Reserve algumas horas por semana para você.
   - Procure o apoio de outros amigos que possam entender sua situação atual e apoiá-lo.
   - Busque prazer na nova situação (com o bebê, com a mãe).
   - Tente ser paciente consigo mesmo e com todos da casa. Lembre-se de que é uma situação temporária, que você está aprendendo e que, com o tempo, tudo ficará mais tranquilo.

Como cuidar do casal?

1. Regra de Ouro: comunicar, comunicar, comunicar. Ouse dizer qualquer coisa que seja conflitante (diga, não grite um com o outro!). Expresse seus medos, preocupações, inseguranças. Peça o que você precisa. Isso é muito mais fácil se você não acumular temas difíceis. Aproveite também as coisas boas pelas quais você tem que agradecer e aproveite o que dá e recebe.

2. Reserve algumas horas por semana para ficar sozinha, sem bebê. Caso contrário, você corre o risco de afogar seu relacionamento de casal com o de pais de família. Isso geralmente é possível após os primeiros três meses.

3. Perceba que muitos dos conflitos que aparecem em relação ao bebê nem sempre estão relacionados ao bebê ou à amamentação, mas sim aos seus problemas pessoais ou de relacionamento, e às

vezes antigos. Esta situação pode aparecer de forma explosiva, inesperada e muitas vezes mascarada. Aproveite-a como uma oportunidade para trabalhar, esclarecer e melhorar situações de conflito ou defeitos de relacionamento.

4. Embora todo o processo de gravidez, parto e pós-parto seja de mudança e transformação, que pode ser utilizado como um período de crescimento, é evidente que a história de duas pessoas, de um casal, está aí. Às vezes, é um fardo muito pesado para ser resolvido ou transformado rapidamente. Muitas vezes, as situações vividas ao longo deste processo são reflexo dessa história. É outra etapa, não um culminar. Portanto, haverá coisas que poderão ser vistas mais claras (ou mesmo resolver), outras que não o são e outras que parecerão novas. Depende de você, se eles se tornam fonte de angústia ou de informações que a vida lhe oferece para aprender. Não se esqueça de que todos os distúrbios físicos ou psicológicos dos bebês podem estar ligados não só ao que entra na boca (leite ou comida) ou às pobres bactérias e vírus (muitos deles fazem parte de cada um desde o nascimento, ou antes!), que muitas vezes são culpados, mas também ao que lhes chega através dos canais sensoriais, energéticos e emocionais. Ou seja, o estresse materno, consciente ou oculto, e, sobretudo, aquilo que a mãe cala, suporta, não digere, mas suporta em silêncio e com desgosto.

Essa é geralmente a origem da maioria dos distúrbios, uma vez descartados:

- Mãe cansada.
- Boa posição para amamentar.
- Frio, calor, cocô, xixi...
- Alimentação correta da mãe.
- Compatibilidades de alimentos da mãe.

Claro, estas nada mais são do que reflexões recolhidas por meio de milhares de casais com quem partilhamos muitas coisas. E dos nossos 40 anos de experiência. Uma pequena tentativa de retribuir aos outros com base na experiência de muitos. Em nenhum caso é um "livro de receitas". Faça o que puder com esta pequena contribuição! E continue procurando! E contribuindo com os outros, na cadeia infinita que somos.

Ânimo!

Este é o trabalho mais difícil, mais emocionante, mais útil, mais indispensável, mais interminável, mais lucrativo e menos reconhecido do mundo!

Nenhum outro lhe proporcionará tanta aventura, tantos desafios, tantas emoções, nem fará você crescer tanto e tão bem, se estiver disposto!

ANEXO B

DO PRAZER DE AMAMENTAR À ALIMENTAÇÃO, PASSANDO PELO DESMAME TRANQUILO DOS BEBÊS, PARA QUE A VIDA DELES E A SUA SEJAM MAIS SAUDÁVEIS E FELIZES

Nem homens, nem mulheres vivem só de pão. E muito menos um bebê. Ou seja, por mais que você o alimente e se preocupe com esse aspecto, ele nunca suprirá a necessidade primária e essencial do bebê: carinho, amor, contato.

Existem muitas maneiras de transmitir carinho ao bebê: há um muito direto, ao qual é muito receptivo: a pele. Acaricie, massageie, toque, alimente sua pele. Deixe-o sentir você por todo o seu corpo, pois nesta fase ele está completamente aberto e receptivo.

- Mesmo que não fale, o bebê capta a modulação da voz e da palavra. Fale com ele, cante para ele, conte-lhe histórias, fale com ele sobre você, sobre ele, comunique-se. Ele também recebe seu carinho e sua proximidade por meio da sua voz. Não poupe. Ele também pode ser um bom interlocutor para você. Acima de tudo, o tom: transfere energias sutis, sejam amorosas, indiferentes ou agressivas.

- Ele também se alimenta de sol, luz, água, ar. Com moderação, mas sem medo, mantenha-o em contato com todas essas energias, para que seu contato com o mundo seja direto e sensível desde o início.

- Faça uma combinação sábia e prudente entre: cama-berço-braços-amamentação-manta-mochila nas primeiras semanas. Acompanhá-lo progressivamente, em tempos de uma a quatro horas a partir do primeiro mês, no chão — de bruços, em local limpo, aquecido, com coisas que ele possa olhar, segurar, ouvir. Sem cercadinhos, sem cadeiras, sem andadores. Primeiro, braços-seio; depois, acompanhamento — liberdade de movimento e visão.

Algumas palavras sobre o processo de desmame

A primeira ideia que deve ficar bem clara é que a amamentação pode ser mantida pelo tempo que você quiser, sem nenhum motivo de preocupação.

A alimentação única — e exclusivamente — à base de leite materno pode ser mantida até pelo menos seis meses. O problema de o bebê ter deficiências é infundado, a menos que a mãe tenha uma dieta muito desequilibrada ou esteja em más condições físicas ou psicológicas, em situações verdadeiramente alarmantes. Ou seja, o fato de amamentar apenas com leite materno não é motivo para ter deficiências.

O processo de desmame é um processo delicado e complexo, no qual a relação mãe-bebê e a alimentação pode ser afetada. Deve ser feito o mais suavemente possível.

Na realidade, o desmame é um processo quase tão delicado como o nascimento, o início e o estabelecimento da amamentação ou o corte do cordão umbilical. Ainda faz parte do processo de separação da unidade mãe-bebê, ao mesmo tempo que se inicia um novo ciclo no relacionamento, para passar de binômio a outro patamar.

O cuidado, a delicadeza e a serenidade com que é feito dependerão de alguns dos fatores importantes na vida da criatura: sua relação futura com a comida, a relação entre comida-ansiedade-afeto, aprender como termina uma situação, relacionamento ou transição para outro.

Essas etapas marcam para sempre a forma como nos relacionamos com o mundo. E, sobretudo, com a parte do mundo de relações mais próximas: amigos, parceiros, filhos.

Frequentemente, as mulheres que têm dificuldades em aceitar o seu novo papel e a relação estreita que a amamentação implica tendem a vivenciar com certa profundidade a sua validação como mães. E podem ter dificuldades tanto para estabelecer a amamentação como para interrompê-la.

Existe uma relação próxima e oculta: ansiedade-insegurança-culpa-raiva escondida pela preocupação, que se projeta na criatura e que se torna dura e difícil.

É uma dificuldade de entrega e também de desapego.

Devido a esta e outras complexidades, este processo deve ser especialmente cuidado. Aproveite o tempo. Elabore. Assuma isso internamente primeiro. Observe o momento interno e externo. Finalmente, realizá-lo é apenas uma anedota. Foram muitas as situações em que, depois de ter trabalhado o assunto com uma mãe que estava preocupada com isso, no encontro seguinte ela me disse:

> É incrível! Achei que seria muito difícil deixá-lo e fiquei angustiada. Resulta que ela mesma o deixou no dia seguinte! Assim de simples! Ou "foi explicar-lhe um dia: a mamãe já está cansada, o seio está cansado, e à noite vamos dormir todos: você, eu e o seio, e naquela mesma noite, mamou antes de dormir, e pronto. Ou chorar, reclamar um pouco, consolá-la... e pronto.

É preciso esclarecer que o processo de desmame que costumo acompanhar é feito primeiro à noite, pois é o que mais limita o descanso das mães, do qual elas têm maior necessidade.

Costumo recomendar esse momento em que já passou a linha dos 18 meses, porque os dentes já estão finalizados e, portanto, haverá menos necessidade de amamentação noturna. Depois de alguns meses, tudo acontece de maneira natural e geralmente é a própria criatura quem o faz, por volta dos 3 anos. Foram poucos os casos em que foi difícil ou que permaneceram além de 3 ou 4 anos.

Por isso, devemos compreender que é necessário aprender a interpretar as dificuldades com a alimentação como sintomas, por sua vez, de outros tipos de dificuldades, más relacionais, afetivas, emocionais. E isso nem sempre é fácil ou rápido. É comum que exija também um acompanhamento profissional próximo e delicado. Não devemos esquecer que, muitas vezes, a própria mãe está em seu próprio percurso em direção à sua primeira infância, em direção às suas próprias experiências de apego/desligamento da mãe. Então, se não houve amamentação, ou houve conflitos em alguma das etapas, não será incomum que eles reapareçam nesta fase e é preciso estar muito atento para perceber. É um momento em que há tanta quantidade de emoções em movimento, tanta intensidade, tanto nela quanto nele, tanto cansaço, tanto transbordamento que, se o profissional não estiver muito atento, ela pode entrar na confusão da situação e não conseguir visualizar o que está se movendo abaixo. E, claro, é pouco provável que os próprios protagonistas percebam o que se move secretamente dentro deles e no sistema familiar.

Tomando estes pontos como base, passemos a desenvolver o que poderia ser o desmame mais adequado e suave possível.

Não podemos esquecer que o bebê é uma pessoa "em construção", ou seja, que o seu "desenvolvimento" físico e psicológico para a vida futura está sendo construído fundamentalmente nesta primeira fase da vida, sem esquecer que a sua base já foi construída durante a gravidez. Por isso deveríamos ser muito cuidadosos não apenas com a quantidade, mas sobretudo com a qualidade dos materiais que fornecemos. Atualmente, dá-se um valor excessivo às calorias no campo da nutrição, bem como à quantidade de proteínas. Porém, nem sequer é mencionada a importância de um alimento estar vivo, ou seja, se carrega ou não energia vital, ou como foi cultivado, se contém conservantes, pesticidas etc. Para o bebê, deveria ser uma regra e ter em mente que ele coma:

- Alimentos vivos: vegetais, frutas, sementes, mel, grãos.
- Alimentos frescos: com mínimo ou nenhum conservante, corante, congelado etc.
- Alimentação orgânica: sem cair na ansiedade de não poder ir até o outro extremo da cidade, ou percorrer alguns quilômetros. Na medida do possível, devemos fornecer alimentos tão orgânicos quanto possível (a horta dos avós, as hortaliças de verão da cidade, uma cooperativa orgânica). É o melhor investimento em curto, médio e longo prazo em saúde. Este não é o lugar para entrar em detalhes sobre isso. Para quem quiser se aprofundar, já estão na bibliografia os textos de Olea e Porta (2019), e alguns outros. Em pequena escala, no blog de Artemisa. Ou, diretamente, vá para seus textos[42].
- Alimentos que contêm todos os princípios imediatos, ou seja: carboidratos, proteínas, lipídios, vitaminas, sais minerais, água. Em quantidades adequadas. Ou seja, a fórmula popular "quanto mais, melhor" não seria (de forma alguma) apropriada. O excesso pode ser tão prejudicial quanto o defeito.

Quais seriam as quantidades adequadas de cada elemento?

Se dividirmos os alimentos em alimentos concentrados e não concentrados, podemos considerar que seria adequada uma proporção de 50% de cada grupo.

- Os alimentos não concentrados são: vegetais e frutas.
- Alimentos concentrados: os demais.

---

[42] www.artemisalud.blogspot.com.

- Alimentos concentrados: proteínas 13%, lipídios 12%, carboidratos 25%.
- Alimentos não concentrados: frutas 20%, vegetais 20%, saladas 10%.

A predominância de proteínas, carboidratos e alimentos não concentrados se deve ao fato de que, como o corpo está em plena construção, as proteínas têm papel fundamental como material "plástico" de tecidos, órgãos e estruturas, assim como os sais minerais, representados principalmente por vegetais e frutas (formação esquelética e estruturas minerais em geral). Por outro lado, os carboidratos têm como principal função ser fonte de energia metabólica, de fácil utilização.

Essa distribuição, portanto, não é feita de forma caprichosa, mas sim baseada no desenvolvimento global do bebê. Não pode permanecer o mesmo para um adulto ou para um idoso.

Lembremo-nos onde podemos encontrar os princípios imediatos nos alimentos:

- Proteínas: sementes (amêndoas, nozes, avelãs etc.), leite e seus derivados, bebidas vegetais (chamadas lácteas), cereais integrais, legumes, carne e peixe, ovos, derivados de soja: tofu, seitan, salsichas vegetais...
- Carboidratos: grãos integrais, legumes, massas italianas, batata, raízes, pão, castanhas, batata doce.
- Lipídios: óleos, margarinas, manteigas, abacate, sementes.
- Sais minerais e vitaminas, se vegetais e frutas germinarem.

Lembre-se também que devemos diferenciar entre alimentos e comestíveis (consideramos comestíveis todos os alimentos industriais processados, e alguns com mais toxicidade, como carne vermelha, embutidos etc.). Os comestíveis devem ser evitados, principalmente para o bebê. Esta informação está detalhada no folheto "Nós somos o que comemos?" (Fuentes Caballero, 2011), com uma lista de endereços das províncias de Cádis e Sevilha onde você pode encontrar lojas de alimentos biológicos dos mais baratos aos mais caros. Também no blog da Artemisa.

O tipo de alimentação que recomendamos baseia-se nas leis da nutrição, dieta, saúde e na nossa experiência, com o sentimento e o sentido prático.

Para isso, coletamos dados do sistema alimentar tradicional da macrobiótica, o vegetariano-higienista. Não misturando todos, mas buscando os pontos de coincidência, bases fisiológicas que os sustentam e a nossa experiência prática.

Obviamente, cada um pode escolher qualquer um dos sistemas de alimentação do bebê, e existe material específico para cada um deles. Listamos a seguir as objeções que encontrar:

1. Dieta tradicional. O que ele oferece é muito útil, mas quero destacar algumas das falhas que na minha opinião apresenta.

    - Não dá atenção à origem ecológica dos alimentos, nem à sua vitalidade alimentar. Questão atual e essencial, dado o nível de poluição ambiental e o seu enorme impacto na saúde materno-infantil e na saúde em curto e longo prazo.
    - Geralmente sofre de excesso de cereais, tanto em quantidade como uma introdução antecipada. Isto é considerado há décadas uma das origens dos resfriados excessivos, problemas digestivos, alergias etc.
    - Excesso de proteína e, sobretudo, proteína animal.
    - Falta de alimentos crus e vegetais.
    - Excesso de refinados e açúcares.
    - Introdução precoce e de muitos alimentos ao mesmo tempo.
    - Introdução precoce do leite de vaca e abuso deste, assim como seus derivados. Esta também é uma causa que contribui para processos alérgicos, resfriados, bronquites, asma, distúrbios digestivos, dermatites, eczema.

2. Dieta macrobiótica. Contribuição muito interessante do ponto de vista energético e nutricional. Aqui estão os pontos fracos:

    - Introdução precoce de cereais.
    - Ausência ou forte diminuição dos frutos.
    - Elaboração muito complexa.
    - Origem de outra cultura, outra visão de mundo.

3. Dieta vegetariana. Totalmente legítima e, longe das crenças comuns, perfeitamente viável para a criação de um filho, se feita da maneira correta. E boa base de saúde. Seus pontos fracos:

- Não são levadas em consideração as combinações de alimentos, que são importantes, principalmente em casos específicos de distúrbios de saúde.
- Temos a tendência de cair no "não dar carne nem peixe", sem entender que não se trata de retirar alimentos, mas de substituir os menos saudáveis por outros mais saudáveis.
- Pouca ou má informação sobre como realizá-la.

4. Dietética higiênica. Muito próxima da vegetariana, porque basicamente é vegetariana, mas com alguns recursos adicionais. Também muito interessante, viável e com alguns pontos fracos:

- Tendência à "rigidez".
- É tão rígida que, se você não estiver muito convencido, poderá projetar insegurança no bebê.
- Excesso de *yin*. Excesso de alimentos frios ou crus.

Regras gerais para introdução de alimentos sólidos

1. Introduza apenas um alimento novo por vez, em quantidade muito pequena. Assim você poderá observar com mais clareza se há intolerâncias. Nestes tempos, em que o problema das intolerâncias alimentares é tão difundido e os métodos para detectá-las são tão inacessíveis ou caros, esta é a fórmula mais eficaz que encontrei para evitá-las.
2. Comece por introduzir sucos de fruta e caldos de legumes ou papas de cada um.
3. Logo corte as frutas inteiras.
4. Com frutas e legumes, certifique-se de que estejam maduros, de acordo com a época, o lugar onde você mora (não exótico) e biológico!
5. Não recomendo a introdução de cereais antes dos 12 meses. Se você tiver paciência, espere até 18 meses. No início é ainda melhor que sejam dextrinados ou muito elaborados. Ou sem

glúten: amaranto, trigo sarraceno, milho, quinua. Depois: arroz, painço, aveia. Por último, o trigo. Os demais cereais devem ser sempre cautelosos e dosados com cuidado durante a infância. Tal como recomendamos com produtos lácteos de origem animal e seus derivados.

6. A alimentação básica do bebê durante o primeiro ano continua sendo o leite materno. Ou seja, outros alimentos são mais uma complementação, assim como uma introdução a outra forma de alimentação (outras texturas, sabores, temperaturas, cheiros etc.), de modo que, principalmente no início, tem-se que experimentar só com uma colher de chá.

7. Como introduzir novos alimentos? Basicamente, de duas maneiras:

- Dê uma ou duas colheres de chá do novo alimento, logo antes da amamentação, e assim, aos poucos, a quantidade de alimento vai aumentando e o leite diminuindo gradativamente, sem imprevistos. Isso vale tanto para a lactância materno quanto para artificial.

- Substitua uma amamentação por uma refeição completa. Acreditamos que o primeiro sistema seja mais adequado tanto para o bebê, pois a necessidade de sucção e leite ainda é muito forte, quanto para a mãe, que pode ficar mais tranquila, pois, se não aceitar a comida, sempre tem o leite.

- O primeiro sistema também é certamente mais adequado para os casos em que há maior pressa da mãe em desmamar mais cedo, por trabalho ou outros motivos.

8. O esquema que lhe apresentamos a seguir é muito geral e destina-se a quem precisa iniciar o desmame muito cedo — ou decide fazê-lo por algum motivo —, mas é sempre preferível começar o mais cedo possível, por volta dos 7 meses no máximo se há lactância materna, e por volta dos 5 meses se for lactância artificial.

9. Também no caso da amamentação artificial, pode-se levar em consideração que é possível dar leite de égua orgânico, melhor do que leite de vaca, reduzido para 50%. Ou de cabra. E a partir do sétimo mês procure introduzir bebidas vegetais: amêndoas, aveia, arroz, soja — raramente —, sempre orgânicas. Claro, se

você puder usar leite materno doado por outras mães, seria o ideal. Isto salvou muitas lactâncias e ajudou muitas criaturas e famílias.

10. Se houver algum alimento novo de que o bebê não goste, não se preocupe; deixe e tente novamente mais tarde.

11. Durante este período de transição, você deve estar disposto a mudar o que você começou a fazer, se ocorrer intolerância ou distúrbios no bebê. Flexibilidade e mudança contínua são normas permanentes para o bebê e para você. E por toda educação e educação!

12. Você também deve estar atento ao seu processo de dentição e evolução geral, para que sua alimentação seja adequada às suas possibilidades. Cada bebê tem o seu.

13. Lembre-se de que é mais importante ter calma e não se culpar por não ter feito tudo com perfeição do que fazer tudo ao pé da letra. O bebê tem grande capacidade de adaptação, bem como de rejeitar algo que não convém: não vale a pena ficar preocupada. Fique atenta, modifique o que for necessário, dê todo o amor possível e pare de insistir no que não o torna "perfeito". Nunca será.

14. Uma indicação válida para controlar o bem-estar quanto ao peso e nutrição do bebê é que ele seja mais ou menos redondinho, ou seja, que tenha sempre algum material de reserva, pois um bebê em pouco tempo pode perder muito peso.

15. Experimente uma dieta simples, com poucas misturas, pequenas quantidades.

16. Pouca sofisticação no preparo.

17. Procure respeitar as combinações de alimentos.

18. Evite produtos refinados, sal, vinagre, açúcar, sabores fortes. Não há pressa nisso tudo. Antes de 3 anos, ele não pedirá isso. Nem vai precisar disso.

19. Respeite a ordem de introdução: frutas, legumes, cereais.

20. Preparo saudável: não fritar, não deixar legumes de molho, não preparar alimentos com muitas horas de antecedência, não aproveitar sobras, cozinhar em vidro, aço, porcelana, cerâmica não esmaltada, pirex.

21. Passe dos sucos aos mingaus, ralados, triturados, texturas mais grossas, observando os dentes. Ou alimente-o diretamente, dando-lhe alimentos que ele possa mastigar de acordo com sua condição dentária atual: frutas, tomates, cenouras e quaisquer vegetais cozidos. Atualmente existe uma espécie de pequeno recipiente de malha, feito com gaze, que permite consumir alimentos inteiros, filtrando os pedaços, para evitar engasgos. Isto é útil para famílias inseguras que temem asfixia — embora essa possibilidade seja remota, porque o reflexo da tosse e a habilidade de qualquer criatura são mais eficazes do que normalmente acreditamos. Mas, em qualquer caso, deve-se estar atento à sua aplicação, se necessário, ajustada à idade da criança. Por precaução, seria aconselhável aprender a manobra de Heimlich (compressão abdominal rápida e seca).
22. Favorecer um ritmo calmo de alimentação, boa salivação e mastigação.
23. Coloque imaginação, amor e estética na comida.
24. Lembre-se de que você não está apenas alimentando-os, mas também educando-os para uma alimentação correta para o resto da vida.

Antes de introduzir o esquema de alimentação a partir dos 6 meses, são necessárias algumas orientações básicas para outros "casos especiais"

As mulheres que, por algum motivo, sem entrar em detalhes, decidiram não amamentar, ou não conseguiram fazê-lo. As mães adotivas. E, de todas elas que não querem dar leite artificial aos seus filhos, que alternativas têm?

Pelo que sabemos, o leite de uma égua e o de uma cabra cobririam parte das necessidades de uma criatura em lactação. Claro, de origem ecológica. A de égua é muito difícil de obter, embora exista em alguns, como na província de Cádis[43]. Nestes casos, adicionaria algumas colheres de chá de suco de frutas orgânicas da época e biológica. De um só tipo, em quantidade muito pequena por dose, para verificar sua tolerância e absorção.

---
[43] https://www.facebook.com/lacadadelrobledo/.

Nessa época também podemos obter leite de cabra orgânico. Durante os primeiros seis meses, você oferece essas opções. Mas não esqueçamos que vivemos um dos momentos mais importantes em termos de redes de amamentação. E isso implica que, perto e na sua cidade, pode haver muitas mães dispostas a doar seu próprio leite materno. Ou até mesmo atuar como "amas de leite".

Conecte-se com a comunidade de amamentação mais próxima[44].

Por fim, é preciso saber procurar leites orgânicos adaptados para bebês, geralmente de marcas alemãs. Cabra ou vaca. E, a partir do terceiro mês, pode-se introduzir a bebida de amêndoa feita em casa, de produção biológica.

Aqui está a receita:

- Trinta gramas de amêndoas cruas descascadas.
- Deixar de molho à noite em água quente com a pele e na manhã seguinte descascar, amassar no pilão, ou colocar o dobro da quantidade de água (60 ml) e passar por uma Thermomix.
- Coe e beba.
- O leite de amêndoa deve ser mantido na geladeira (descoberto) por 24 horas.
- Se você acha que vai precisar de mais de 100 ml, coloque todas as amêndoas que achar que precisam de molho à noite (aproximadamente 30 g por garrafa) e faça conforme necessário.

O seguinte esquema é utilizado para amamentação exclusiva durante seis meses.

Caso não seja o seu caso, avance o número de meses indicado de acordo com a sua necessidade, em relação ao que está escrito.

Diretrizes que demonstraram, ao longo de 35 anos, ser úteis e eficazes em curto e longo prazo para milhares de crianças, embora não exista nenhum estudo com "evidências científicas" para apoiá-las. "Experiência" científica

- Levar lentamente o desmame e início da alimentação.

---

[44] https://www.fedalma.org.

- A regra de três é prática e útil: uma única fruta, experimente três dias. Se tudo correr bem, passe para a segunda, mais três dias, e, se tudo correr bem, para a terceira, mais três. Em seguida, misture-as.
- Faça o mesmo com os legumes. Isto lhe dá várias vantagens:
  » Conhece exatamente suas tolerâncias/intolerâncias desde o início.
  » Conhece suas preferências.
  » Sabe se existem distúrbios ligados à alimentação.
  » Dá tempo para se adaptar.
  » Evita: gases, prisão de ventre, cólicas etc.
- Lembre-se de que o desmame é mais do que simplesmente desistir do peito. Está mudando a maneira como vocês se relacionam. É também educação, exploração, descobertas, abandono de velhos padrões, início de novos, ampliação do círculo de relacionamento íntimo com o pai, avós, e outros. Então aceite isso com calma e cuidado. Alguns dos problemas de relacionamento, anorexias emocionais da infância e da puberdade começam com um desmame deficiente. Cuide dele. Tente se divertir como se estivesse amamentando. E lembre-se: você tem que ser consistente. Se você quer que a criança adquira bons hábitos alimentares, não pode ter maus hábitos alimentares para os adultos. A melhor educação é aquela que se dá pelo exemplo e pela imitação possível.

Alimentos que podem ser introduzidos por volta dos 7 meses

- Suco de frutas. De preferência, comece pelos doces: pera, maçã, uva. Você pode alternar com ácidos: laranja, tangerina. O melhor são as frutas da época.
- O suco é simplesmente deixá-lo chupar a fruta. Você também pode dar suco. Você também pode dar maçã ou banana assada.
- Sucos de vegetais. Caldos de vegetais. Exemplo: cenoura, beterraba, alface. Ou deixe-os chupar.
- Mingau de frutas, de preferência começando com doces. Amasse-os com um garfo ou chupe-os. Frutas secas, embebidas na noite anterior. E mel.

Cerca de 8 meses

- Adicione: purê de batata (1 colher de chá), aipo, feijão, tomate (sem casca).
- Procure não dar mais de três alimentos juntos na mesma refeição — exemplos: uma raiz (cenoura); uma folha (acelga), e uma fruta (tomate).

Cerca de 9 meses

- Aumente as quantidades que indicamos anteriormente.
- Apresente o creme de amêndoa.
- Adicione a gema de ovo.
- Apresente o queijo fresco.
- Apresente o iogurte. De preferência de cabra.

Cerca de 10 meses

- Frutos oleosos, embebidos no dia anterior, descascados e triturados ou triturados.
- Hortaliças e verduras. Todas as que restam, retirando as fibrosas. As folhas verdes escuras dos vegetais aliviam os gases.
- Uma colher de chá de legumes: creme de soja, lentilhas, grão de bico.
- Tofu.

Cerca de 11 meses

- Leguminosas em geral. Passado por uma peneira para retirar a pele.
- Algas. Não exceda uma quantidade aproximada de 5% da ingestão total.

1 ano

Introdução gradual e suave de: tapioca, arroz, painço em farinha. Trigo sarraceno. São cereais sem glúten, por isso são mais fáceis para o bebê digeri-los. No começo é melhor que sejam refinados, depois se pode dar grãos integrais. Você pode começar a administrá-los depois de 1 ano ou esperar até 18 meses.

- Não tenha pressa.
- Azeite puro de oliva.
- Os mesmos alimentos de até agora, mas sólidos, para serem mastigados, na proporção dos dentes.
- Pólen.
- Kefir.

Entre 15 meses e 3 anos

- Cereais.
- Germinados
- Carne e peixe a partir dos 2 anos.
- Carne não mais do que uma por semana. De preferência aves. E sempre biológica, não industrial.
- Peixe (de pesca): brancos e azuis. Duas vezes por semana no máximo.
- Seitan.

Suplementos alimentares

Em princípio, não recomendamos tomá-los sistematicamente. Somente em caso de falta de apetite ou evidência de que o bebê precisa de uma ajuda, pode ser aconselhável recorrer a elas, mas sempre sob a supervisão e controle de alguém experiente e de forma comedida.

Dimensão psicoafetiva da alimentação na infância

A comida é um símbolo. E fundamentalmente para o bebê. Representa, de alguma forma, o mundo externo, colocado em contato com o bebê. Ao mesmo tempo, geralmente, a comida é dada pela mãe (e o seio é a mãe, para o mundo do bebê), portanto qualquer expressão de rejeição à comida também pode ter a ver com o momento de relacionamento que estão vivendo entre os dois. Ou pode ser simplesmente um sinal de desacordo com algo que ele/ela está vivenciando.

É também uma forma de descobrir o seu próprio mundo de sensualidade, de prazer ao entrar em contato com novas texturas, novos cheiros, novas cores e sabores. Por isso, precisam tocar, esfregar, cheirar, entrar em contato quase que integralmente com o alimento, relacionar-se com ele. Comer é uma experiência sensual e sexual. Completamente oral. Quer dizer: é conhecer-relacionar-se com o mundo pela boca.

Você pode resolver a questão prática de "sujar-se" protegendo-o com um roupão, jornais etc. O que não faz sentido é esperar que, antes dos 3 anos, ele coma "sem se sujar". A diversão, a descoberta de cheiros, texturas, sabores, toques está incluída no início da alimentação. Embora nos últimos anos tenha aparecido na literatura parental um método denominado *baby led weaning*, este método sempre existiu. Mas parece que em inglês soa melhor! Ou vende mais.

A criança geralmente percebe que a mãe/pai tem um ponto muito fraco em relação a ela: a comida. Portanto, ele sabe que pode estabelecer uma relação de poder por meio da comida, utilizando-a para chamar sua atenção, mostrar-lhe sua felicidade ou "recompensá-lo", sua raiva etc.

Devemos também ter em mente que, muitas vezes, podemos cair num recurso fácil, e que não é isento de perigo: querer compensar a falta de afeto com a comida. Muitas vezes, quando a criança pede atenção, o adulto costuma responder "dando-lhe algo para mantê-la quieta": um pedaço de pão, um doce, um doce etc.

Com isto, não só não estamos estabelecendo uma relação com a criatura como estamos favorecendo o terreno para um possível obeso ou bulímico e, claro, alguém com uma profunda deficiência emocional. Existem vazios que não podem ser preenchidos com comida.

Por outro lado, esquecemos que as crianças também têm seus momentos difíceis, mau humor, tristeza, cansaço, momentos de mudanças na família, na creche, na escola etc. Portanto, assim como um adulto, você também pode ter dias em que simplesmente não sente vontade de comer ou expressa sua raiva dessa forma. Não se preocupe, uma criança não ficará doente ou adoecerá se ficar um ou dois dias sem comer. O importante é que ele beba e receba porções extras de amor e atenção caso passe por um desses momentos. Isso provavelmente fará com que se recupere rapidamente e se sinta tão satisfeita como uma boa refeição.

Apressar-se e ficar com raiva durante uma refeição geralmente não é bom método para melhorar esse momento. Se você ficar nervoso, deixe-o comer mais tarde ou diga a outra pessoa para continuar no seu lugar.

Fazer da comida desde o início um momento de relacionamento, atenção e prazer de estar junto, de gostar do que se come etc. ajudará a criar uma espécie de cerimônia que possivelmente contribui para criar um ambiente relaxante e agradável para aquele momento. Às vezes isso, para uma criança, pode assumir a forma de uma música suave e bonita, uma história prévia, uma recitação ou oração de acordo com as crenças de cada pessoa, cuja função não é distraí-la da comida, mas quebrar o que a impede de ser uma monótona. Isto seria algo diferente de ligar a televisão, comer correndo etc.

Nunca coma no mesmo ambiente onde está a TV, ou com a TV ligada, ou com o celular, computador ou qualquer outra tela. Comer é comer. Não é se distrair com outra coisa.

ANEXO C

COMER PARA TER SAÚDE. NUTRINDO PARA A VIDA

Este é o texto completo do que em alguns parágrafos é denominado Folheto de Alimentação "Somos o que comemos?"

Foi escrito para uma primeira edição em 1998 e atualizado em 2013. Este trabalho, novamente, é uma pequena adaptação.

Um ser humano é multidimensional. Ou seja, biopsicossocial: com características físicas, emocionais e sociais. Tudo isso sustentado por um ser espiritual, próprio ou transcendente, conforme as culturas.

Portanto, está sujeito às influências de pelo menos cada uma dessas três dimensões. E com necessidades, desgastes e potenciais conflitos em cada uma dessas áreas.

Na verdade, se quisermos visualizar a saúde como um equilíbrio instável e mutável entre a pessoa e o ambiente que a rodeia, a saúde depende fundamentalmente da forma como estes três aspectos se inter-relacionam. Como ser humano resolve a sua forma de estar no mundo: expressar-se, relacionar-se, sentir, pensar, criar; a sua forma de construir ou participar no quadro social a que pertence: cultural, econômico, social, religioso, familiar, político; e, por fim, a sua forma de se relacionar com o seu corpo: higiene, exercício, respiração, substâncias tóxicas — legais e ilegais, sexualidade, alimentação.

Deste ponto de vista, de fato, também somos aquilo que comemos, embora obviamente não só. Podemos afirmar sem dúvida que a alimentação e a forma como nos alimentamos têm um impacto definitivo na saúde individual e coletiva. É o que aponta a maior parte dos estudos científicos realizados em relação à nutrição e à saúde, em escala global. E é isso que qualquer pessoa que tenha feito um mínimo de auto-observação experimentou sobre como a alimentação de uma determinada maneira nos influencia. Por isso, os gregos, grandes mestres da arte da saúde, já recomendavam: deixe a comida ser o seu remédio, deixe o seu remédio ser o seu alimento.

Segundo a Organização Mundial da Saúde (OMS), há um grande número de doenças relacionadas à alimentação já comprovadas: hipertensão, cárie dentária, obesidade, bócio, doenças cardíacas, câncer de mama, doenças do fígado e da vesícula biliar, diabetes, doenças estomacais, intestinais e retais, câncer, osteoporose — ou doenças ósseas —, artrose-artrite, anemia... E em alto grau de incidência. A tal ponto que se diz que, se a forma de alimentação fosse melhorada, essas doenças poderiam ser reduzidas em 30 a 80%.

Tudo isto justifica amplamente que uma das prioridades que deve ter a Saúde Pública e Preventiva, e os organismos que dela são responsáveis, é o tema da educação de saúde alimentar, desde a infância, e em todas as camadas da população.

Obviamente, a responsabilidade das organizações públicas nunca poderá substituir a dos indivíduos. São eles, em último caso, os cidadãos, os verdadeiros gestores da sua saúde e, neste caso, do que acontece. É por isso que oferecemos este instrumento de informação. Com o objetivo de ajudar a população a cumprir os objetivos de "saúde para todos até ao ano 2000" propostos pela OMS.

Milhares deste panfleto foram divulgados nos últimos 20 anos. No nosso centro de saúde Artemisa, nas associações cidadãs de mulheres e da saúde, nos cursos e seminários realizados em todo o país. O que só confirma a necessidade de uma cultura de saúde alimentar.

O que e como comer

Atualmente existe uma grande diversidade de recomendações, "escolas" alimentares, "modismos", por vezes até muito contraditórios entre si. Revistas de todos os tipos estão cheias de "dietas recomendadas para...", livros, televisão... e, ainda assim, são poucas as ocasiões em que os fundamentos são esclarecidos. Vamos tentar fazê-lo, depois de ter estudado grande parte dessas tendências, tendo em conta a localização geográfica em que nos encontramos, e o contexto cultural e os hábitos que nos rodeiam.

Nem tudo o que se come nutre e alimenta. Existe uma grande variedade de "comestíveis" que, embora normalmente façam parte dos nossos hábitos e das nossas despensas, não fornecem os nutrientes necessários ao nosso corpo e às suas funções. Os alimentos comestíveis, como o próprio nome sugere, podem ser consumidos, mas não fornecem nutrição. Porque não são feitos dos mesmos materiais que o nosso corpo. São sintéticos, querem se parecer com o nosso corpo ou com um alimento, mas só se parecem. Eles não são nutrientes. Nem comida.

Se fizéssemos uma comparação do nosso corpo com um edifício em construção, a alimentação é tudo o que pode realmente tornar o edifício sólido, durável, de boa qualidade e cumprir as funções para as quais foram planeadas. A alimentação é, portanto, a matéria-prima com a qual construímos o nosso "edifício", enquanto grande parte das coisas comestíveis que comemos não só não nos permite construir um edifício bom e sólido como compromete o bem-estar e duração da construção que recebemos como herança de nossos pais. Seria como se, em vez de bom cimento, bons tijolos, bom ferro, bem combinados entre si, colocássemos entre os materiais pedaços de plástico, resíduos, palha, combinados de qualquer forma — aparentemente teríamos a mesma construção, mas a qualidade e o estado mudariam substancialmente.

Os alimentos devem ser constituídos majoritariamente por nutrientes, princípios imediatos do organismo e para a construção da boa formação e desenvolvimento do organismo, e conter a menor parte possível de lixo, tóxicos ao organismo, ou que comprometam suas funções. Na verdade, devem ser feitos dos mesmos materiais que compõem o corpo. O alimento deve ter a máxima vitalidade possível, pois da sua vitalidade, depende a nossa vitalidade.

A visão mecanicista do corpo como uma máquina termodinâmica, necessitando apenas de "combustíveis", tem sido excessivamente utilizada, e não tem sido adequadamente valorizado, se as calorias são, ao mesmo tempo, um aporte de nutrientes e vitalidade ou simplesmente calorias "vazias".

Isto implica a necessidade de fornecer ao corpo, por meio da dieta, uma grande quantidade de alimentos vegetais, tão frescos quanto possível, tão saudáveis e orgânicos quanto possível, e evitar o excesso de alimentos refinados, processados industrialmente, conservados e adoçados. Em suma, sintéticos ou quimicamente transformados e desvitalizados.

1. **Alimentos nutritivos recomendados.** Qualquer pessoa com nível normal de saúde pode e deve consumi-los. Alguns semanalmente, a maioria diariamente:

- Legumes (grão de bico, ervilha, lentilha, soja, feijão).
- Vegetais.
- Batatas.
- Frutas.
- Frutos secos.
- Cereais (pão, trigo, arroz, cuscuz, painço, massa, trigo sarraceno, espelta, milho, cevada).
- Sucos feitos na hora.
- Queijo, quanto mais fresco melhor; melhor cabra.
- Saladas de todos os tipos.
- Azeite de oliva.
- Mel.
- Arroz, milho, biscoitos de trigo sarraceno.
- Iogurte.
- Fermentados de vegetais (picles, chucrute etc.).
- Bebida vegetal (soja, arroz, aveia, amêndoas etc.).
- Kefir.
- Malta, Eko, infusões de camomila, poejo etc.
- Algas.

Não podemos esquecer que atualmente 50% da população é considerada intolerante, mesmo que não seja diagnosticada. Portanto, quando eu falar sobre laticínios a partir de agora, isso deve ser levado em consideração.

Apesar de pouco conhecido, temos que levar em consideração que há uma grande população intolerante à soja. E em geral, para sermos rigorosos, tenhamos em mente que cada pessoa tem uma espécie de "mapa de intolerâncias alimentares". Portanto, tudo o que é explicado neste folheto é aplicável ao público em geral, não esquecendo suas características individuais.

2. **Alimentos nutritivos que devem ser consumidos com moderação.** Para qualquer pessoa com nível de saúde normal, tome uma ou duas vezes por semana. E ainda mais restrito, caso haja algum problema de saúde:

- Carne branca de aves.
- Peixe.
- Frutos secos (amêndoas, nozes etc.).
- Queijo curado.
- Ovos.
- Bolos e doces caseiros.
- Manteiga.
- Mariscos.

3. **Pouco comestível, nada nutritivo ou tóxico.** Para ser evitado por qualquer pessoa. Se tomado, apenas ocasionalmente. E nunca em estado alterado de saúde. E muito menos na gravidez, na infância e na velhice:

- Carnes vermelhas (porco, vaca etc.).
- Salsichas.
- Conservas.
- Leite animal.
- Açúcar branco.
- Pão branco.
- Bolos e doces industriais.
- Fritura.
- Comida pré-cozida.
- Café, álcool, chocolate.

* Toda a população, salvo casos muito excepcionais, pode consumir os alimentos do primeiro grupo em quantidades normais — exceto os intolerantes à lactose, que não devem consumir iogurte.

* Os alimentos do segundo grupo devem ser ingeridos com moderação, ou seja, entre uma e três vezes por semana, cada um dependendo do estado de saúde.

O queijo está neste grupo porque se sabe que causa problemas de saúde em muitas pessoas — aproximadamente 50% da população —, como produto lácteo.

* Os comestíveis do terceiro grupo devem ser evitados por pessoas em estado de fragilidade (doentes, crônicos, idosos, convalescentes), doentes (bebês, meninas, adolescentes), gestantes em processo de pós-parto e amamentação e adultos com qualquer alteração da saúde.

São alimentos comestíveis cujos componentes nutricionais não compensam os seus efeitos tóxicos ou desvitalizantes. Por assim dizer, dão mais trabalho ao corpo do que a energia proporcionada. E, em longo prazo, eles deixam você doente. Portanto, se forem tomados, deve ser feito como algo especial e extra, nunca como de costume.

Chamamos-lhes comestíveis alimentares porque, na realidade, não reúnem as condições para serem considerados como tal. Ou seja, não fornecem ao organismo os nutrientes necessários e comprometem o seu bom funcionamento.

* É preciso ter consciência da grande importância de educar as crianças desde o início da vida para a saúde nutricional. É o momento da gravidez em que, de forma definitiva, se estabelece a qualidade do "edifício de construção" a que nos referimos anteriormente. Grande parte das doenças que sofremos ao longo da vida tem origem nos primeiros três anos de existência.

É claro que a única dieta correta que pode ser considerada para uma criança até pelo menos os primeiros seis meses de vida é, como o próprio nome sugere, a amamentação.

Nenhum mamífero é criado com leite de outra espécie que não a sua. Somente os humanos cometem esse erro. E é também a causa de um grande número de alterações de saúde, que nem sempre são calibradas na sua medida correta.

É claro que um bebê não precisa de outro leite além do materno durante o primeiro ano de vida — a partir dos 6 meses, a alimentação complementar com vegetais e frutas pode e deve ser iniciada gradativamente. E, depois do primeiro ano, introduzir o restante dos alimentos.

Como comer

- Somente durante as refeições. Comer entre as refeições é um dos hábitos mais prejudiciais à saúde. Não permite a assimilação correta do que comemos, dificulta continuamente a digestão, esgota o corpo, promove a obesidade.

- Mastigue muitas vezes, salivando muito bem. Calma, saboreie.
- Privilegie o ambiente do momento da refeição, como um momento de encontro, de comunicação, de descanso. Evite televisão, discussões, comer em pé, com pressa, com nojo, lendo...
- Evite misturar muitos alimentos na mesma refeição.
- Consumir a fruta fora da refeição, como café da manhã, lanche ou meia hora antes da refeição, como aperitivo. Evite-a como sobremesa, no fim da refeição. Isso dificulta a absorção e utilização do corpo e dificulta a digestão dos alimentos preparados.
- Se não estiver com fome, respeite a mensagem do corpo. A menos que seja algo repetitivo, que possa manifestar um sintoma de doença, geralmente é um chamado de despertar do corpo que é apropriado ouvir. Provavelmente, o corpo precisa desse descanso digestivo.
- Não coma pão durante as refeições, mas como refeição em si: se for acompanhado de outra coisa (azeite, manteiga, abacate, queijo), é um bom café da manhã, lanche ou jantar.
- As sobremesas devem ser reduzidas a ocasiões excepcionais, pois dificultam a digestão e são uma fonte muito importante de calorias extras. Leve-as como lanche ou jantar, ou em ocasiões muito especiais.
- Evite frituras e molhos. Eles irritam a mucosa digestiva, são uma fonte extra de calorias e fornecem ao corpo toxinas que podem promover o desenvolvimento do câncer.
- Pelo menos metade do que comemos diariamente deve ser de origem vegetal, e pouco concentrada, ou seja: frutas, verduras, saladas, sucos, sopas ou caldos, que são fonte fundamental de vitaminas, sais minerais e celulose. Um quarto, alimentos concentrados de origem vegetal, ou seja: legumes, cereais, batatas, nozes, massas, mel, pão, que, na sua maioria, nos fornecem os hidratos de carbono necessários ao gasto energético. E outro quarto, os alimentos de origem vegetal ou animal, ou seus derivados, que nos fornecem as proteínas e gorduras necessárias e suficientes para o crescimento e manutenção dos tecidos, órgãos e funções. Ou seja: óleo, ovos, leite, iogurte, queijo, carne, peixe, amêndoas cruas, pinhões, nozes, avelãs.

- O ideal é que, com essas ideias básicas, cada pessoa "invente" seu próprio cardápio de acordo com seus gostos, necessidades, recursos, características físicas, tempo, clima etc.

Para termos uma espécie de modelo de referência, seguem algumas sugestões que levam em conta as características de uma boa alimentação:

Café da manhã, e lanches possíveis:

Fruta da época.

Algumas bolachas de arroz com patê de legumes ou queijo fresco. Leite vegetal.

- Fruta da época com iogurte.
- Fruta da época com iogurte e nozes.
- Fruta da época com iogurte, nozes, mel e flocos de aveia.
- Pão integral com azeite. Uma infusão de malte ou Eko, com mel.
- Um suco natural. Uma torrada de pão integral com manteiga ou abacate.
- Uma salada de frutas, com nata e mel.
- Um café com leite. Torrada de trigo integral com manteiga.

Para quem ama café, não está disposto a mudar seus hábitos, também há uma alternativa válida: Bambu, um composto de cereal, substituto do café, que "engana" muito bem o paladar, mas não tem seus efeitos nocivos (vendido apenas em lojas ou áreas dietéticas).

Possíveis refeições:

Primeiro prato: sempre algum tipo de salada muito variada e abundante.

- Ideias: alface, tomate, pepino, rabanete, azeitonas, cenoura, beterraba, repolho, pimenta, couve-flor, cogumelos, escarola, cebola, maçã, nozes, abobrinha, espinafre, aipo...
- Pimentão vermelho, berinjela e cebola assada no forno.
- Gaspacho ou salmorejo, ou ajoblanco, ou pipirrana.

Segundo prato:

- Sopa de lentilha.
- Ensopado de feijão.
- Ensopado de grão de bico.
- Arroz integral com legumes.
- Macarrão.
- Ensopado de legumes e batata.
- Carne grelhada ou assada.
- Cuscuz com legumes.
- Berinjelas recheadas com legumes e cogumelos ou cogumelos assados.

Jantares possíveis:

- Peixe grelhado com legumes.
- Omelete de vegetais (abobrinha, batata, cebola, cogumelos, espinafre etc.).
- Legumes sazonais com ovos cozidos ou moles.
- Legumes sazonais e um pedaço de queijo.
- Salada com queijo fresco e nozes.
- Purê ou creme de legumes com creme (alho-poró, abobrinha, espinafre, presunto, pinhões etc.).
- Salada de pimentão, com atum.
- Salada de frutas, com mel e iogurte.
- Legumes grelhados com derivado de soja (tofu, seitan, hambúrguer, salsichas etc.).

Para aqueles que são intolerantes à lactose, substitua os laticínios por nozes, peixe, carne, ovos ou produtos de soja.

Como cozinhar para a saúde?

- Evite alimentos fritos tanto quanto possível. E, se forem feitos assim, nunca use óleo usado. Não refogue. Para fritar, use apenas azeite. É menos prejudicial à saúde.
- É sempre preferível, do ponto de vista da saúde, consumir alimentos cozidos no vapor, assados no forno ou grelhados. Em segundo lugar, cozido. Tentando adicionar o azeite e o sal no fim do cozimento.
- E, só em exceções, frite.
- Utilize recipientes para cozinhar feitos de aço inoxidável, vidro, faiança e argila não envernizada (que não sejam brilhantes por dentro).
- Procure preparar os alimentos imediatamente antes de comê--los, não os guarde por horas, cortados ou já cozidos. Porque se transformam, perdem propriedades ou são tóxicos.
- O prazer de cozinhar e de comer não é incompatível com o prazer de uma alimentação saudável. Não vamos nos enganar acreditando que sim. É colocar a imaginação na cozinha, usar alguns livros bons e novos, recolher "receitas" de amigos, vizinhos, pais, mães, avós que reúnam condições mínimas de saúde. Mude as prioridades: primeiro a saúde e o prazer, depois os costumes e a preguiça de não querer aprender coisas novas.

O que você também precisa saber

Devemos considerar a grande importância do tipo de cultivo e agricultura que se pratica atualmente na alimentação. A grande quantidade de fertilizantes químicos, pesticidas, herbicidas, pesticidas altera a alimentação a tal ponto que o seu impacto na saúde atinge grandes dimensões.

É necessário, do ponto de vista da saúde, aumentar o consumo de produtos biológicos, devido a uma agricultura biológica, saudável e responsável, tanto para a saúde do corpo como para a saúde da terra.

Temos de nos perguntar por que razão, sendo a Andaluzia o maior produtor de agricultura biológica de toda a Europa, é, ao mesmo tempo, aquele que menos consome estes produtos. Falta cultura de saúde, apoio de organizações responsáveis pela motivação, distribuição e consumo. E promover a agricultura orgânica como fonte de saúde e de uma economia sustentável. Especialmente, mães grávidas ou amamentando, crianças e qualquer pessoa doente deveria, como primeira medida de saúde, consumir apenas produtos orgânicos.

Atualmente, em nosso ambiente finalmente temos alguns recursos que ajudam:

- Na alimentação recomendada, o que é mais saudável para o corpo também é mais saudável para o bolso. Levando em consideração que o mais caro é também o menos nutritivo e o mais tóxico: alimentos pré-cozidos, conservas, *junk food*, carnes vermelhas, sobremesas lácteas.

Uma alimentação saudável é muito mais barata que uma alimentação tradicional, já na hora da compra. Compram menos caprichos e coisas supérfluas e caras. Menos proteína animal, que é a mais cara. Você pode encontrar seções ecológicas em muitas lojas grandes, a um bom preço. Se somarmos o que ganhamos em saúde e economizarmos em remédios, é ainda mais.

O modelo de cardápio proposto é adaptado para adultos, tamanho médio, atividade média. Portanto, deve ser adaptado às diferentes variantes que podem ocorrer: de acordo com a idade, desenvolvimento, peso, altura, estado de saúde, atividade realizada, gostos, clima.

- Também é pensado para a maioria da nossa população, que é onívora e come de tudo, mas isso não significa que não seja possível comer apenas vegetariano e ter uma alimentação balanceada. É possível e também saudável. Basta equilibrar muito bem os nutrientes e, sobretudo, os diferentes tipos de proteínas, para evitar o problema das deficiências.
- É aconselhável que o jantar seja leve. "Os túmulos estão cheios de grandes jantares". E não jante depois das dez da noite.
- Se você estiver muito cansado, de mau humor ou com o corpo perturbado, é aconselhável pular aquela refeição. A capacidade digestiva fica bastante reduzida nessas circunstâncias.
- Se conseguirmos aplicar a maior parte destas recomendações e, além disso, introduzir, nos nossos hábitos, meia hora de exercício diário, teremos conseguido parar ou evitar quase metade das

possíveis doenças que podem nos afetar com mais frequência hoje. Se, além disso, cuidarmos dos nossos relacionamentos, aprendermos a expressar e modular as nossas emoções e tentarmos nos reconciliar com nós mesmos, poderemos preservar pelo menos 90% da nossa saúde.

Obviamente, existem muitos outros motivos de problemas de saúde, que só dependem indiretamente de cada pessoa, às vezes (simplesmente) nem mesmo dependendo de uma pessoa; o meio ambiente, o mundo do trabalho, a falta de trabalho, a situação sociopolítica, os preconceitos, os acidentes, a genética, a falta de moradia, as condições de higiene... e tantas outras coisas que fazem parte do nosso mundo. Para isso não existem menus possíveis a recomendar. A única receita possível é continuar trabalhando, cada um no seu lugar e todos juntos, para que a saúde, ou seja, o bem-estar e a vida sejam verdadeiramente uma herança de todos.

Da qual todos somos responsáveis e beneficiários ao mesmo tempo.

Embora possa parecer difícil de aplicar, trata-se apenas de mudar hábitos aos poucos. Tudo é um aprendizado. Trata-se de dedicar bastante tempo, paciência e motivação. Pode até ser divertido, desde que seja divertido aprender e começar algo novo.

E, acima de tudo, merecemos!

Para finalizar, e nos incentivar a fazer com que isso faça parte dos nossos hábitos, vou contar uma história...

> Certa vez, o Mestre contou a história de um antigo vaso de cerâmica, de valor inestimável, pelo qual foi paga uma fortuna em leilão público. A vasilha foi usada durante anos por um mendigo que terminou seus dias na miséria, ignorando totalmente o valor daquele objeto com o qual pedia esmola. Quando um discípulo perguntou ao Mestre o que representava aquela vasilha, o Mestre disse:
>
> — Você mesmo.
>
> O discípulo pediu-lhe que lhe explicasse...
>
> — Você concentra toda a sua atenção no conhecimento insignificante que adquire de livros e professores. Seria melhor se você prestasse mais atenção ao recipiente em que o guarda.

ANEXO D

REMÉDIOS SIMPLES PARA DOENÇAS COMUNS

Neste anexo, fornecemos recursos de ajuda prática e que ao longo de muitos anos têm sido úteis para muitas famílias e crianças. É oferecido a elas seja na primeira consulta, em forma de dossiê informatizado, ou, quando há alguma enfermidade, é enviado para que tenham mais recursos para ajudar, antes ou além do tratamento homeopático. Eles são baseados em remédios caseiros tradicionais ou em receitas naturopatas clássicas, e a maioria deles foi endossada empiricamente por milhares de famílias ao longo de nossa experiência compartilhada.

Cada título responde a uma situação ou doença.

Consolação e orientação emergencial para mapadres iniciantes

Apesar das duas horas da primeira consulta, do dossiê informatizado da consulta domiciliar, das orientações práticas, da prescrição homeopática, às vezes os filhos não reagem tão rapidamente quanto os pais desejam; ou simplesmente a ansiedade e/ou preocupação dos novatos toma conta, e poucos dias após o início do tratamento eles escrevem ou ligam com outro S.O.S.

Nestes casos, a confiança, a paciência, a escuta e, às vezes, algumas palavras como as seguintes servem como terapia complementar.

- Você deve continuar o tratamento pelo menos até a próxima consulta. Dê tempo à sua ação.
- Você também deve estar disposto a passar por situações de todos os tipos juntos. Para observá-los, para observar você. Perceber quando ocorrem, depois de quais situações, alimentos, hábitos, drogas, relacionamentos, pessoas, visitas, emoções. Essa é uma experiência de aprendizado, não acontece rapidamente ou da noite para o dia.
- Você terá que aceitar que todas as pessoas, inclusive os bebês, passam por momentos de mudanças de humor que têm o direito de expressar. Os bebês não falam, então expressam-se diretamente com seus corpos.

- Os bebês se autorregulam com tempo e paciência. Enquanto isso, você tem que estar presente, acompanhar, consolar, esperar e recorrer a todos os seus recursos de amor, que acumulou ao longo dos anos. Vá para a sua memória do casamento ou noivado, ou do início, dos belos momentos, o que os alimentou durante toda a sua vida. Ou transmita-os com o seu corpo: a sua voz, o seu abraço, as suas mãos, a sua expressão...
- E perdoem a si mesmos e uns aos outros por não serem perfeitos em tudo e em todos os momentos!

Ajuda a melhorar e curar a mastite

Com essas indicações, nunca precisamos parar de amamentar, nem usar antibióticos para resolvê-las.

1. Revise bem o tópico das Três Regras de Ouro.
2. Revise cuidadosamente sua técnica de amamentação.
3. Considere qual conflito está ativo: com sogra, mãe, pai, marido... visitas... e procure uma solução o mais rápido possível.
4. Considere até que ponto você pode tentar aceitar melhor sua nova situação como mãe, família... Dê a si mesma tempo e paciência.
5. Faça uma massagem profunda desde o nascimento da mama em direção aos mamilos, coloque o bebê mais nessa mama, não se deite nessa mama.
6. Coloque compressas quentes contínuas no peito. Se você não melhorou em 24 horas, vá para o próximo ponto.
7. Faça emplastros com esta massa:
    - Gengibre ralado cru.
    - Argila.
    - Farinha branca.
    - Batata ralada crua.
    - Em partes iguais. Misture com água com infusão de alecrim.
    - Consistência bechamel.

- Coloque esta massa com 1 cm de espessura sobre a parte inflamada. Troque essa massa a cada duas horas.

Normalmente, dentro de 24 horas, você estará curada. Acima de tudo, não deixe de amamentar o bebê nesse seio. Evite antibióticos, na medida do possível. Em menos de 24 horas, sua melhora estará em 99%. E em dois ou três dias, o restante. Sempre há algum caso excepcional.

Ajudas para dentição difícil

Mais ou menos, metade dos bebês apresenta alterações durante o processo odontológico: irritabilidade, inquietação, inflamações diversas, febre.

Às vezes, eles só exigem paciência e tempo, mas, se estiverem com dor, não conseguirem dormir, tiverem febre alta ou outros distúrbios, precisarão de ajuda especial. Consulte seu médico homeopata. Ou use os recursos caseiros que você conhece.

Para aliviar alguns desses desconfortos, podemos usar:

- Colar de âmbar: é uma pedra relaxante, além de poder morder e confortar-se.
- Regaliz ou raiz de beterraba, para chupar.
- Raiz de íris: podemos dar ao bebê na mão para mastigar e aliviá-lo.
- Tintura de valeriana. Massageie as gengivas.
- Gel especial de sálvia para dentição, da Welleda.
- Gel gengival Pranarom-línea Pranabb.

Tenha em mente que a homeopatia deve ser individualizada de acordo com cada pessoa e situação.

Ajuda para diarreia aguda ou vômito agudo repetitivo

A regra geral e a recomendação para qualquer distúrbio é seguir apenas uma dieta vegetariana orgânica estrita. E em caso de falta de apetite, não insista e facilite a ingestão de caldos de vegetais, sucos naturais, *smoothies*, bebidas vegetais e água.

Não esqueçamos que qualquer distúrbio agudo manifesta a necessidade de desintoxicação e redução do nível de toxemia da criatura.

- Aplicar, como sempre, as recomendações alimentares do Anexo C.
- Elimine todas as dietas regulares.
- Em nenhuma circunstância dê leite, açúcares ou produtos que os contenham.
- Se você está amamentando, tudo se resolve com o leite materno. Não tome mais nada, mesmo que já esteja iniciando a alimentação sólida. Quem deve fazer uma dieta rigorosa e, se necessário, ser tratada com homeopatia é a mãe.
- Se ele usa mamadeiras, dê-lhe o soro oral.
- Se não tiver em casa, busque soro oral na farmácia. E dê uma colher de chá a cada cinco minutos; se ele engolir, dê uma a cada dez minutos e continue assim até que os sintomas desapareçam. Aumente o número de colheres dependendo da reação: quanto melhor a aceitação, maior a quantidade. Não tenha pressa! É melhor ir devagar do que correr e demorar mais para se recuperar. Se a criatura for geralmente saudável, passar alguns dias sem comer normalmente só a fará perder peso, mas ela o recuperará rapidamente assim que sua digestão se normalizar. Você só precisa ter certeza de que não falta líquido e observá-lo.
- Se houver dúvidas, leve-o ao pediatra.
- Caso não tenha o soro oral em mãos, você pode fazer em casa:
  » Um litro de água.
  » Suco de um limão.
  » Uma pitada de sal.
- Uma colher de sopa de mel.
- Dê uma colher de sopa a cada dez minutos. Se ele fizer cocô imediatamente ou continuar com vômito, espere meia hora. E continue dando a mesma composição a cada dez minutos.
- Depois de quatro horas sem fazer cocô, você pode aumentar para três colheres de sopa a cada dez minutos.
- Se não for muito agudo e o sintoma não for muito forte, pode-se dar caldos de cenoura, colheres de chá de maçã ralada e caldos de arroz.

- Banhos de assento de dois a três minutos ajudam.
- Comece com água morna e depois esfrie.
- Cataplasma de repolho verde. Pegue as folhas mais externas, certifique-se de que sejam orgânicas ou lave muito bem. Role até ver o suco sair um pouco e depois coloque, como uma gaze, sobre a barriga. Meia hora, no máximo. Uma toalha por cima.
- Se melhorar, acrescente na dieta:
    » Leite de arroz, com metade de água.
    » Iogurte de cabra.
    » Arroz.
    » Caldos de legumes.
    » Maçã ralada.

Se a criança não mama, após episódios de diarreia com duração superior a dois dias, ou por motivos farmacológicos, deverá tomar probiótico infantil.

Ajuda para amigdalite

* Gargarejos para amigdalites e inflamações orais. Enxaguantes e gargarejos, com diferentes fórmulas. Oferecemos algumas delas a seguir.

- Cozinhe por três minutos.
- Descansar por 10 a 30 minutos.
- Coar.
- Adicionar mel — sem açúcar.

Folhas de sálvia: em ¼ de litro de água, escalde ½ colher de erva seca. Descanse por dez minutos. Gargareje, tome de hora em hora.

Camomila e mirtilo: em partes iguais.

Cocção em partes iguais de tomilho, cebola, tâmaras e algumas gotas de limão.

O mesmo, com folhas secas de Agrimony.

Bagas de mirtilo: ferva cinco colheres de chá de frutas de mirtilo por dez minutos em um litro de água.

- Cataplasma quente: envolva o pescoço com água e sal por dez minutos, ou cebola escaldada. Uma ou mais vezes por dia.
- Descanso da voz e descanso em todos os sentidos (ruído excessivo, televisão, pessoas, escola).
- Remédio caseiro tradicional:

Azeite de oliva: esfregue desde o pulso por todo o braço, apertando as veias com o polegar. No pulso é pressionado com força.

Ajudas para cuidar-se, cuidar e prevenir gripes, resfriados e tosses

Ambas as doenças afetam o trato respiratório, mas existem diferenças entre elas.

Os sintomas habituais de um resfriado são coriza, congestão nasal, tosse e dor de garganta.

Os sintomas da gripe tendem a ser mais violentos e por isso está associada, se perdurar e piorar, a problemas pulmonares em pessoas com sistema imunológico deprimido.

A gripe também afeta as articulações, causando dores musculares que parecem doloridas, mesmo que você não tenha feito nenhum esforço especial.

Se você ou seu filho estão gripados ou resfriados, é porque seu corpo está fazendo algo muito importante: está se curando. Sua inteligência somática foi colocada em ação para descarregar toxinas acumuladas por diversos motivos. Alguns deles, os mais frequentes:

- Falta de sol.
- Excesso de alimentos gordurosos ou doces, ou ambos, típicos do inverno e muito mais da época natalina e do "ambiente".
- Vai para a cama tarde demais, depois de ter consumido substâncias estimulantes ou ter passado muito tempo na frente do computador ou da televisão, por isso dorme mal depois, e pela manhã sente que não descansou o suficiente.
- Apesar de suas boas intenções, continua a se exercitar pouco.
- Mudanças bruscas de temperatura, aquecimento muito quente/muito frio exterior.

- Está dedicando muita energia a situações/emoções "parasitas" que causam estresse e tensão. Mesmo sabendo disso em sua cabeça, você continua a alimentá-los com emoções.

- Muitos encontros-desencontros com amigos, familiares, indesejados, forçados pelas "férias". E volto a lembrar: as tensões, as emoções silenciadas, são "absorvidas" pelas crianças menores de 7 anos com mais facilidade do que pelos adultos, e são evacuadas diretamente pelo corpo — preferencialmente pela mucosa respiratória ou gastrointestinal.

Aqui você tem ajuda mais detalhada

- Se for criança, o principal é dar soro intranasal, a critério. E possível xarope caseiro — veja adiante. Dê bastante água. Se tiver vontade de comer alguma coisa: o mais importante é o seio, se ainda estiver amamentando. Caldos, purês e sucos, se já ingere alimentos sólidos. Em geral, com medidas leves de alimentação (salada, purês e caldos de legumes, ou jejum apenas com água) e descanso, tudo passa em três dias. As demais medidas são possíveis auxílios para aliviar os sintomas. Você pode usar uma ou mais. Utilize preferencialmente os mais autônomos, baratos e acessíveis.

- Principalmente se esse tipo de condição for frequente, retire da sua dieta laticínios de origem animal, açúcar e todos os alimentos refinados.

- Evite aparelhos de ar-condicionado e mudanças bruscas de temperatura.

- Aprenda a respirar e a não forçar a voz.

- Não para silenciar o que você precisa dizer.

- Não deixar a raiva tomar conta de você, transbordar seu tom de voz e machucar sua garganta. Aprenda a reconhecê-la e canalizá-la sem se machucar.

- Identificar o que você sente que o ameaça.

- Beba bastante água natural, não fria. E infusões.

- Se também houver febre, não coma.

- Descansar. De todo.
- E beba muita água.

Ajudas — alívios locais

Não é necessário utilizar todos, nem vários. Escolha de acordo com seu critério, intuição, bom senso, experiência. Ou experimente em momentos diferentes, com cada um:

- Ferva um limão por cinco minutos, esprema, acrescente o mel, tome uma colher de sopa a cada três ou quatro horas.
- Ferva até misturar: o suco de um limão, uma xícara de mel, meia xícara de azeite. Tome uma colher de sopa a cada duas horas.
- Alho em cápsulas três vezes ao dia.
- Faça uma dieta líquida rica em sucos de frutas e cenoura ou caldos de vegetais.
- Um banho quente com sal marinho durante 20 minutos. Vá para a cama bem agasalhado.
- Se houver tosse: compressas de óleo quente no peito e na garganta ou vinagre de cidra.
- Se houver faringite: gargareje com tomilho, mel e limão.

Infusões para tosse

- Raiz de gengibre em infusão ou extrato.
- Água com cinco gotas de óleo de canela, quatro vezes ao dia.
- Infusão de qualquer uma destas ervas:
  - » Unha de cavalo.
  - » Olmo vermelho.
  - » Barbasco.
  - » Erva de São João.
  - » Eupatório e sabugueiro.
  - » Tanchagem menor.

- » Líquen e Tília.
- » Tomilho e Tília.
- » Saúco e Tila.
- » Louro, cereja e alcaçuz.
- Coloque seis xícaras de água fervente com duas colheres de sopa de sálvia com dentes de alho picados, suco e polpa de meio limão e mel. Deixe descansar por cinco minutos. Tome uma xícara quente a cada hora.

Xarope caseiro muito eficaz

Cinco tâmaras, uma cebola média picada, um pouco de tomilho. Cozinhe por três minutos em um litro de água. Deixe descansar por cinco minutos, coe. Adicione três colheres grandes de mel puro. Tome goles durante o dia.

- Enema intestinal com camomila.
- Banhos superaquecidos de meia hora, com escovação da pele e quente ao sair. Cama quente. Mais infusão de malva, roseira brava inteira e flor de tília.
- Escalda-pés com aumento de temperatura, dez minutos. O efeito é aumentado com a adição de duas colheres de sopa de farinha de mostarda.
- Inalação de camomila. Uma a duas vezes ao dia.
- Inalação de cebola fervida em água, caso haja congestão nasal ou torácica.
- Xaropes que você pode procurar em lojas de ervas ou fazer em casa:
  - » Laranjas amargas.
  - » Malvavisco.
  - » Flores de malva.
  - » Pinheiro.
  - » Abeto.
  - » Alcaçuz.

» Unha de cavalo.

  » Equinácea.

  » Tanchagem.

  » Drosínula.

  » Drosera.

- Cataplasma feito com água e argila verde ou vermelha. Local. Sobre a garganta. De meia a uma hora.
- Se tossir à noite: cebola cortada perto da cabeça para poder respirá-la.
- Em caso de congestão das vias aéreas superiores: vapor no quarto enquanto dorme, com água que evapora lentamente, no radiador ou semelhante.
- Pode adicionar folhas de eucalipto ou pinheiro, ou uma gota de óleo essencial de pinheiro, eucalipto ou tomilho.

Ajuda para bronquite

As recomendações gerais para qualquer distúrbio permanecem válidas. Adicionar:

- Alimentos altamente recomendados: laranja, tangerina, toranja, limão, uva, damasco, pêssego, pera, cereja, tomate, ameixa, banana, alho, cebola, rabanete, alho-poró, aipo, alcachofra, cenoura, agrião, alface, espinafre, pimentão vermelho, ervilhas, aveia, trigo, centeio, avelãs, tâmaras, nozes, figos, gérmen de trigo em pó.
- Soro fisiológico ou Rhinomer pelo nariz, diariamente, várias vezes.
- Infusões diárias de *Perilla frutescens*: um litro de água, adicione uma colher rasa de folha de estévia seca e uma colher de sopa de *perilla* até ferver por cinco segundos, e apague o fogo. Deixe esfriar e beba um copo pela manhã com o estômago vazio e outro à tarde. Guarde em local fresco ou na geladeira quando a temperatura ultrapassa os 20º e pode durar até dois dias. Você pode tomar duas ou três colheres, se for adulto. Se for

um bebê, duas colheres de chá, duas vezes ao dia, e aumente até dez colheres. Se você não conseguir encontrar a erva, ela existe em pérolas. Uma pérola diária, se for criança. Duas de cada vez, se você for adulto.

- Vários xaropes, para alívio: escolha um ou experimente, porque cada pessoa é mais sensível a uns do que a outros.
  - » Xarope de tâmaras caseiro.
  - » Xarope de tanchagem.
  - » Grintuss.
  - » Xarope de Ervatus.
- Xarope sol dourado: flores de saúco 20 g, líquen da Islândia 20 g, tomilho 20 g, semente de erva-doce 5 g. Cozinhe as últimas quatro ervas juntas por dois minutos em um quarto de litro de água. Coar. Tomar de três a cinco infusões por dia, com mel.
- Gengibre Mimasa, dilatador brônquico e expectorante: diluir duas colheres de sopa de gengibre Mimasa em um litro de água e aquecer sem levar à fervura. Aplicar cataplasmas deste preparado nos rins e posteriormente nos brônquios, até que a pele adquira um tom rosado. Facilita o descanso em pacientes com brônquios bloqueados.

Outras ajudas:

- Envolver o peito com sumo de limão puro. Sem limite de horas.
- Envelope de Quark. Um centímetro de espessura. De 1 a 12 horas.
- Emplasto de batata cozida quente. Uma vez por dia durante 20 minutos. Verifique se não queima.
- Escalda-pés, aumentando gradativamente a temperatura ao máximo permitido, dez minutos.
- Banhos com a mesma técnica, 20 minutos.
- Massageie com óleo quente no peito. Bolsa de água quente por cima. Antes de dormir.
- Inalação de vapores de infusão de camomila.

- Cozinhe no vapor com água onde as folhas de eucalipto ou pinheiro foram levemente cozidas. Ou uma gota de óleo essencial de eucalipto ou pinho. Fazer "tapotagem" — método de percussão que consiste na aplicação rítmica das duas mãos em forma de concha no tórax posterior — durante dois ou três minutos. Somente quando há bronquite ativa.

Recaídas frequentes

- Ginástica respiratória diária. Diariamente. Colocar a criança de bruços, se for permitido, deitada sobre o peito da mãe, caso contrário, sentada sobre os joelhos e apoiada no peito da mãe, olhando para fora e com as costas apoiadas no seu peito. Respire lenta e profundamente, em contato próximo com ele, para que ele perceba claramente sua respiração. Suas mãos no peito dele. Durante três ou cinco minutos, a cada três horas. Se não puder, a cada oito. Faça sempre quando tiver ou não bronquite ativa.
- Massagem completa (Shantala) diariamente, cerca de 20 minutos. Até que as recaídas acabem, pelo menos. Até parar — devido à idade.
- Banho de vapor com tomilho/pinho ou cebola. Durante 15 minutos. Dois dias na semana. Deixe-o receber o vapor no peito e no rosto. Você pode cobrir-se com um pano ou cobertor.
- Coloque um cataplasma de argila na barriga. Durante uma hora. Duas vezes por semana.
- Todos os dias, no banheiro, esfregue a parte inferior do abdômen com água fria. Do umbigo aos genitais. Rápido. Seque, esfregando em seguida, até aquecer.
- Mesmo que você não tenha bronquite ativa.

Ajudas para otite

Siga as recomendações gerais.

- Remover laticínios e carboidratos da dieta durante os dias de crise. Se tiverem tendência a otites, retire-os da dieta habitual para sempre ou até que se avalie que sua suscetibilidade passou.
- E, se continuar, verifique a possibilidade de sensibilidade ao glúten.

- Para dor aguda.
- Vaporize as folhas de eucalipto antes de dormir no ouvido. Suave e não muito quente, até verificar se tolera bem (depois adicione algodão).
- Sal quente em um saco de pano de algodão. Coloque-o sob a orelha. Com bolsa de água quente.
- Bolsa de água quente e deitar-se sobre o ouvido não afetado.
- Leite materno (gotas).
- Cataplasma de cebola ralada + bolsa de água quente.
- Cataplasma de argila com essência de tomilho ou pinho detrás da orelha, trocando-o a cada duas horas ou com maior frequência, dependendo da intensidade do sintoma.
- *Se estiver associado ao uso de piscinas com cloro:
- Diluir em água destilada de farmácia, em um pequeno frasco estéril, dez gotas de vinagre de cidra. Coloque seis gotas no ouvido, três vezes ao dia. Até que a dor passe.
- Comprar ácido acético na farmácia e fazer o mesmo tipo de diluição.
- Infusões que ajudam a reduzir a inflamação: camomila, tomilho, manjerona, calêndula.

Ajuda a remover os tampões de cera

- Infusão de camomila: uma colher de sopa de flores de camomila em uma xícara apenas com água fervida. Deixe a infusão descansar por dez minutos. Em seguida, coe e com uma seringa lave as orelhas.
- Azeite de oliva: aqueça o azeite puro e orgânico até uma temperatura morna. Depois, pode-se colocar no ouvido cinco ou seis gotas por dia, durante três a cinco dias. E, naturalmente, o tampão tende a sair sozinho.
- Infusão à base de saúco e Euphrasia: para bloqueios associados a resfriados frequentes. As duas flores juntas são colocadas em água recém-fervida e deixadas em repouso por dez minutos. Tome uma xícara após cada refeição.

Não devemos esquecer que a cera é um mecanismo de defesa natural. Você deve evitar inserir cotonetes, para proteger o tímpano.

Ajuda a melhorar e aliviar a dermatite atópica ou eczema

- Siga as recomendações dietéticas gerais do Anexo C.
- É especialmente importante que tudo seja de origem biológica.
- Em geral, evite qualquer coisa elaborada, química ou tóxica.
- Evite todo contato com roupas sintéticas, lençóis, cremes não naturais, sabonetes e, em geral, cosméticos não orgânicos.
- Nunca lave a pele com sabonetes. Apenas origem natural garantida. Se for um bebê, nunca.
- Evite forte exposição solar.
- E situações de alta umidade.
- Alimentação:
    » Se for criança amamentada, a mãe deve cumprir as regras alimentares. Alimentos não tóxicos ou o menos tóxico possível.
    » Isso significa seguir rigorosamente as recomendações dietéticas do Anexo C, relativas aos alimentos proibidos.
- Estes são especialmente recomendados:
    » Coma frutas e vegetais: em sucos, em mingaus, em saladas, em saladas, no vapor, cozidos, assados.
- Sucos possíveis: cenoura; cenoura e talo de aipo; cenoura, tomate, toranja e talo de aipo; cenoura e um pedaço de beterraba, tangerina, laranja, pera, maçã. Combinação de várias frutas diariamente, no mínimo.
- Um suco de vegetais e um de frutas diariamente.
- Um suplemento diário de levedura de cerveja será bom para reforçar a ingestão de vitaminas.
- Óleo de prímula em cápsulas: a mãe, uma vez ao dia durante os primeiros seis meses do bebê, se estiver amamentando.

Ajuda e cuidados locais

- Massagem de corpo inteiro. Diária. Método Shantala.
- Diariamente, uma fina camada de argila nas áreas sensíveis.
- Espere secar e lave com água.
- O contato com o ar, a água do mar e o sol suave costuma ser benéfico.
- Geralmente piora à noite quando em contato com o calor.
- Se for em áreas genitais ou ocultas, procure mantê-lo ao ar e seco o máximo possível.
- Considere a necessidade de contato ou separação de alguém, ou a perda súbita recente nas últimas semanas na origem da doença. Podem ser pessoas, animais, lugares com significado especial para a criança ou para a mãe, caso ela tenha menos de 7 anos. Isso pode ser no substrato psicossomático.
- Se for um bebê, pode ser a sua experiência ou a da mãe, desde o nascimento (por exemplo, a incubadora, separação muito precoce).
- Diferentes opções para aliviar a coceira:
  » Calêndula em pó.
  » Óleo de calêndula na área sensível — somente se não houver ferida aberta na pele. Às vezes, amêndoa pura ou azeitona funcionam.
  » Tintura de Calendula officinalis: duas pequenas colheres de chá no banho diário. Ou compressas úmidas diluídas com 50 gotas em um quarto de litro de água. Locais: isto, se houver uma ferida aberta na pele.
  » Pós de argila verde.
  » Cúrcuma externamente e ingerida nas refeições.

Cremes-pomadas-gotas que ajudam

- Os primeiros são homeopáticos. O resto, de componentes biológicos, nenhum com corticoides ou efeitos colaterais.

- O critério para escolher um: aquele que você encontra perto ou conhece e, acima de tudo, aquele que lhe dá os melhores resultados:

    » Skin food. Weleda.

    » Dermaveel. Do Heel Labs.

    » Pomada homeopática Cardiospermum Salbe.

    » Pomada de laboratórios naturais Jenny: Creme Concentrado Plus Feng Shui.

    » Bálsamo reparador Hypericum (online). Matarrânia.

    » Promiel. Pomada. SNG Cosméticos.

    » Pomada Vea, é vitamina E. Está disponível em óleo, spray, gel labial etc. Também pode ser usado em áreas rachadas.

    » Pomada Grafites 1%. Laboratórios Boiron.

    » Cataplasma de farelo ou nabo listrado. Para cabeças com crostas e coceira.

    » Groselha preta. Soria natural em gotas. Cinco gotas três vezes ao dia.

    » Groselha preta em cápsulas. Arkocápsulas. Laboratórios Arko-farmacêuticos.

    » Ureadin (loção, emulsão ou creme).

    » Gel de cobalto (5ch.). Laboratórios Iberhome.

    » Babyderma. Laboratórios Weleda.

    » Repavar, gel de rosa mosqueta.

    » Óleo de Copaiva.

    » Prata coloidal.

    » Pomada Dr. Bach: Rescue mais maçã silvestre.

    » Erva de trigo. Infusão e bebida.

    » Pomada de calaguala (para uso em todo o corpo): 100 g de calaguala, que é raiz de samambaia americana.

Outras ajudas domésticas

- Compressas embebidas em infusão de camomila.
- Se houver exsudação de líquido: compressas locais com infusão de amor-perfeito.
- Banho com aveia em flocos, previamente fervida — um punhado grande em dois litros de água, coada no banho, diariamente.
- Banho com cebola ralada e escaldada, previamente com água fervente. Despeje no banho.
- Na internet, e para quem é de Cádis, procure: Salinas de Chiclana. Aberto no verão. No inverno vendem água com alta concentração de sal. Muito eficaz e muito barato.

É fundamental fazer tratamento homeopático continuado. Tudo isso é ajuda, alívio local, paliativo, mas não cura. A contrapartida do tratamento dermatológico tradicional é o tratamento com corticoides, que proporciona alívio imediato, mas corre o risco de converter-se em uma doença superficial benigna numa doença mais grave e crônica, como a asma ou a psoríase. Por mecanismos de supressão.

Ajuda a controlar e aliviar os sintomas da febre

Os primeiros e maiores aliados e inimigos para combater a febre nos menores são mais uma vez: a confiança e o medo!

Na realidade, é a chave para viver e acompanhar a maioria — ou todos — os processos vitais. Estar em um ou outro determinará em grande parte a evolução biológica da situação e, claro, a forma de vivê-la. Então, primeira coisa: repasse novamente as notas do livro do Dr. Mendelssohn. Seja no nosso dossiê, seja na internet, já que está em PDF gratuito.

O Serviço de Saúde da Andaluzia também tem recomendações práticas e úteis que podem ser consultadas.

Vamos relembrar alguns pontos necessários para compreender e viver esses momentos com maior tranquilidade:

- 36,7° é um número padrão. Cada criatura tem uma temperatura diferente e ela muda ao longo do dia, do ano, das situações que vive, entre 36° e 37°.

- Existem vários motivos que podem provocar o aumento da temperatura sem doença: ovulação (em adultos), digestão, aumento da atividade física, drogas, situação emocional alterada...
- Febres muito altas (acima de 39°) têm mais a ver com toxinas ou insolação. Exceto situações extraordinárias, das quais não estamos tratando agora.
- O melhor método para aferir a temperatura é na axila. Se for aferir a temperatura no reto: adicione meio grau a mais.
- Se um recém-nascido tiver febre, isso pode estar relacionado com o parto ou com um trauma perinatal para a mãe. É preferível que seja tratado com homeopatia. É raro, geralmente transitório e baixo.
- É costume — e crença — que o aumento da temperatura esteja associado a vírus ou bactérias. Na verdade, geralmente está associado a infecções, mas nem sempre é o verdadeiro motivo.
- O corpo tem o seu mecanismo de defesa, o sistema imunológico.
- Nas criaturas, na maioria das vezes, a febre não está associada a uma infecção, mas está fundamentalmente ligada à ativação do sistema imunológico. Isto também é ativado por qualquer agente externo que seja detectado como potencialmente perigoso, incluindo certos vírus e certas bactérias (que geralmente são, por outro lado, vulneráveis às altas temperaturas). Esses agentes que geram essa reação defensiva tendem a ser mais frequentes:
    » Processos de erupção dentária.
    » Emoções intensas.
    » Intoxicação (comida, droga).
    » Mudanças repentinas de temperatura ou exposição prolongada ao sol.
    » Por meio de um processo de desintoxicação e autorregulação que o próprio corpo aciona como sistema de defesa, contra agentes que nem sempre vemos, pensamos ou conhecemos.

O processo febril costuma ter uma trajetória — ou curso natural — sempre semelhante: dois dias de subida, um de manutenção e dois de queda — no máximo. Frequentemente, e, quanto mais jovem e saudável a pessoa for, mais rápido a febre passa.

O aumento da temperatura não está necessariamente ligado à gravidade de uma doença. Pelo contrário, sabemos que os doentes crônicos e graves não costumam ter febre. A febre reduz o risco de morte por infecção.

Aspirina ou ácido acetilsalicílico com febre podem produzir Síndrome de Reye, meningite ou encefalopatia.

Noventa e nove por cento das febres não ultrapassam os 40º, e as febres virais e bacterianas costumam ser autolimitadas.

As convulsões não são causadas por alta temperatura, mas sim pelo rápido aumento ou queda. Quando o risco existia, você não o via, porque naquele momento ele estava aumentando.

Em estudos realizados com milhares de crianças, ficou provado que as convulsões não deixam sequelas: 4% das crianças febris apresentam-nas até os 5 anos.

Frequentemente, mais do que a febre em si, é o número de graus que os pais levam em consideração na hora de tomar decisões e agir. E, quando me perguntam o que fazer, minha primeira pergunta é: "Qual o seu limite antes de começar a sentir medo?" E a partir disso estabelecemos a diretriz para uma atuação conjunta. Em geral, o limite é de cerca de 38º ou 38,5º. Muito raramente, há famílias que toleram temperaturas mais elevadas numa criança, embora deva ser dito que há cada vez mais pessoas dispostas a aguentar com calma, porque também há cada vez mais quem está vivendo situação e adquirindo confiança e recursos.

Se a febre durar menos de três dias e não houver sintomas acompanhantes, não se preocupe.

Se exceder 38º:

- Estar em contato pele a pele com mãe ou pai e filho. Este é sem dúvida o sistema mais eficaz para modular a febre sem riscos e o bem-estar da criatura.
- Envolva todo o corpo num lençol molhado durante uma hora. E em cima desse lençol, uma toalha ou cobertor grande. Coloque água morna (não gelada), porque uma queda brusca de temperatura é exatamente o que pode ser menos seguro.
- Não coloque álcool na pele para baixar a temperatura. É tóxico.
- Compressas frias nas pernas, testa e barriga. Certifique-se de que estejam bem apertadas e drenadas.

- Alimentação: se amamentado, somente peito.
- Se o bebê já come: só frutas ou legumes no mingau, ou água se não tiver apetite.
- Enema: em temperatura ambiente com água de camomila.
- Usar poucas roupas. Roupas somente de algodão.
- Ventile o ambiente.
- Fitoterapia: possíveis ervas que ajudam. Infusões:
  » Tília (sempre).
  » Saúco.
  » Buglossa.

Ligue para o seu médico homeopata se todos os outros recursos não forem suficientes para você e você não tiver confiança e paciência suficientes. Ou leve-o ao posto de saúde, ou ao pronto-socorro, se achar necessário.

Se decidir usar o típico Dalsy ou Termalgin, sugiro sempre que dê metade da dose. Muitas vezes é suficiente para conter a febre e tem menos efeitos colaterais.

Ajudas para flatulência-cólicas gasosas em bebês

- Rever a alimentação materna e do bebê.
- Sementes de erva-doce, erva-doce e cominho para flatulência. Em infusão, duas ou três vezes ao dia.
- Óleo de cominho na barriga para flatulência.
- Massagens diárias em todo o corpo — 20 minutos. Livro *Shantala*, do Dr. Leboyer. E massagens locais diárias. Como fazer: se ficarmos de frente para o abdômen da criatura:
  1.º Complete três vezes todo o círculo com os dedos indicador e médio, pressione por três segundos em cada ponto do círculo como se fosse em cada uma das horas do relógio.
  2.º Completar o círculo com a mão inteira várias vezes em todo o abdômen, pressionando em nível intermediário.
  3.º Ondas com a mão na barriga de um lado para o outro, entre a eminência tenar e os quatro dedos. Sem passar a mão sobre a pele.

4.º Círculos completos com uma mão e semicírculos laterais com a outra. "O sol e a meia lua".

- No total, dez minutos por dia, duas vezes por dia. Ou três, se necessário.

Ajuda para prevenir, cuidar e recuperar-se da prisão de ventre

Considere que um bebê amamentado pode passar vários dias sem defecar. E não ser considerado prisão de ventre. Somente se houver desconforto habitual, dificuldade para defecar, cocô muito seco, caroços, dor ou outros sintomas é que pode ser considerado desta forma.

- Como sempre, aplique as recomendações gerais. Se for um bebê, deve ser a mãe quem o segue. E, se a criatura já come sólidos, também. Mastigue muito e bem devagar.
- Quando a vontade chegar, não espere, vá regularmente ao banheiro no mesmo horário todos os dias e fique lá um pouco, tentando.
- Se for um bebê, ajude-o a deitar-se de costas, dobrando as pernas sobre a barriga, entre uma e três vezes por dia. Há quem os ensine desde bebês a se dobrarem, segurados nos braços e em cima de um vaso sanitário ou bidê.
- Tente comer cru, um quarto a um terço de tudo o que você come.
- Proibidos:
    » Pão branco.
    » Bolos.
    » Leite de vaca.
    » Fritura.
    » Queijo.
    » Arroz branco.
    » Açúcar.

Você pode usar qualquer um destes meios complementares de ajuda:

- Mergulhe algumas destas frutas: duas ou três ameixas, figos secos ou damascos secos de molho durante a noite num quarto de litro de água. É o bastante. Beba a água em que foram embebidos com o estômago vazio e depois coma a fruta ou misture com o mingau. Você pode tomar apenas o caldo ou comer a fruta.
- Uma colher de chá de azeite de oliva em jejum.
- Uvas ou kiwi em jejum.
- Tostar uma colher de chá de sementes de linhaça e triture-as para fazer uma farinha, dissolva em água e dê diariamente com o estômago vazio.
- Massagem abdominal, no sentido horário, no abdômen. O mesmo que é recomendado para gases.
- Se, apesar de tudo, isso não funcionar, um supositório de glicerina para crianças, pelo menos uma vez por semana, até que seja resolvido por outros meios.
- Nunca o deixe ficar mais de seis dias sem defecar.

Muitas vezes, o motivo pode ser o início do desmame e da alimentação complementar. Às vezes, isso é feito mais rápido do que o bebê consegue se ajustar. Vá bem devagar. Um único alimento, três dias seguidos. Não misture mais de dois no início. Evite os fibrosos. Siga as orientações indicadas no Anexo C.

É comum que bebês nascidos com epidural apresentem prisão de ventre, em decorrência dos efeitos da anestesia. Para resolver esse ou outros tipos de constipação mais persistentes, você precisará da homeopatia. Se for muito persistente ou crônico: será necessário revisar minuciosamente sua dieta e hábitos gerais. Você provavelmente precisará de tratamento homeopático subjacente.

Além disso, ajudam:

- Cataplasma de argila quente com cerca de 1 cm de espessura durante uma hora, enquanto descansa.
- Banho de assento com fricção por três minutos e meio (água morna).
- Infusões.
- Suco de *Aloe vera* 6 cl. três vezes ao dia.

- Linho, cânhamo/alcaçuz, dente de leão, ruibarbo, erva-doce ou verbena.
- Enema de água e camomila ou colher de sopa de sal (1/4 de litro de água). Coloque metade primeiro. Espere cinco minutos. Se ele não fizer cocô, repita uma segunda parte da mesma forma. Uma ou duas vezes por semana. Pela tarde.

Recomendações para prevenção e melhoria em caso de viagens ou férias de Natal

Atenção, se você vai passar as férias "em família", lembre-se da brincadeira "As férias: boas ou em família?" Ou seja, lembre-se de que a tensão excessiva durante a sua estadia pode se tornar um sintoma mais tarde! Pode haver:

- Muita comida.
- Lanches demais.
- Muitos doces.
- Excesso de celular e internet (ondas eletromagnéticas).
- Mudanças bruscas de temperatura.
- Muitas mudanças de horário.
- Muitas emoções (sejam agradáveis ou desagradáveis).
- Às vezes, muitos encontros-desentendimentos com muita família, com: conflitos pendentes, histórias antigas, tensões contidas, coisas que os adultos administram falando, discutindo, chorando ou suportando, e que neles podem se tornar uma descarga de tensões-toxinas, assim que você chega à casa ou os visitantes vão embora. Você já sabe: a maioria dos sintomas só desaparece com um verdadeiro descanso de todos os tipos, infusões, carinhos suaves e os remédios caseiros habituais, além de paciência.

Portanto, se você estiver viajando ou a família estiver chegando: programe suas férias, deixando sempre dois ou três dias livres para ficar em casa com tranquilidade, antes de retornar à escola, ao trabalho...

Recomendações para chegar e voltar da melhor maneira possível, se você viajar para fora do país

- Certifique-se de comer alimentos cozidos ou cozidos, em vez de crus.
- Certifique-se de que esteja em locais conhecidos ou com alguma garantia.
- Se comer algo cru, deve ser previamente lavado em bastante água com uma gota de água sanitária. Ou descascado.
- Beba água engarrafada.
- Leve um kit de emergência homeopático, com os remédios básicos descritos no kit de emergência, descrito adiante.

* Repelente de insetos caseiro, fácil e eficaz:

- 1/2 litro de álcool.
- 1 pacote de cravo (100 g).
- 1 copo de óleo de bebê ou similar (100 ml).
- Preparação: deixe os cravos macerando no álcool por quatro dias, mexendo de manhã e à noite. A seguir coloque o óleo corporal (pode ser amêndoa, camomila, erva-doce, lavanda, *Aloe vera* etc.) e está pronto para usar.
- Modo de usar: espalhe algumas gotas nos braços e pernas, e os mosquitos fogem do ambiente. O cravo espanta as formigas da cozinha e dos eletrodomésticos. Repele pulgas de animais de estimação. O repelente evita que os mosquitos suguem sangue, o que prejudica a reprodução, diminuindo sua proliferação.

ANEXO E

VAMOS FALAR SOBRE HOMEOPATIA APLICADA. ALGUNS REMÉDIOS HOMEOPÁTICOS PARA DOENÇAS COMUNS

Sempre me recusei a escrever sobre homeopatia, embora, desde que traduzi os primeiros trabalhos de outros colegas sobre saúde e escrevi os meus, já fosse uma atividade diária na minha vida.

Tem sido assim por vários motivos. Alguns preciso esclarecer.

Depois de 25 anos, ainda me sinto um aprendiz de medicina homeopática. É um terreno tão vasto, tão complexo, que ainda sinto que é insondável.

O meu esforço ao longo da minha vida profissional tem sido, principalmente, comunicar à população a necessidade de se conhecerem, de conhecerem da melhor forma possível os processos biopsíquicos, de se capacitarem e de se apropriarem do seu próprio corpo, da sua própria vida. Por sua vez, que isso permita uma cultura de autonomia da saúde, de alegria de viver, de apaixonar-se pelo milagre da vida em todas as suas expressões, desde a concepção e nascimento até a morte. Sabendo que, por mais que a conheçamos, nunca conseguiremos desvendar todos os seus mistérios. Entretanto, poder conhecer-se e cuidar-se com respeito, confiança, alegria e capacidade de preservar-se ou recuperar-se quando precisar. Não por medo. Não por dependência tecno-médica, nem por magia supersticiosa, como quer que seja chamada. Mas a partir do conhecimento, do aprendizado direto, da responsabilidade e da consciência.

É por isso que, em todos os meus escritos e em todos os meus atos públicos, com exceção, claro, daqueles estritamente da área médico-homeopática, o centro de gravidade tem estado em mostrar, analisar, refletir sobre os determinantes da saúde desde o nascimento até a morte, a perspectiva de gênero, a perspectiva individual e coletiva de ambos os fatores. E sua abordagem holística. Ou aprofundar alguns desses determinantes, ou a biologia ou as doenças comuns que me foram solicitadas em cada caso.

Às vezes, dar recursos naturais e/ou caseiros para facilitar os processos de autocura do corpo. Os conceitos básicos da medicina natural. Tem sido mais um esforço estabelecer as bases do novo paradigma global do que concentrar-se numa única técnica. Porque acredito que, efetivamente, a técnica é um instrumento secundário. Dependendo das pessoas, da época, do lugar e da cultura, uma técnica será mais aceita ou útil que outra. O principal é que sejam úteis. Que a visão e a intenção com que o aplicamos sejam holísticas e, portanto, respeitadoras da *natura vix medicatrix*, com a pessoa e com o grupo. Que não causam danos, ou seja, o benefício é muito maior que o dano inevitável. Que sejam acessíveis à maioria da população. Que melhorem a autonomia de pessoas e grupos. Que, como disse Hahnemann: "eles possam usar livremente estes instrumentos vivos e saudáveis para mais elevados propósitos de sua existência" (Hahnemann, 1991). Ou, como escreveu R. Owen, um filósofo britânico do século XVIII: "Os médicos sabem que a saúde de uma população não se obtém nem se mantêm com medicamentos, mas que é melhor, mais fácil, mais eficaz e prudente tomar medidas preventivas para evitar doenças".

Finalmente, existe literatura médica homeopática suficiente e de altíssimo nível, e não posso contribuir com nada mais ou melhor do que o que já existe. Apenas adicionando minha própria visão, experiência clínica e perspectiva a esta técnica, que acredito ainda estar em sua infância. Estou convencida de que na homeopatia ainda há muito mais a ser desenvolvido do que aquilo que já sabemos.

Neste texto, decidi apenas prestar alguns esclarecimentos, provenientes desta disciplina, para facilitar o trabalho das famílias, para fornecer mais uma ferramenta de autonomia.

Vamos definir alguns conceitos básicos que nos permitem entender algo desta terapia na vida cotidiana. Porém, devo avisar que, apesar disso, não é fácil. Nossas mentes são treinadas em um paradigma diferente. E não é fácil entrar no novo sem se confundir.

Para começar: todos os remédios homeopáticos vêm do reino vegetal, mineral ou animal. Além do que chamamos de *nosódios*. A ação curativa de todos eles é baseada nas leis da similaridade e nas diluições infinitesimais.

Outro esclarecimento prévio importante: a homeopatia que eu e meus colegas da Sociedade Espanhola de Medicina Homeopática (SEMH) utilizamos é hahnemanniana. Ou seja, a unicista. Isso significa que usamos apenas um remédio de cada vez. Um remédio que cobre a maior parte dos sintomas que a pessoa apresenta: sejam locais, sejam gerais, físicos ou psicológicos. Cada remédio representa uma espécie de retrato robótico ou imagem global da pessoa naquele momento. É a pessoa que fica doente. Tratamos a pessoa inteira de uma vez, não o sintoma isolado. Como disse o pediatra francês Dr. Lamothe: "a criança não está doente porque tem otite, mas tem otite porque está doente".

Atualmente, e já há algum tempo, a homeopatia pluralista e complexista vem se desenvolvendo. Assim como o unicismo tem sido rigorosamente estudado nas ciências médicas há mais de 200 anos, os outros dois não são apoiados por esse estudo rigoroso. Portanto, não podemos conhecer seus efeitos em profundidade. Outras modalidades que não a unicista são geralmente promovidas por laboratórios, utilizadas por pessoal não médico, ou por médicos que as utilizam com critério sintomático, semelhante ao da alopatia. Também em muitas ocasiões, porque atualmente existe um grande número de pacientes altamente medicalizados, ou com patologias muito complexas ou sobrepostas. E é necessário recorrer a este método para evitar drogas mais perigosas, e até que seja possível recorrer a um único elemento homeopático.

Lei da similaridade

É uma das leis mais difíceis de compreender e, portanto, aceitar ou acreditar. **Semelhante cura semelhante.** Um elemento da natureza que, em grandes doses, provocaria uma alteração tal qual um veneno de cobra que, administrado em doses infinitesimais, poderia curar essa mesma patologia. Daí o seu nome, *"homeos"* ("igual"); enquanto, na terapia farmacológica, feita com substâncias sintéticas, a base é curar com o contrário: no caso de inflamação, substâncias anti-inflamatórias, no caso de febre, substâncias antitérmicas. Daí o seu nome: *alopatia* ("cura pelo oposto"). Não é tão difícil entender se transferirmos para outros campos: quando uma pessoa está triste, não é exatamente uma piada que a aliviará imediatamente. Ela também não fica mais triste ou mais desesperada do que já está. Ela precisa sentir que quem a acolhe está na mesma sintonia que ela, tem empatia, tenta lembrar-se de uma perda semelhante em sua vida, mas com uma intensidade um pouco diferente. E, de posse desse sentimento semelhante — mas não igual —, você sente a ressonância do outro, o acompanhamento dele, e o seu começa a se diluir, a caminhar aos poucos em direção à serenidade e até a alegria. Suavemente, sutilmente.

Se você quiser se aprofundar em tudo isso, há bibliografia mais que suficiente, como um dos autores que podem ser mais facilmente seguidos pelo público em geral, o Dr. Grandgeorge.

Lei da diluição infinitesimal

No nosso paradigma reducionista, mecanicista newtoniano, baseado na presença do elemento químico, o peso não importa, mas sim algo que confirme que existem moléculas de matéria — é muito difícil aceitar e compreender que existem elementos ativos que não possuem massa, e ainda assim pode atuar e causar uma alteração no biológico. Mas é assim. Pode parecer que hoje seria mais fácil aceitá-lo, pois estamos num momento histórico em que, precisamente, se fala cada vez mais de conceitos como energia, campo, nanopartículas; e a física quântica e o conceito de não massa, não matéria estão cada vez mais em expansão.

Há cada vez mais experimentação científica, também na medicina, que demonstra isso; embora ainda faltem meios e tempo para que tudo isso adquira solidez suficiente para ser amplamente aceito pela comunidade científica como um todo. Atualmente, apenas uma parte dele, a mais vanguardista (o físico E. Capra; o Prêmio Nobel de Medicina L. Montagnier; pesquisadores como Benveniste e Menese)[45], o admite como princípio científico[46].

Existem vários tipos de diluições. Na bibliografia de referência, é possível ler mais (González — Carvajal García, I.). Até aqui, para uso prático, esclarecer que é comum na Espanha usar as diluições centesimais (CH), Korsakovianas (K) e LM. Em diferentes *potências*. As diluições falam do método utilizado em laboratório para prepará-los. E o número ao lado, 9CH, 15CH, 30CH, 200CH, 1000CH, fala da potência. Os mais baixos costumam ser usados para casos agudos e doenças locais, ou para animais e plantas, e os mais altos, para crianças, jovens e para doenças mais profundas ou mais psicológicas. São "dinamizados", ou seja, o movimento é produzido para aumentar a energia. Eles são chamados de sucussões.

---

[45] https://youtube/SsQrLsYI4NA.
[46] https://www.homeopatiasuma.com.

Vamos falar sobre quantidade

As apresentações mais comuns com as quais nós unicistas costumamos trabalhar são na forma de grânulos, em pequenos frascos, que podem durar muitos anos. Geralmente, um único grânulo é suficiente para atingir o efeito terapêutico. Geralmente são administrados de um a três, por segurança, caso algum grânulo não tenha sido impregnado com o princípio ativo durante a produção.

E também se usa o método *plus*: diluir novamente esses grânulos em água destilada — geralmente ¼ de litro — com uma gota de conhaque, ou algo que tenha álcool, para conservar melhor. Geralmente é guardado em uma jarra de vidro, longe do calor, longe de ondas eletromagnéticas como computadores, celulares etc.

Este seria um kit de primeiros socorros de emergência, recomendado em qualquer casa onde haja crianças, para resolver 90% do que pode acontecer na infância. Normalmente recomendo tê-lo em casa e levá-lo em viagens. Ou coordenar com outras famílias conhecidas que cada uma tenha uma parte, e assim seja mais econômico. Ou criar uma rede em que possam encontrar com urgência o que precisam, quando a farmácia demora mais do que o esperado para atender a sua procura.

Kit de primeiros socorros de emergência em casa e orientações práticas

Para quê?

É muito importante tê-lo, pois, se houver uma emergência, quase nunca você terá o remédio na farmácia antes de 24 a 48 horas. Este ainda é um problema de distribuição, de mentalidade, de preguiça e de interesses. Dos distribuidores de remédios e medicamentos, ou dos próprios farmacêuticos. A verdade é que, do ponto de vista comercial, vender homeopatia não rende muitos dividendos.

Também deve procurar uma boa farmácia, ou seja, que garanta que, num prazo de 24 a 48 horas, terão o que você pede. Caso contrário, significa que, em geral, a sua forma de trabalhar pode não ser confiável. O melhor nestes casos, se a dificuldade e os adiamentos não forem resolvidos, é mudar de farmácia, e comunicar que deverá passar a informação ao colégio de farmacêuticos. E outra opção é entrar em contato com uma farmácia de confiança. Também é conveniente estar em contato com amigos que você conhece que usam homeopatia e, assim, juntos, vocês têm um bom e completo kit de primeiros socorros.

Aqui no escritório temos um kit de primeiros socorros muito bem abastecido, pelo menos para coisas urgentes. Isso é comum entre os profissionais. Se necessário, você pode comparecer em um determinado horário, após ligar. Talvez, onde você mora, em outros países ou cidades, seu homeopata possa lhe oferecer algo semelhante.

Como? Maneira de aplicar o remédio

Geralmente, é preferível administrá-lo em diluição positiva. A frequência é estabelecida em cada caso. Normalmente, quanto maior a intensidade do sintoma, maior a frequência de ingestão. Muitas vezes, uma única ingestão de três grânulos diluídos em uma pequena quantidade de água é suficiente, caso ainda não consigam sugá-los diretamente. Às vezes, uma única ingestão de três grânulos, sugados debaixo da língua, é suficiente.

Insisto: nenhum desses remédios deve ser administrado sem consulta, exceto arnica ou calêndula.

Lembre-se: a homeopatia é individual, cada paciente, a qualquer momento, pode necessitar de um remédio diferente, mesmo que a doença seja semelhante.

Somente em caso de febre, inflamação muito aguda, dor muito aguda, devem ser usados seguidamente.

Se a febre estiver acima de 38,5º, administrar o remédio prescrito em diluição positiva a cada 30 minutos.

Maneira de ter um critério prático para aplicar

Algumas famílias ficam confusas sobre quando repetir ou não um remédio, com que frequência etc.

É melhor estar em contato próximo com o médico homeopata que atende a criança. Mas, em casos gerais de febre, gripe, quedas e, em geral, nas coisas mais cotidianas, existem algumas orientações simples:

- Possibilidade 1: após a primeira ingestão, a criança melhora a nível local e geral: febre, dor, melhor humor, melhor apetite, mais energia diminuem ou desaparecem. Isso significa que você não precisa de mais.

- Possibilidade 2: após a primeira dose, há melhora geral por algumas horas, mas recidiva ou piora. A diluição *plus* deve continuar sendo dada, uma colher de chá a cada determinado número de horas, conforme observação. Se observar que piora após seis horas, dê a cada cinco. Se ele tiver uma recaída a cada oito, dê-lhe a cada sete. E assim em geral.

Se, por outro lado, a melhora dura cada vez menos horas, é necessário ou um aumento de potência, ou a procura de um remédio melhor para o momento, que seja complementar ao primeiro. Entre em contato com seu homeopata.

- Possibilidade 3: não há resposta. Não melhora. Isso significa que não é o remédio certo. Mas atenção! Às vezes, num caso agudo de febre, pode ser necessário pelo menos três a cinco ingestões seguidas, a cada meia hora, para que comece a responder. É melhor esperar para verificar se esse não é o remédio.
- Possibilidade 4: confirma-se que é o remédio certo, que está fazendo o trabalho de desintoxicação pretendido e trabalhando na direção da *natura vix medicatrix*. O sintoma piora um pouco no início do tratamento. A evolução nos confirmará isso. Um pouco de paciência, a melhora começará em pouco tempo. Nem sempre vemos esse agravamento com clareza, porque é muito sutil, ou não estamos muito atentos (Berthoud, 2014).

Quais? Quando?

Todos os remédios têm uma infinidade de aplicações. Aqui listarei apenas alguns, os urgentes e mais cotidianos:

1. ARNICA MONTANA 30 CH: para quedas, pancadas, acidentes, traumas, contusões. Mesmo que você não veja o inchaço, é aconselhável tomá-lo para dores e possível sangramento interno. É anti-hemorrágico e reduz a dor e a inflamação. Em versão *plus*[47], é necessária uma colher de chá com mais frequência, para golpes mais fortes.
2. CALÊNDULA EM ÓLEO: para coceiras, pele escaldada, queimaduras na pele.

---

[47] *Plus* é um tipo de diluição homeopática que se faz: três grânulos do remédio, em um quarto de água destilada, e uma gota de conhaque ou similar. Em frasco de vidro, protegido de altas temperaturas e raios.

3. CALÊNDULA EM TINTURA-MÃE: 20 e 30 gotas por quarto de litro de água, para desinfecção e cicatrização de feridas locais.
4. Pomada TRAUMEEL: para esforço excessivo, distensões, entorses.
5. POMADA ARNICA: igual ao granulado, mas com ação local.
6. BELADONA 30CH: para insolação. Em diluição positiva. A cada oito horas.
7. ACONITUM 30CH: para sustos repentinos e seus efeitos.
8. NUX VÓMICA 30 CH: para algum excesso de alimentação, cansaço, bebida, com ou sem dor de cabeça. Além disso, a cada 12 horas.
9. ARS ALBUM 30 CH: mais, uma dose a cada oito horas. Para intoxicações com diarreia ou vômito.
10. APIS MELLIFICA 9 CH: picadas de abelha ou vespa, *plus*. A cada 5-15 minutos. E cataplasma de argila local imediato ou vinagre, se você não tiver argila em mãos.
11. Picadas de insetos: para crianças ou adultos que parecem atraídos por picadas de insetos: LEDUM PALUSTRE 9CH, cinco grânulos por dia durante os dias de risco.
12. PULSATILLA 150CH: para o início de qualquer processo ou distúrbio, se perceber que é leve, superficial e pouco preocupante. Se você melhorar com isso, não precisará passar para mais nada.
13. CHAMOMILLA 30CH: se aparecer irritabilidade extrema, inquietação, associada à dentição. Não é útil em todos os processos dentários ou em todas as criaturas. Ele também tem muitos outros usos.
14. PULSATILLA 30 CH: consultar.
15. CALCAREA CARBONICA 30 CH: consultar.
16. ENXOFRE 30 CH: consultar.

Por fim, para o dia a dia, entendemos que tornar-se pais mais experientes e confiantes é um processo. É preciso tempo, paciência, aprendizado; entretanto, a melhor forma de trabalhar em equipe é: se a criança apresentar sintomas que o preocupem e a visita não for possível com o seu homeopata, primeiro reveja os recursos naturais descritos anteriormente.

E, claro, dê a ele o que está prescrito de acordo com a última prescrição médica homeopática para casos agudos ou de crise.

Segundo, confira o livro do Dr. Mendelssohn, geralmente em PDF, ou no blog da Artemisa. E consulte a parte prática correspondente. Terceiro, se você pode, pela distância, trabalho ou qualquer outro motivo, leve-o ao homeopata ou pediatra local, que você deveria ter previamente explorado e procurado: se possível, tolerante, razoável, aberto, receptivo. Faça com que ele seja examinado e diagnosticado claramente: bronquite, amigdalite, placas, faringite.

Ânimo! Eles serão seus melhores professores!

Lembre-se do Pequeno Príncipe: *"Todos os idosos eram crianças no início, embora poucos se lembrem disso".*

E todas as crianças crescerão e continuarão cuidando do mundo... embora raramente nos lembremos disso.

EPÍLOGO

Dizem que no começo era o verbo. Mas pouco antes deveria ter havido a intenção, que é uma vontade dirigida para um fim. E, durante, *o contexto*, que ajuda a compreendê-lo.

Para além das atribuições do ato médico referentes à prevenção, ao diagnóstico e ao tratamento, em toda narrativa clínica centrada no paciente surge uma questão pertinente: qual a intenção e o contexto dos processos de saúde, adoecimento e cura, expressos por meio de sintomas e sinais, desconfortos e disfunções, tristezas e alegrias?

"O sintoma não é o problema, é o começo da solução", afirma Ana nestas páginas. "Foi um passo essencial para mim: passar da identificação da origem do meu sintoma e da minha doença para agir de forma consistente com isso", diz Marta. E acrescenta: "Comecei a entender que o principal não era fazer desaparecer o sintoma, mas entender qual era o desequilíbrio na minha vida". Esses resultados não indicam apenas que meu colo do útero está saudável, mas que muitos outros aspectos da minha vida foram curados. Para Isabel, o tratamento tem sido muito positivo, e, além de me ajudar com o cisto ovariano — que desapareceu —, abriu-me diversas portas que antes não contemplava, como aprender a ouvir meu corpo, valorizar sua singularidade e como me diz coisas que estão relacionadas com o momento que estou vivendo, e ainda me dá algumas pistas sobre as decisões que devo tomar para o meu futuro.

Em contrapartida, prevalece na saúde geral um modelo de abordagem clínica, de pesquisa e de formação médica baseado no mecanicismo e no reducionismo. Para o primeiro, as doenças são órgãos, dispositivos ou sistemas que são danificados e reparados por meio da atuação em mecanismos intermediários. A segunda separa a doença do paciente. Graças a este modelo, e com a ajuda das ciências auxiliares (auxiliares, não substitutas), a medicina alcançou conquistas de benefício incontestável para a humanidade. Ao mesmo tempo, levá-lo a limites exclusivos traz problemas. Fala-se em excesso de prevenção: "em nome de uma suposta segurança, podemos abrir a porta a um sofrimento desmedido, e isso não pode ser chamado de prevenção", afirma Marimar. Do excesso de diagnóstico: "pagamos caro o preço da angústia derivada de informações inúteis, em forma de protocolo, e toda a família paga", acrescenta. Fala-se de tratamento excessivo e iatrogenia desenfreados. De supostas doenças, criadas para rentabilizar falsos tratamentos. De estratégias de medo. Geração de demanda de assistência ao consumidor. Fala-se, falamos, de uma medicalização da saúde que clama aos céus, porque já é insustentável para as pessoas e para os sistemas de saúde. E, antes disso, em termos econômicos, por questões de saúde pública.

Perspectiva e equilíbrio ao seu alcance. Manter o modelo restritivo para abordar partes do corpo ou funções isoladas quando apropriado, mas ao mesmo tempo desenvolver modelos holísticos para compreender cada paciente em sua singularidade, como um sistema adaptativo complexo em interação dinâmica contínua com seu ambiente familiar psicobiológico, familiar, social. Uma vez estabelecidas as necessidades, as prioridades são articuladas e os recursos são mobilizados. Mas tem que haver intenção.

É neste contexto de necessidade de expansão do modelo que se critica a ênfase da medicina na doença e no seu corolário terapêutico: a mera supressão ou suspensão temporária dos sintomas em substituição da cura. Ora, se a doença é a exacerbação, diminuição ou desvio do desempenho saudável dos órgãos e funções das pessoas, não vamos conhecê-la e enfrentá-la se prescindimos dos recursos inatos destinados à manutenção ou à recuperação da saúde, dos seus conhecimentos e seu uso apropriado para prevenir ou tratar.

Quer consideremos um paciente na sua condição, quer uma pessoa saudável no seu desenvolvimento normal, os recursos sistêmicos mobilizados de caráter adaptativo, defensivo, integrativo, enfim, com intenção restaurativa, devem ser nossos primeiros aliados em praticamente qualquer situação clínica. Aproveitar-lhes a sua potencial utilidade preventiva ou terapêutica, e não os suprimir completamente, com medicamentos ou de outra forma. Apenas para referir dois aspectos conhecidos desta questão muito ampla, os sintomas podem relatar estilos de vida errados a serem corrigidos. A febre pode fazer parte de um processo defensivo que deve ser facilitado ou canalizado, e não suprimido sistematicamente. A falta geral de conhecimento a este respeito já é lamentável, mas um desinteresse destemido e auto-satisfeito acrescenta não pouca desesperança. Eis aqui uma colossal tarefa de investigação pendente, a qual, paradoxalmente, são dedicados meios menos que precários.

A necessidade do modelo sistêmico se impõe quando, como é muito comum, não chegamos apenas com a abordagem mecanicista e reducionista. O termo "sistêmico" tem aqui um duplo significado: aquele que se refere à totalidade e à individualidade de cada pessoa, cujas crises de saúde sempre incluem intenção e contexto, e aquele que considera a utilidade prática das contribuições das teorias de sistemas aplicadas à complexidade clínica.

Entram em cena aspectos do ato médico com potencial valor terapêutico diagnóstico, muitas vezes subestimados: o subjetivismo do paciente em sua própria narrativa de vida; bom para o uso empírico que o médico faz daquilo que dá ao seu paciente; a intuição de ambos nas avaliações do acompanhamento... Aplicado para resolver problemas de saúde, apoiados ou não em evidências.

Depois de toda a ostentação com que a ciência é adornada — em certa medida merecida e justa, em outra medida artificial —, o que se espera é que ela meça (meça num sentido ampliado) o que ela mesma decidiu anteriormente medir. Essa é a sua competição. Não perguntemos, nem reivindique um cientificismo de perfil supremacista, aquilo que não pode, nem corresponde, nem, consequentemente, deve fazer: os atos médicos. Precisamos de uma ciência ao serviço da medicina. Não o contrário.

A este respeito, uma ameaça recorrente paira novamente sobre a prática médica atual. Alguns procuram subjugar não apenas a deontologia e a prática médica. Não apenas a liberdade de consciência e de prescrição do médico, mas a sua própria liberdade de expressão aos ditames de um pensamento puramente "científico", baseado, no fundo, num erro lexical: a popular e equivocadamente denominada "evidência" (certeza clara da qual não se pode duvidar, dicionário RAE), se prova (sempre provisório, revogável), muitas vezes gerado dessa forma.

Tanto pelos danos à saúde causados aos cidadãos e pacientes como pela inaceitável tentativa de usurpação da prática médica e da própria medicina, é urgente esclarecer a escuridão totalitária e lucrativa que se forma. Avançar na humanização do atendimento. Blindar a independência do ato médico de interesses alheios à sua vocação e missão. Fornecer às pessoas e às comunidades ferramentas para a autogestão da saúde. Facilitar o exercício da liberdade e da autonomia pessoais nas decisões que lhe dizem respeito, banindo um paternalismo obsoleto e por vezes prejudicial, que começa por aconselhar o paciente e termina por tentar decidir por ele. Estudar profundamente os fatores de saúde, os mecanismos homeostáticos, os recursos internos com finalidade curativa e os elementos naturais externos de apoio, para o seu melhor aproveitamento em situações de doença.

Há espaço para otimismo. Pacientes e profissionais de saúde de todas as profissões humanizam diariamente o atendimento em diversas áreas. Como revela este trabalho, em Arcos de la Frontera continua o trabalho sobre a saúde da mulher, a gravidez, o parto, a amamentação e a parentalidade.

Estou totalmente convencida... — acrescenta Ana — ... de que, para acompanhar outras pessoas profissionalmente com qualidade, é preciso aprender a olhar para si mesmo de forma amorosa e compassiva. Para mim, o profissional não pode ser separado do pessoal. Esta separação serve de base para a desumanização dos cuidados de saúde, o autoritarismo e as relações de poder na abordagem à saúde. Portanto, meu interesse por uma visão holística e feminista da saúde baseia-se na minha própria experiência pessoal, de ter encontrado desinformação, prognósticos fatalistas, diagnósticos rígidos-fechados, desconfiança perante a vida, falta de sensibilidade, palavras vazias de coração e de esperança.

O caminho está aberto. A intenção, consolidada. O contexto, delineado. A mensagem, alta e clara.

Marino Rodrigo Bañuelos
Médico de Emergência
Especialista em Medicina Interna
Professor Clínico Associado de Medicina
Navarra

REFERÊNCIAS

Bibliografia

Berthoud, F. (2014). *Soignez votre enfant par l'homéopathie: L'Approche uniciste*. Jouvence.

Berthoud, F. (2006). *Mon enfant, a-t-il besoin d'un pédiatre?* Ambre.

Berthoud, F. (2008). *¿Hay que vacunar a nuetr@s nin@s?* Liga por la Libertad de Vacunación.

Besson et al. (1999). *Los cinco pilares de la salud*. RBA Integral.

Bowlby, J. (1986). *Vínculos afectivos*. Morata.

Briffault, R. (1974). *Las madres*. Siglo XX.

Campbell, T. C., & Campbell, T. M. (2012). *El estudio de China*. Sirio.

Centers S. et al. (2012). *Fundamentos de medicina osteopática*. Médica PanAmericana.

Chamberlain, D. (2013). *La mente del bebé recién nacido*. Obstare.

Coulter, H. L., & Fisher, B. L. (1991). *A shot in the dark*. Avery Pub Grupo Inc.

Cyrulnik, B. (2015). *Bajo el signo del vínculo*. Paidós.

Davis-Floyd, R. et al. (2009). *Birth models that work*. University of California Press.

Einstein, A. et al. (1979). *Science et conciencie, les deux palestras de l'univers*. France Culture.

Ferré Veciana, J., Ferré Rodríguez, M., & Ceratres. (2005). *Desarrollo neuro-senso-psicomotriz de los 3 primeros años de vida*. Autor-Editor.

Ferré Veciana, J. (1999). *Los trastornos de la hiperactividad y la atención*. Lebón.

Foucault, M. (1989). *El nacimiento de la clínica*. Siglo XXI.

Fuentes Caballero, M. (2020). *Mujeres y salud desde el sur*. Icaria.

Fuentes Caballero, M. (2024). ¿Somos lo que comemos? Centro de Saúde Artemisa-Sembradoras de salud.

Gervás, J., & Pérez Fernández, M. (2013). *Sano y salvo*. Los libros del lince.

Gibran, K. (2015). *El profeta*. Tikal.

Gonzalez-Carvajal, García, I. (2012). *Dra, y eso que me ha dado, ¿para qué es?* Creación.

Gøtzsche, P. (2014). *Medicamentos que matan y crimen organizado*. Los libros del Lince.

Gøtzsche, P., & Sanz, R. (2021). *Vacunas, verdades, mentiras y controversias*. Capitán Swing.

Grandgeorge, D. (1994). *El remédio homeopático*. Kairós.

Hahnemann, S. (1991). *El Organón de la medicina*. Albatros.

Hernández Ramos, F. (2015). *Que tus alimentos sean tu medicina*. Integral.

Illich, I. (1978). *Nemesis médica, la expropriación de la salud*. J Mortitz.

Jung, C. G. (1982). *Conflictos del alma infantil*. Paidós.

Jung, C. G. (1970). *Los arquétipos y el inconsciente colectivo*. Paidós.

Kitsinger, S. (1996). *Nacimiento en casa*. Icaria.

Lamothe, J. (2005). *Homeopatía pediátrica*. Indigo.

Landaburu, E. (2000). *Cuídate compa, manual para la autogestión de la salud*. Txalaparta.

Leboyer, F. (2012). *Shantala: Masaje infantil*. Livraria Universitária.

Lebrero, E., & Olza, I. (2012). *Nascer por cesárea?* Obstare.

Lypton, B. (2016). *La biologia de la creencia*. Palmyra.

Marín, J. M. (2009). *Vacunaciones sistemáticas en cuestión*. Icaria.

Mendelsson, R. (2007). *Como criar un hijo sano... a pesar de su médico*. Publicações Gea.

Odent, M. (1986). *La santé primal*. Ed. Payot.

Olea, N. (2019). *Libérate de tóxicos*. RBA.

Peleteiro, J. (1979). *Alimentación y salud*. Integral.

Pert, C. B. (1997). *Moléculas de emoción*. Simon and Schuster.

Piédrola Gil, G. et al. (1991). *Tratado de medicina preventiva y salud pública*. Masson-Salvat.

Pikler, E. (2018). *Moverse en libertad*. Narcea.

Porta, M. (2018). *Vive más y mejor*. Grijalbo.

Reich, W. (1987). *La biopatie du cancer*. Payot.

Reich, W. (1982). *La función del orgasmo*. Paidós.

Reich, W. (1978). *Escucha pequeño hombrecito*. Síntese.

Rich, A. (1996). *Nacida de mujer*. Cátedra.

Rodrigañez, C., & Cachafeiro, A. (2008). *La represión del deseo materno, o la génesis del estado de sumisión inconsciente*. Cauac/crimentales.

Romano, D. (2012). *Contaminación tóxica en mujeres y bebés*. Istas.

Ruiz Velez-Fras, C. (1998). *Cartilla para aprender a dar a luz*. Talasa.

Ruiz Velez-Fras, C. (2003). *O bebé, nuestro protagonista*. Asociación Nacer en casa.

Ruiz Velez-Fras, C. (2007). *Hilando fino*. Icaria.

Rumi, J. (1990). *Místicos Sufi*. Sufi.

Sanchez Ortega, P. (1992). *Medicina homeopática: Teoria y práctica*. Ortega.

Sau Sanchez, V. (2004). *El vacío de la maternidade*. Ed Icária.

Sha, O. A. (1997). *El sufismo como terapia*. Sufi.

Speziale, A.M.T. (2002) Clinica y Laboratorio: Ciencia y tecnologia.

Tabla de supresión del Dr. Vajayakar: Dr. Vajayakar (2018), "Homeopatia predictiva. Parte I. Teoria de la supresión Eselvier". *Revista Médica de Homeopatia*, 2009, Jain Publishers, Índia.

Tubert, S. (1991). *Mujeres sin sombra, maternidad y tecnología*. Siglo XXI.

Ulsamer, B. (2003). *Sin raíces no hay alas*. Luciérnaga.

VV.AA. (1986). *Maternité en Europe*. OMS.

VV.AA. (2006). *Pediatría general. Ospteopathic American Association* (2. ed.) Médica Panamericana.

Von Bertalanffy, L. (1969). *General system theory: Foundations, development, applications.* George Braziller Inc.

Zur Linden, W. (2016). *Nacimiento y infancia.* Antroposófica.

Artigos

Abad Navarro, A. (2011). Problemas neuropsicológicos en niños adoptados.

Universidad Isep. Tesina. https://www.isep.es.

Beech, B., & Robinson, J. (1994). Un comentario sobre la falta de sonido por ultrasonido. *Publicación electrónica en*: Asociación para el Mejoramiento de los Servicios de Maternidad (AIMS), PubMed (nih.gov). htpps://www.aims.org.uk/ (sagepub.com).

Bell, A. F., ERICKSON, E. N., & Carter, C. S. (2014). Beyond labor: The role of natural and synthetic oxytocin in the transition to motherhood. *Journal of Midwifery Womens Health.* https://onlinelibrary.wiley.com/.

CEBM Oxford. Setembro de 2015. *The Not-So-Well Child:* Overdiagnosis in Pediatrics. "Vídeo". YouTube. https://youtu.be/nb0YwIPqnXU.

Chalmers B., Mangiaterra, V., & Porter, R. (2001). WHO principles of perinatal care: The essential antenatal, perinatal and postpartum care course. PubMed, 28(3), 202-7. https://onlinelibrary.wiley.com/.

Domínguez Cano, P. et al. (2010). Guía de asistencia del parto en casa. Publicacíon del Colégio de Enfermeras y Enfermeros de Barcelona. https://www.llevadores.cat/docs/publicacions/Guia-PartoCasa-2018.pdf.

Fan, D. et al. (2017). Female álcool consumo e fecundabilidade: uma revisão sistemática e meta-análise dose-resposta. *Scientific Reports.* https://www.nature.com.

Glover, V. (2015). Prenatal stress and its effects on the fetus and the child: Possible underlying biological mechanisms. *PubMed, 10,* 269-83. htpps://pubmed.ncbi.nml.nih.gov/ /25287545/.

Glover, V. et al. (2004). Antenatal maternal anxiety is linked with atypical hadedness in the child. *PubMed, 44*(7), 1.025-36. https://www.science-direct.com.

Golding et al. (2002). ALSPAC-The Avon Longitudinal Study of Parents and Children. Pediatric and perinatal epidemiology. https://onlinelibrary.wiley.com.

Gomez Ruiz, L. (2017). Lita Cabellut: de vivir en la calle a ser una de las artistas más cotizadas del país. Diario La Vanguardia. https://www.lavanguardia.com.

Herrera-Gómez, A. et al. (2015). Retrospectiv study of the association between epidural analgesia during labour and complications for the newborn. *PubMed Partería*, 31(6), 613-6. https://www.sciencedirect.com.

Hoffman, F. L. (1916). The mortality from cancer in the Western Hemisphere. American AAS. *Cancer Research*, 1(1). https://cancerres.aacrjournals.org.

Hoption Cann, S. A. et al. (2006). Acute infections as a means of cancer prevention: Opposing effects to chronic infections? PubMed, 30(1), 83-93. https://www.sciencedirect.com/.

Horton, R. (2020). El Covid no es una pandemia. Revista Lancet, 396(10255), 874. Offline: COVID-19 no es una pandemia — The Lancet.

Houlihan et al. (2005). Body burden: The pollution in newborns. https://www.ewg.org.

Jensen, T. K. (1998). Does moderate alcohol consumption affect fertility? Follow up study among couples planning first pregnancy. *PubMed. Brittis Medical J.*, 317(7157), 505-10. https://www.bmj.com/.

Johnson, K., & Davis, B. A. (2005). Hallazgos en partos domiciliarios planificados atendidos por Certified Professional Midwives (parteiras profesionales certificadas): Estudio largo y prospectivo en Norte América. http://oceancomadronas.org.

Kato I. et al. (2012). Use of anti-inflammatory and non-narcotic analgesic drugs and rick of non-Hodgkin´s lymphoma. *Publicação eletrônica em Uso de fármacos antiinflamatorios y analgésicos no narcóticos y riesgo de linfoma no Hodgkin (LNH) (Estados Unidos) — PubMed (nih.gov)*. https://www.researchgate.net.

Kreser, C. (2011). ¿Las ecografías en el embarazo, son necesarias y efectivas?, 1b-ecografc3adas-en-el-embarazo-no-tan-seguras-chris-kresser.pdf (seryactuar.org).

Llor, C., Moragas, A., & Cordoba, G. (2018). Veinticinco mitos en enfermedades infecciosas en atención primaria que se asocian con sobrediagnóstico y sobretratamiento. Revista Eselvier, 50, 57-64. https://www.elsevier.es/.

Lingso, J. et al. (2017). Association between coffee or caffeine consumption and fecundity and fertility: A systematic review and dose-response meta-analysis. *Publicação eletrônica em Clinical Epidemiology Impe*. www.dovepress.com.

Mastrangelo, G., Fadda, E., & Milan, G. (1998). Cancer increased after a reduction of infections in the first half of this century in Italy: Etiologic and preventive implications. *European Journal of Epidemiology*, 14(8), 749-54. http://www.jstor.org.

Mombiela, J. (1994). Educar a un niño es desarrollar un sistema de funcionamiento. *Revista Padres y Maestres / Journal of Parents and Teachers*, 202, 31-4.

Montgomery, S. (2008). Pro Salud News. Karolynska Institute. Suécia.

Murcia, N. (2014). El sobre-diagnostico en los niños: ejemplos, causas y consecuencias. Revista Medica digital NOGRACIAS. https://www.nogracias.or/2014/12/15.

O'Connor, T. G. et al. (2002). Maternal antenatal anxiety and children's behavioural/emotional problems at 4 years. Report from de Avon Longitudinal Story of Parents and Children. *The B J. of Psiquiatry*, 180, 502-8. https://acamh.onlinelibrary.wiley.com.

Odent, M. (2000). El posible efecto nocebo del cuidado perinatal: El seguimiento del embarazo como causa de estrés materno y El nacimiento y los orígenes de la violencia. Revista Obstare, 7.

Ohlsson, A., & SHAH, V. (2014). Antibióticos intraparto para la colonización materna por estreptococos del grupo B. Ed. *Cochrane*. https://www.cochranelibrary.com.

Penders, J. et al. (2006). Factors influencing the composition of the intestinal microbiota in early infancy. Pediatrics, 2.005-824. https://pediatrics.aappublications.org.

Pereda, N., & Gallardo, D. (2011). Revisión sistemática de las consecuencias neurobiológicas del abuso sexual infantil. *Gaceta Sanitária, 25*, 233-39.

Pickvance, S. et al. (2005). Evaluación del impacto de REACH en la salud laboral (enfermedades respiratorias y de la piel) en España. Elaborado para el Instituto Sindical de Trabajo, Ambiente y Salud (ISTAS) por el Instituto Sindical Europeo para la Investigación y Formación en Salud y Seguridad. *School of Health and Related Research, University of Sheffield England*. https://www.ccoo.es.

Rivera de Los Santos, F. et al. (2011). Análisis del modelo salutogénico en España: Aplicación en salud publica e implicaciones para el modelo de activos en salud. Na Revista Española de Salud Pública, 85(2), 129-139. http://scielo.isciii.es.

Stewart, L. M. et al. (2012). In vitro fertilization and brest cancer: Is there cause for concern. PubMed, 98(2), 334-40. https://www.fertstert.org.

Torras De Bea, E. (2009). La guardería no puede criar saludablemente a un bebé. Diario La Vanguardia, Barcelona.

VV.AA. (2018). Cuadernos de buenas praxis: Guia de actuación en la aplicación de las vacunas. Colegio de Médicos de Barcelona. praxi36-es.pdf (comb.cat).

VV.AA. (1999). Cuidados en el parto normal: Una guía práctica. OMS, Ginebra.

VV.AA. (2016). Informe de salud mundial. OMS, Ginebra. Resumen del 2016: Repaso de la salud mundial de la OMS. www.who.int.

VV.AA. (2010). Nutrición saludable de la infancia a la adolescencia. Ministerio de Sanidad, Política Social e Igualdad. Agencia Española de Seguridad Alimentaria y Nutrición (AESAN). La alimentación de tus niños y niñas: nutrición saludable de la infancia a la adolescencia https://www.observatoriodelainfancia.es.

VV.AA. (1985). Recomendaciones de la OMS y derechos de las mujeres embarazadas y de los bebés. OMS. Genebra. Declaración en Fortaleza. Recomendaciones OMS Fortaleza.pdf (elpartoesnuestro.es).

VV.AA. (1986a). Organización Mundial de la Salud, Carta de Ottawa para la Promoción de la Salud: Hacia un nuevo concepto de salud publica, Ottawa: Saúde y Bienestar Social de Canadá. Asociación Canadiense de Salud Pública. 2-LECTURA-PROMOCION-DE-LA-SALUD.pdf (uv.mx).

VV.AA. (1986b). Embarazo y partos gozosos. Revista Integral.

Vijayakar, P. (2008). Tabla de supresión del Dr. Vijayakar. Homeopatía predictiva. Parte I. Teoria de la Supresión Eselvier. *Revista Medica de Homeopatía, Jain Publishers, India*.

Vithoulkas; & Carlino. (2010). Continuum da teoria unificada das enfermedades. *Medical Science Monito. International Academy of Classical Homeopathy*, 16(2). https://www.vithoulkas.com.

Wilcox, A., Weinberg, C., & Baird, D. (1988). Caffeinated beverages and decreased fertility. *Revista Lancet*, 332(8626), 1.453-56.

Links úteis em espanhol na internet

http://artemisalud.blogspot.com/

https://www.elpartoesnuestro.es/

http://nacerencasa.org/

https://www.homeopatiasuma.com/

http://www.fedalma.org

https://youtu.be/SsQrLsY14NA

http://www.bmj.com/cgi/data/330/7505/1416/DC1/1

http://www.juntadeandalucia.es/organismos/salud/consejeria/sobre-consejeria/planes/detalle/11717.html

http://www.nogracias.eu/2015/11/08/medicina-que-hace-dano-a-los-ni-nos-por-sebastian-vignoli-carradori/

http://www2.hellinger.com/es/home/portal/ayuda-para-la-vida-actual/abril-2011/ninos-con-un-destino-dificil/

https://catalunyaplural.cat/es/un-50-de-los-medicamentos-prescritos-en-el-sistema-de-salud-son-innecesarios-y-en-algunos-casos-mas-perjudiciales-que-benefisiosos/

https://elpais.com/elpais/2017/06/07/mamas_papas/1496833732_519955.HTML

https://secretariageneral.ugr.es/pages/tablon/*/noticias-canal-ugr/un-estu-dio-advierte-de-los-efectos-negativos-de-la-anestesia-epidural-sobre-los- re-cem nascidos#.WjgjedLiYy4

https://sinaem.agemed.es/Cartas FarmacovigilanciaDoc/2020/DHPC_Domperidona_febrero2020.pdf

https://www.aeped.es/sites/default/files/.../201602-lactancia-materna-cifras.pdf

https://www.dsalud.com/reportaje/reportajisabel-bellostas-la-vacuna-la-he-patite-b-deberia-inmediatamente-retirada/

https://www.elsevier.es/es-revista-anales-pediatria-continuada-51-articu-lo-uso-racional-antibioticos-incciones-mas-S1696281810700408, CarlesLlor

https://www.facebook.com.Matryoshkas. Asociación de apoyo al duelo gestacional e perinatal

https://www.facebook.com/lacanadadelrobledo/

https://www.elpartoesnuestro.es/informacion/el-parto-en-cifras

https://www.homeopatiasuma.com/evidencias-cientificas/

https://www.kraamzorgkiezer.nl/kraamzorg-amsterdam/mammae-miader-de-oosterparkstraat/

https://www.mscbs.gob.es/organizacion/sns/planCalidadSNS/pdf/equidad/plan Parto Nacimiento.pdf

https://www.mscbs.gob.es/organizacion/sns/planCalidadSNS/pdf/equidad/recommendations.pdf

https://www.navdanya.org/bija-refelections/2020/03/18/ecological-reflections-on-the-corona-virus/

https://www.nice.org.uk/guidance/CG190

https://www.redaccionmedica.com/secciones/pediatria/la-prescripcion-de-antibioticos-para-ninosenespana-es-excesiva--9090

https://www.sciencedirect.com/science/article/pii/S2589537020300638

https://www.siodec.org

https://www.who.int/nutrition/publications/infantfeeding/bfhi_training- course_s2_transparencies_es.pdf?ua=1

https://www.who.int/reproductivehealth/topics/maternal_perinatal/state-ment-childbirth/es/

https://www.who.int/topics/maternal_health/guidelines_OMS_parto_es.pdf

https://youtu.be/SsQrLsYI4NA

http://pediatrics.aapublications.org/content/early/2014/09/30 peds.2014-1770.completo.pdf.html

https://www.youtube.com/watch?v=qV-GPBcHu2Y